WARM UP!
POKA-TRAINING

ぽかぽかすれば、体は勝手にヤセたがる！

ぽかトレ

本島彩帆里

マガジンハウス

Introduction

ヤセてきれいになるために知ってほしいこと

きれいな人は、温かい

私は以前、誰がさわってもびっくりされるほどの冷え性でした。冬はとくにひどく、毎年しもやけになっていたし、ふくらはぎも冷たくてカチカチ。痛くて眠れないことも。

体温ももちろんとても低く、常に35℃台前半。頭痛、慢性的な便秘、ＰＭＳ、生理痛……。ダルくて眠い日のほうが多いし、朝も弱い。すぐ風邪をひくような体調不良ダイエ

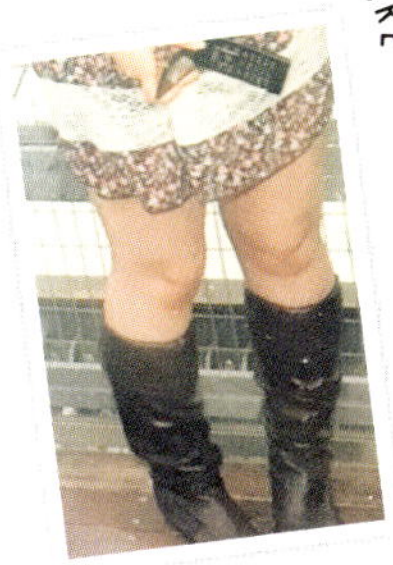

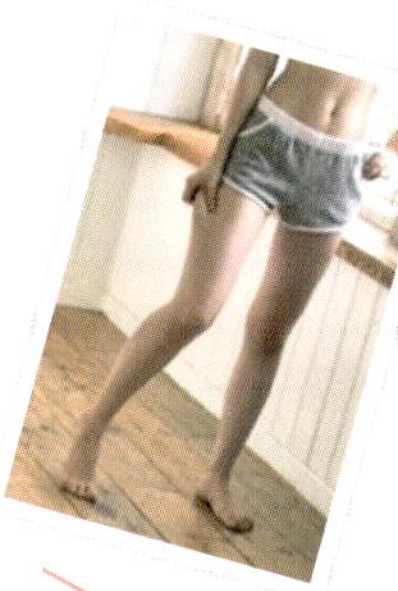

万年ダイエッターだった私。産後1年3か月で−20kgし、産前より健康的にヤセることができました。肉質やライン、体調も180度変化！

平均体温35.4℃だった
私が、今では36.8℃に!!
体温が+1℃しただけでも、
体に感じた変化は
数えきれません^^

ッターでした。

ヤセられない、不調が出やすい原因の多くが、「冷え」にあるなんて思ってもいなかったし、自分の「冷え」は体質で、そんな悩みが〝消える〟とは当時は想像もできなかったんです。


どうすれば、理想的な体になれるか――。

エステティシャンとして、日々たくさんのお客様の体に触れて気づいたことは、「健康できれいな人は、やわらかくてあったかい」ということ。

肉質がふわふわで、血色もいい。健康な人ほど、とにかく温かいんです！

温かい体は血流がよく、体に必要な〝熱〟がきちんと運ばれている証拠。

一緒に、温かくて巡る体作りを始めてみませんか？

温かくてヤセやすい調子のいい体は自分で作れる

「ぽかトレ」とは、自分で熱を生み出して、体じゅうにその熱を運んで巡らせ、ぽかぽかと温かい体になるための練習です。

温かいと代謝がよく、水分の巡りがいいので老廃物の排出もスムーズ。むくみもなく、太りにくい体質になります。

私は、もともとダイエットとお腹にいた息子のために食生活を見直し、セルフケアをしていましたが、結果的に体が温かくなったからこそヤセられたことを実感。本書では、これまでご紹介してきたことに加え、日常生活でも続けやすく、内側と外側からぽかぽかできるセルフケアをお伝えしていきます。

コツコツ続けるだけで、毎日特別な時間を作らなくても、ちょっと生活に取り入れる工夫が増えるだけで、体型や肌、体調にもいい変化がたくさん起こると思います。

ダイエット美容家
本島彩帆里

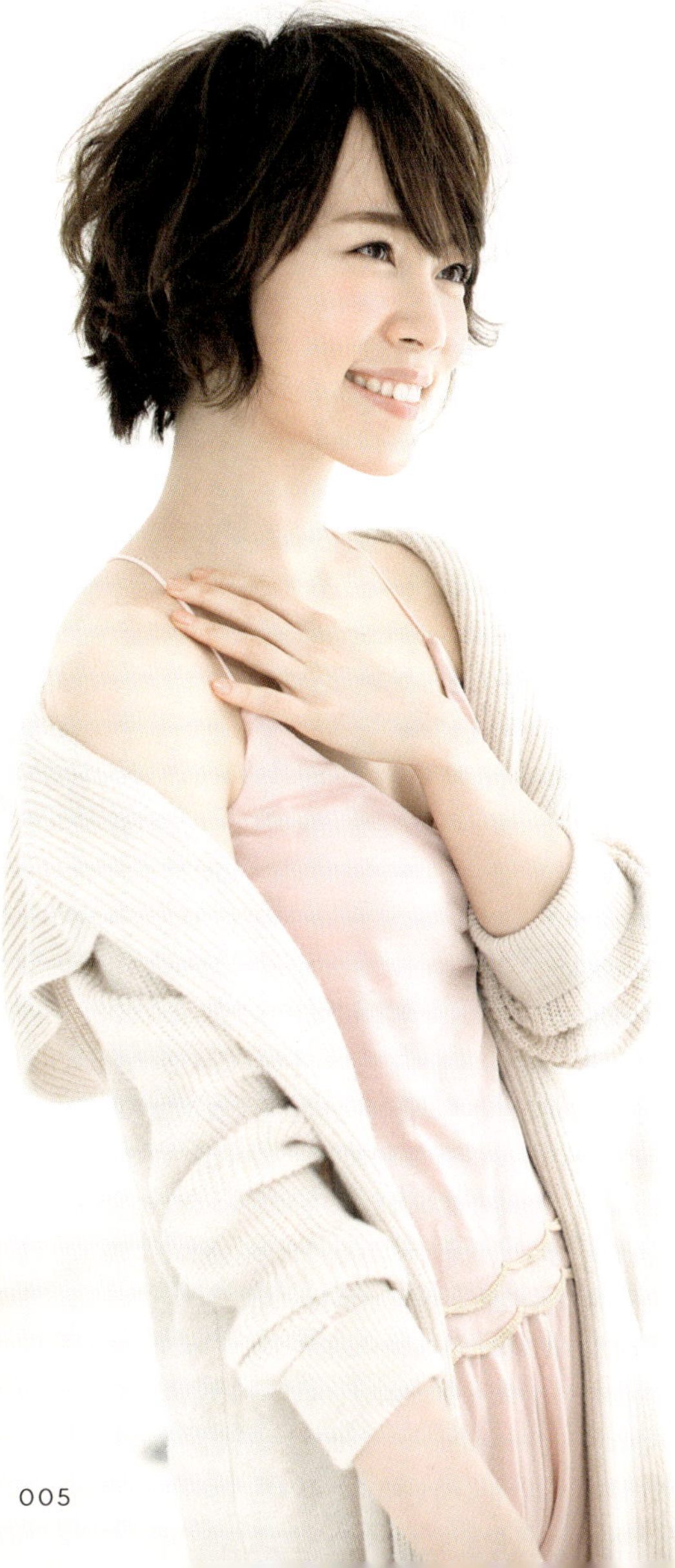

毎日ラクに温め続けられる秘密！

WEEK DIARY OF MY POKA-TRAINING

わたしのぽかトレ1週間

「体を温めたいけど、まず何からすればいいの……？」
忙しい平日でもできること、オフの休日にしたいことまで、
ぽかトレ流 1週間の過ごし方をご紹介します！

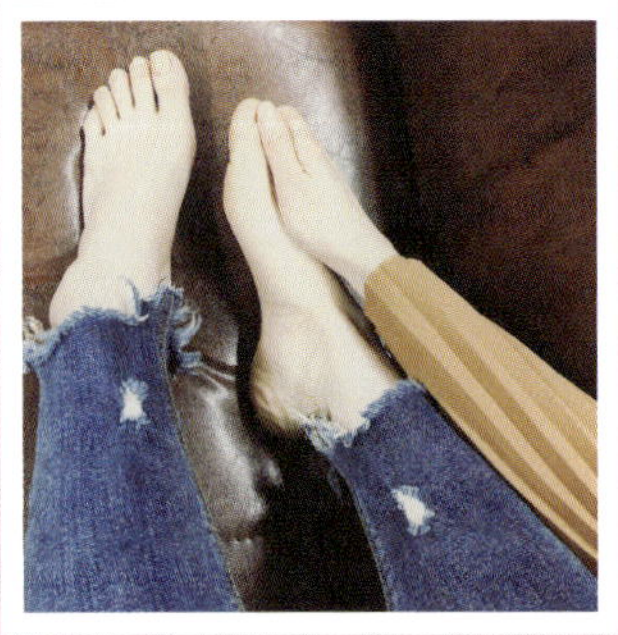

体の部位ごとの温度も確認。二の腕、肩、お尻、おなか、下半身、足先……。どこも温度が違うので、さわって確かめて。自分のどこに熱が巡っていないかチェックを。

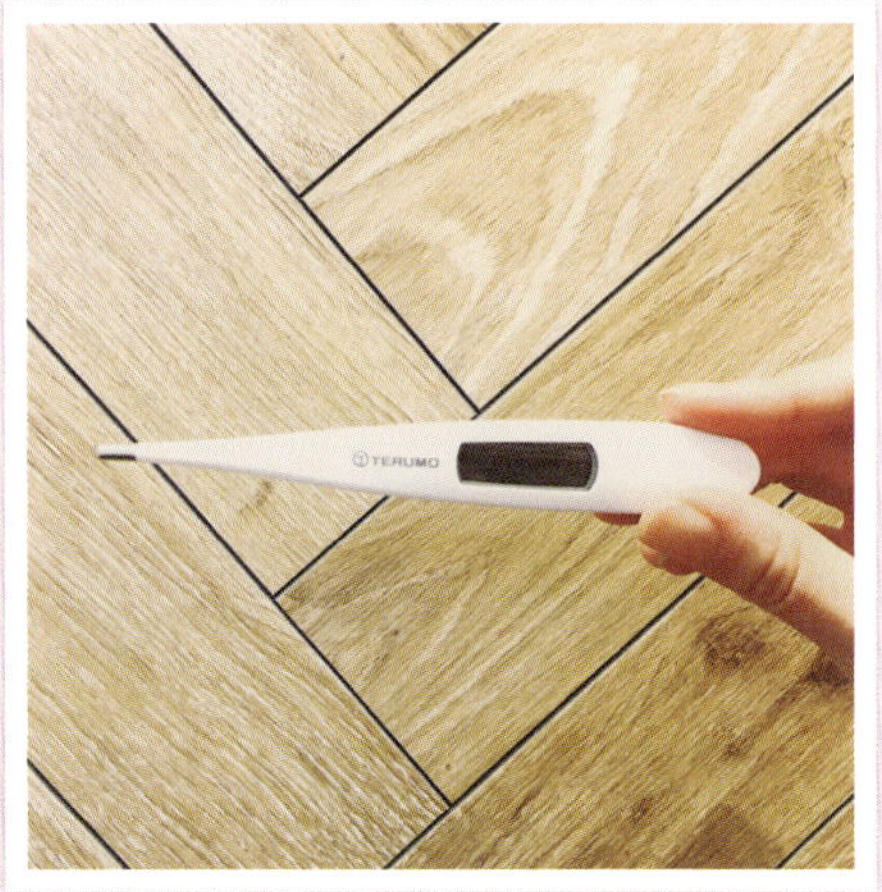

冷えを確認する日

Monday

［月曜日］

自分の温度を知る

自分の体温、最近計っていますか？　朝と夜、生理周期によって、どのように自分の温度に変化があるか、記録してみるのもオススメ（「mememo」というアプリが便利です！）。35℃台～36℃台前半の低体温の方がとっても増えているので、まずは自分の平熱を確認！

習慣を見直す日

Tuesday

［火曜日］

冷やすクセを探してみる

気づかない間に、自分で自分を冷やしているかも？　冷えるクセ＝太るクセにもなります。食べ方や飲み方など、日常の至るところで冷やしていないか、食事や生活リズムを記録してみて。詳しくは、私の著書『太るクセをやめてみた』もチェックしてみてください。

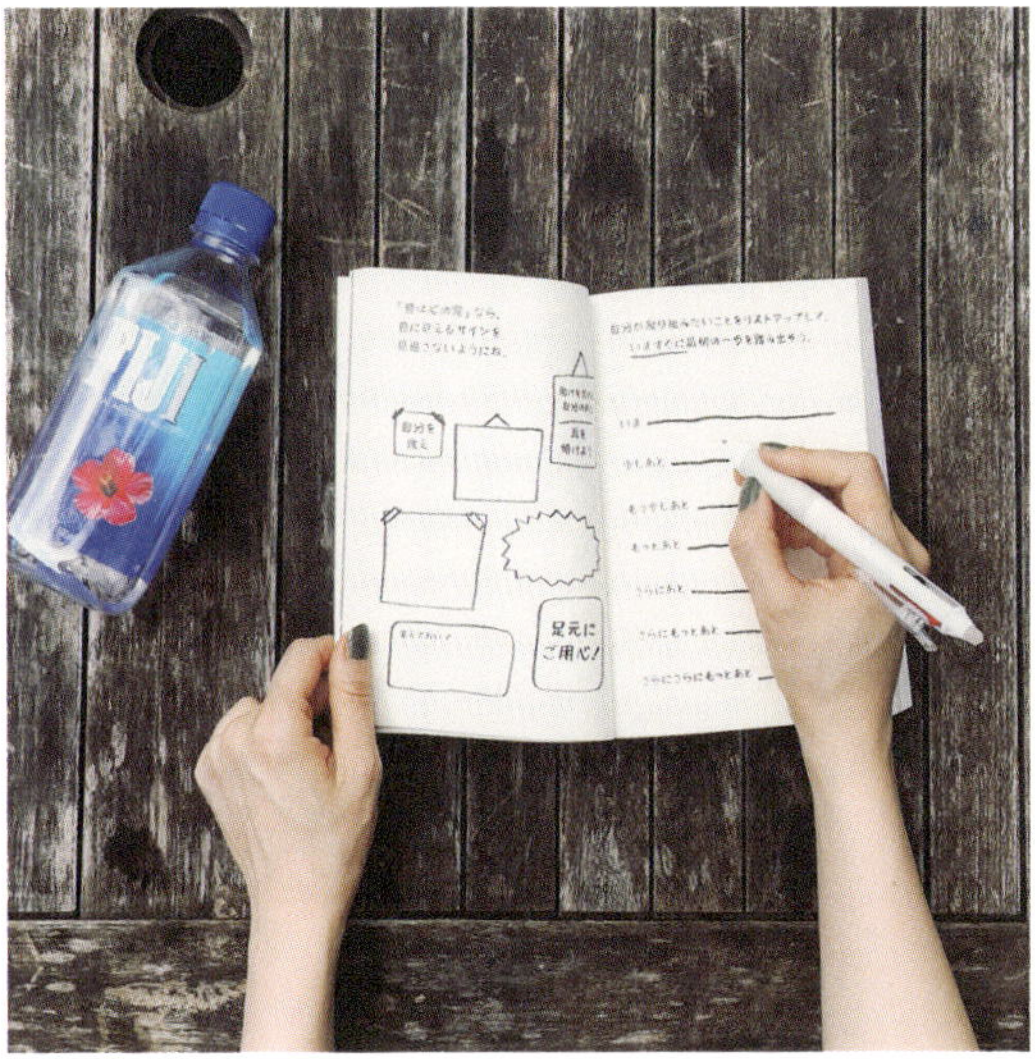

フィジーウォーター（左）と
書籍『PICK ME UP』（右）。

＼ CHECK! ／

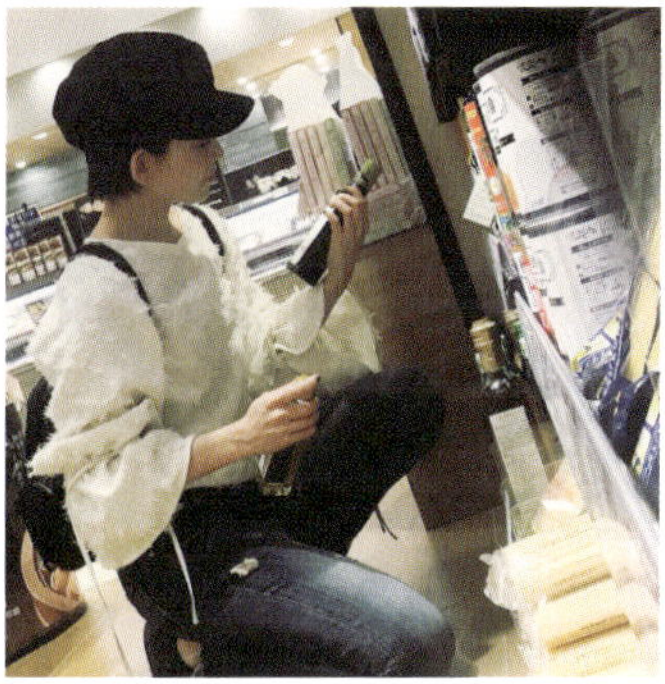

使っている調味料がなくなったら、体が喜ぶものへ変更するチャンス♡原材料を見て、口に入れるものが何か確認を。化学調味料が多いものを続けると、冷えグセのひとつになるかも（P108）。

巡らせる日

Wednesday

［水曜日］

徹底的にもんでみる

体にたまったセルライトは、セルフマッサージでこまめに流してあげることが大切。また、部位ごとにもみ方を変えることで、効果に差が出ます！　P20～を読みながら、メリハリのある体作りを目指してみてください！

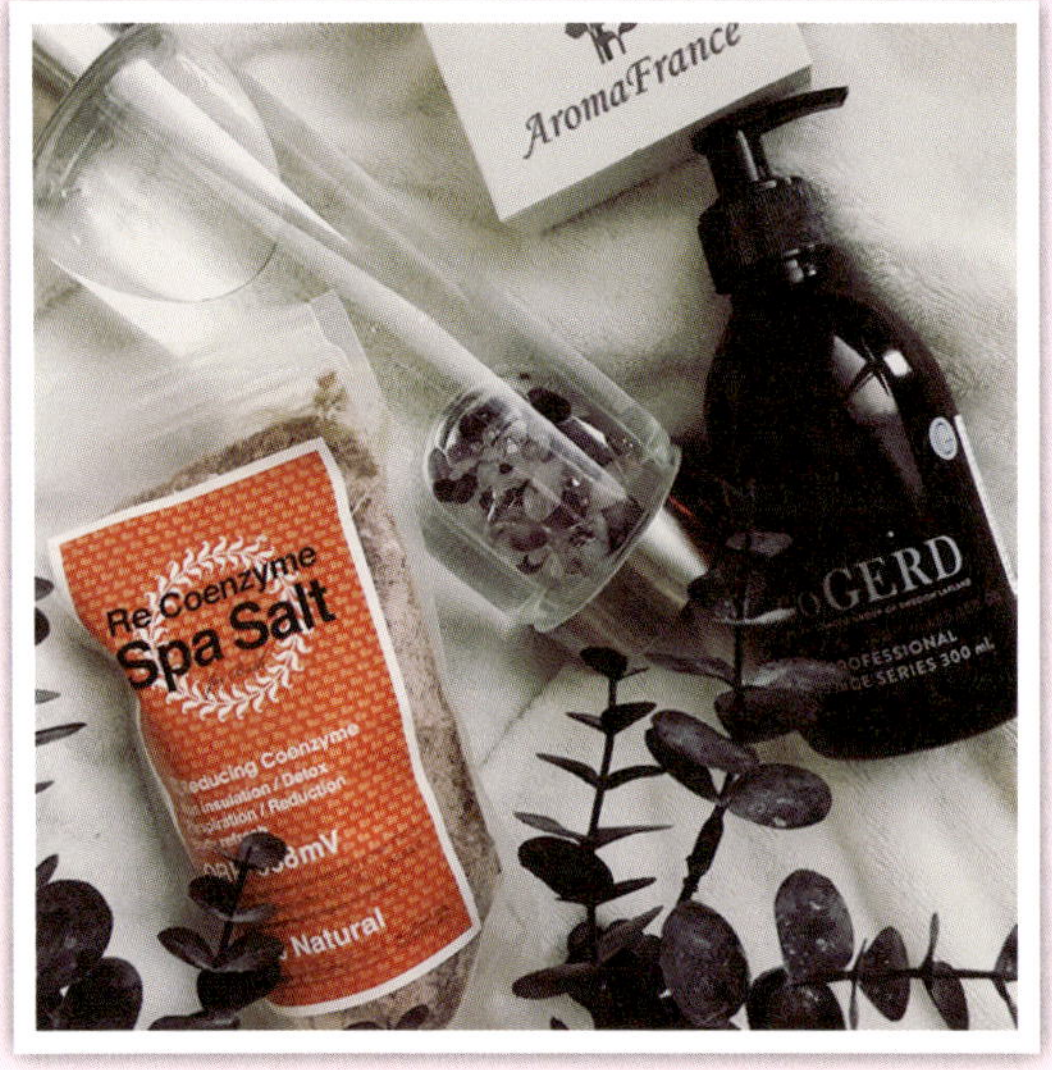

バスタイムやマッサージのお供たち。しっかり浸かるときに欠かせません。スパソルトをお湯に入れ、水分補給の水を持って。お風呂上がりは保湿がてらマッサージ。ポンプ式は便利なのでバスルームに置いています。
リ・コエンザイム スパソルト（左）、ウェルネス／ヴィタジュエル（中）、リンゴンベリーマッサージオイル／ケアオブヤード（右）。

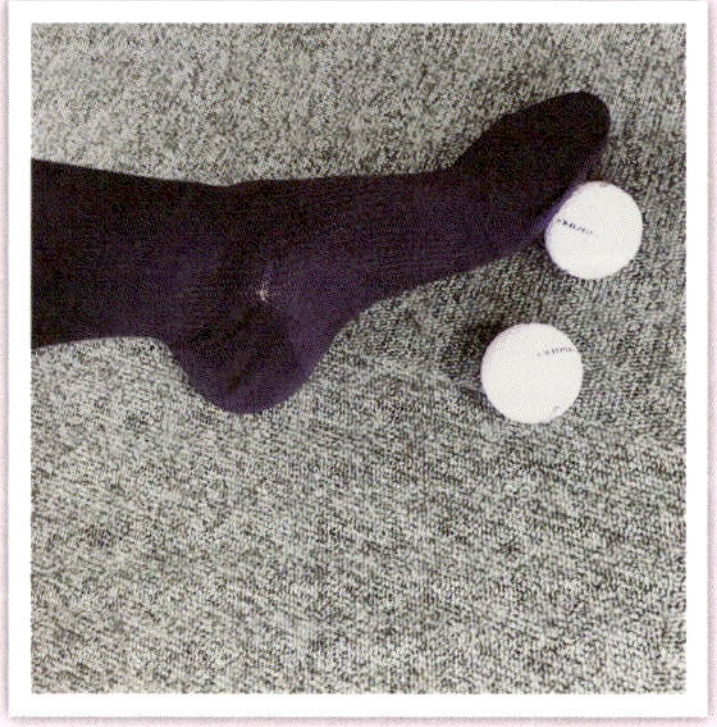

デスク下でこっそりやっているのは、足裏マッサージ！　ゴルフボールで足裏をコロコロ。気分転換にもなるし、足裏は全身のツボが密集しているので、こまめにケア。冷えやすい方は、やってみてほしいです。

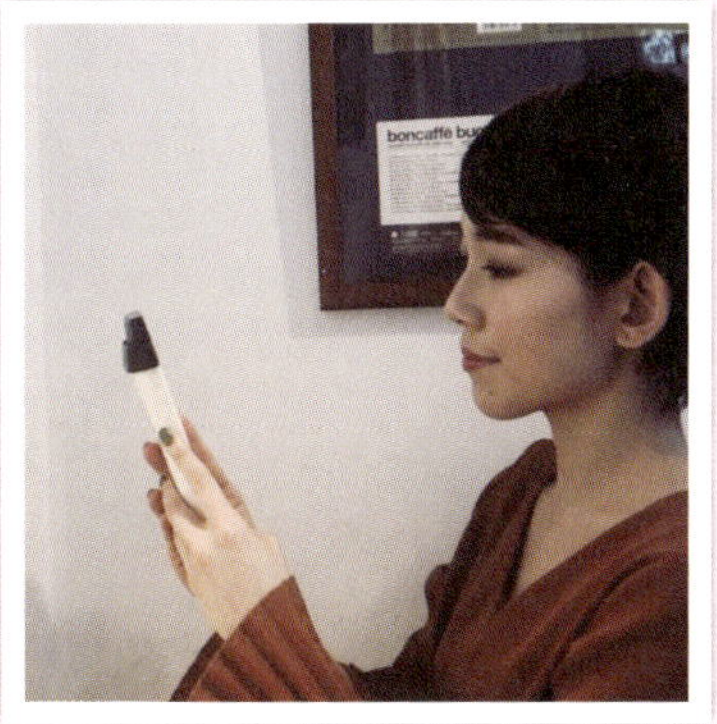

元々かなり姿勢がわるかった私。少しずつできることを意識しています。スマホを見るときは手を高い位置に上げて。見え方もうんと変わりますよ！（P66）

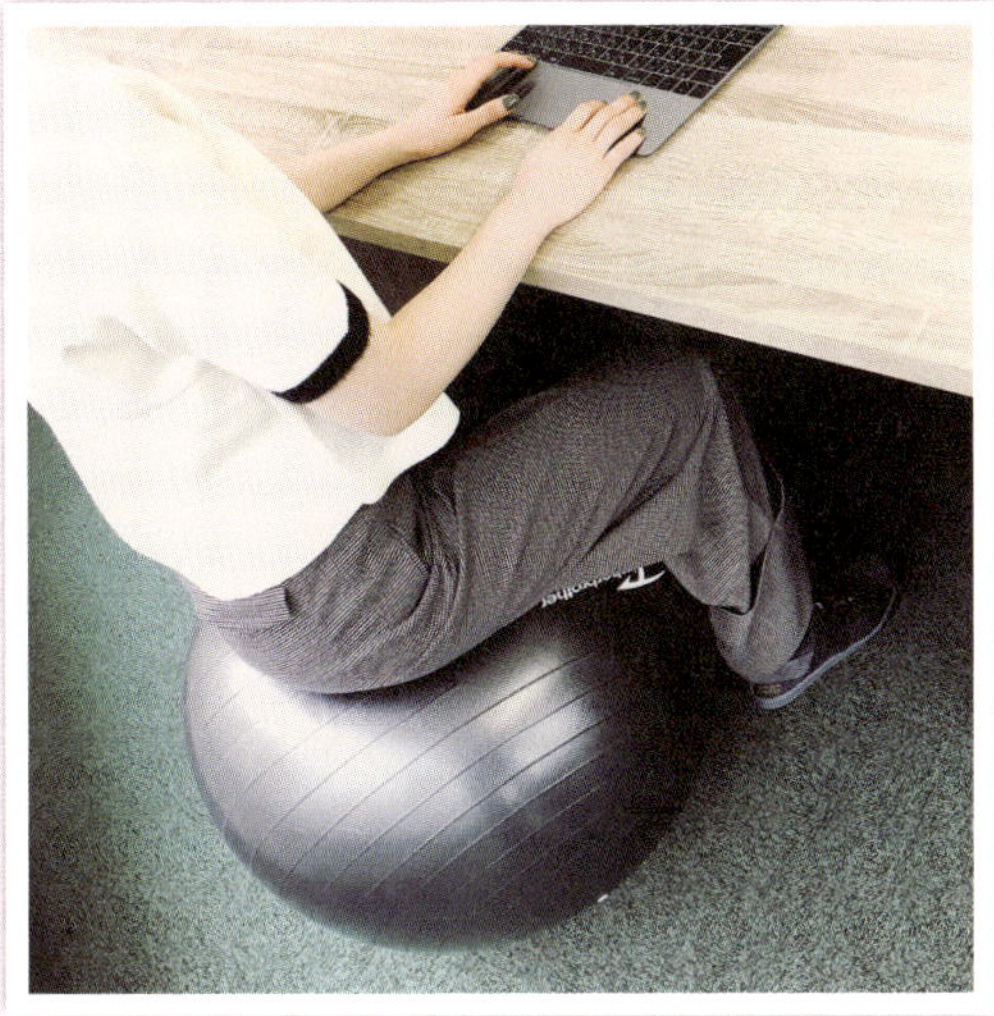

デスクワークやメイクのときに座るのは、バランスボール。集中力が切れたときはピョンピョン上下にリズム運動すると、リラックスできるのも好きなポイント。

姿勢の土台作り

Thursday

［木曜日］

姿勢や骨盤を整えてみる

健康で快適に過ごせて、代謝もよく、ラインも美しい。そんな体作りに欠かせないのは、体の中心でもある背骨や骨盤。ゆがみやすい生活スタイルは、それだけで滞って冷えてしまいます。とくに女性にとって骨盤は大切なパーツ。だからこそ美しくなるためにケアを！

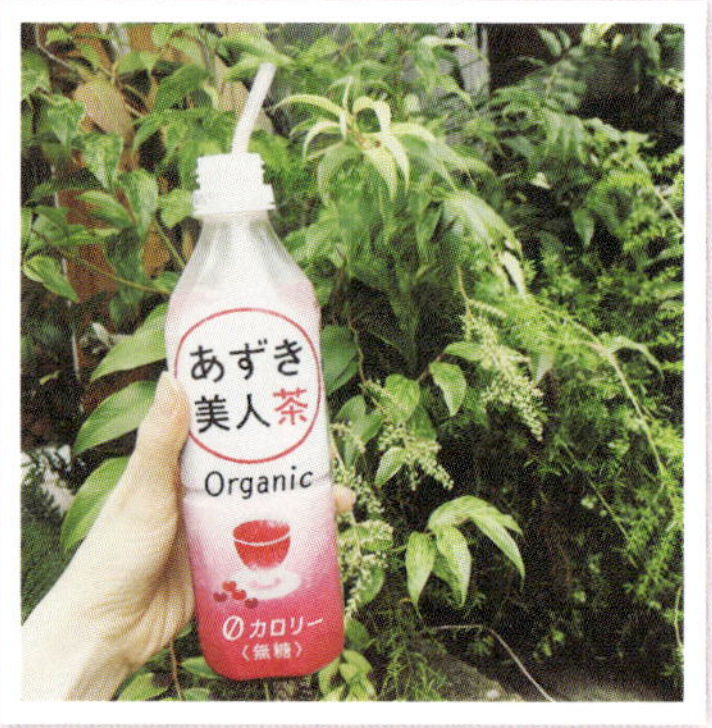

甘い風味が欲しくなったときにオススメな「あずき美人茶」。小豆には巡りをよくし、たまった水分を出してくれる効果も。ポリフェノールたっぷりで色が濃いので、歯の黄ばみ予防にストローで。

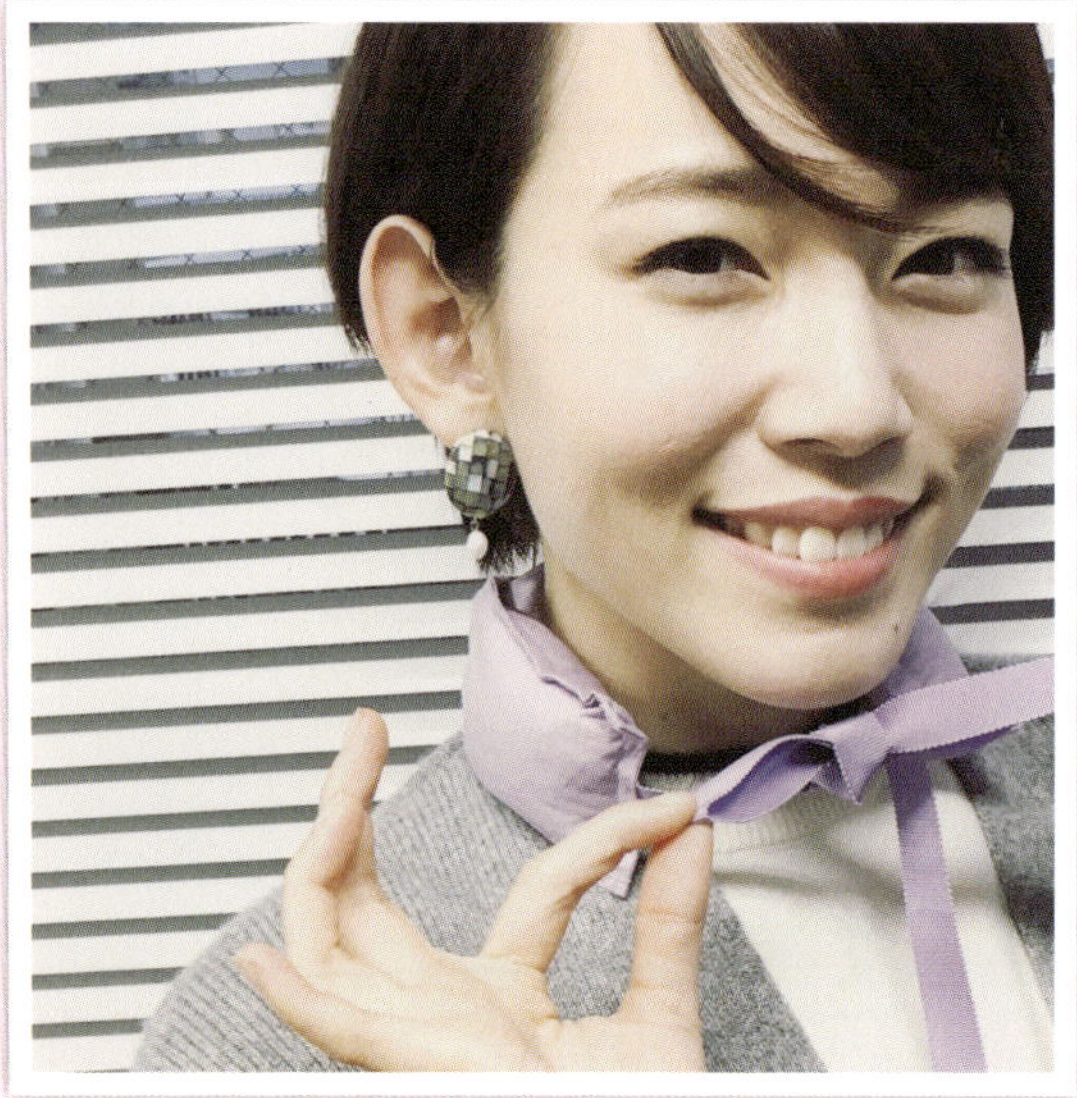

玄米カイロ（サオリマルシェ）

日常のぽかテクニック

Friday

［金曜日］

忙しいときこそ温める

冷えているところを温めるケアも大切。こりやすいところや冷えやすい末端などに使うのは玄米カイロ。レンジでチンするだけで玄米の蒸気が出て、じわっと温めてくれます。繰り返し使えるので、体にもお財布にもやさしい！

内側から温める休日

Saturday

［土曜日］

発酵したものを食べる

面倒なときは、一汁一菜や、ぱっと盛るだけのワンプレートごはんが多いです。とくに意識して取り入れているのが、発酵食品！　この日はランチはみそ汁と寝かせ玄米おにぎりを。発酵玄米を食べることも多いです。

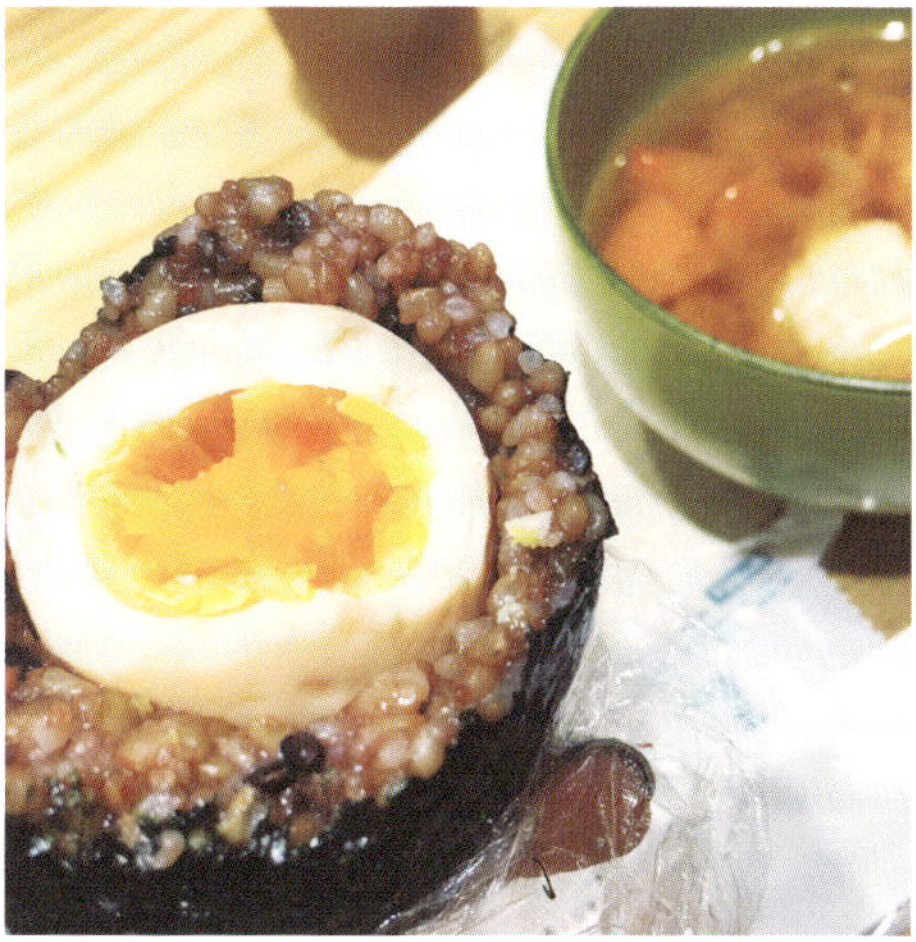

おにぎり（寝かせ玄米と日本のいいもの いろは）

\COCONUT OIL!/

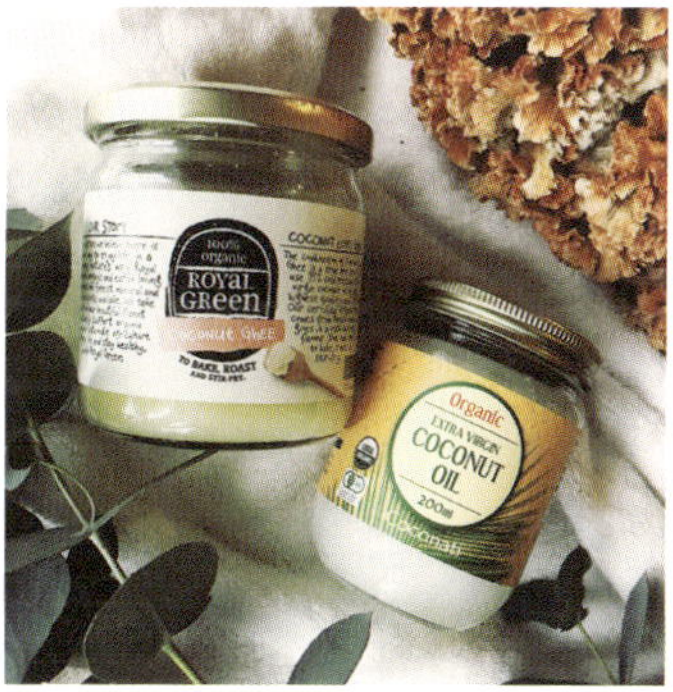

私のぽかトレに欠かせないのは、ココナッツオイル！　エネルギー代謝も早く、免疫力アップにも◎。おいもを焼くときに使っておやつにしたり。動物性バターも積極的に取り入れています。

ココナッツギー／Royal Green（左）、ココナッツオイル／アビオス（右）

心のぽかトレ

Sunday

［日曜日］

心をリセットする

心と体はつながっていて、心のバランスがくずれると、冷えてしまいます。冷えた体は心の余裕や穏やかさを奪ってしまうことも。ぽかぽかするには、体だけでなく、心の健康も大切。休みの日はリフレッシュできる時間を自分にあげてください。

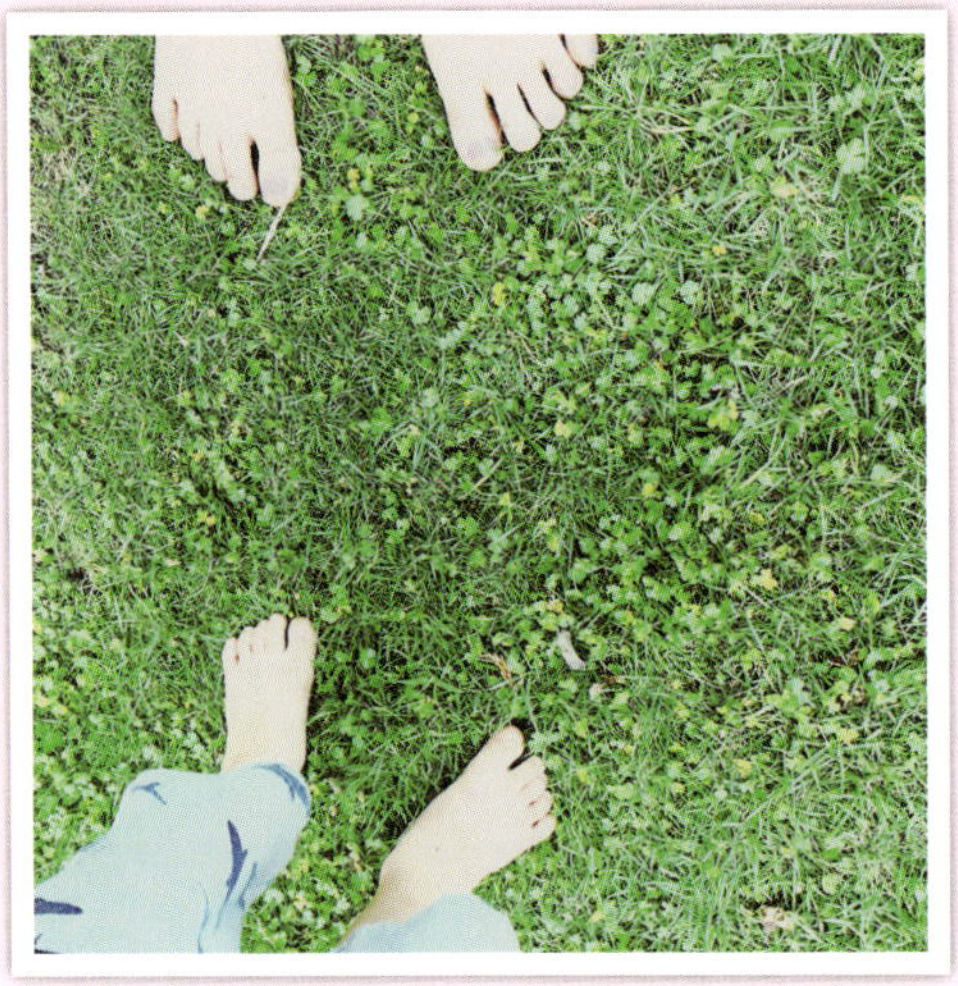

裸足でアーシング。体は毎日様々な電磁波の影響を受けていて、間接的に冷えに影響していることも。そのケアにオススメなのが、裸足で大地に立つこと。浜辺や芝生の上を息子と遊ぶと本当にスッキリします。

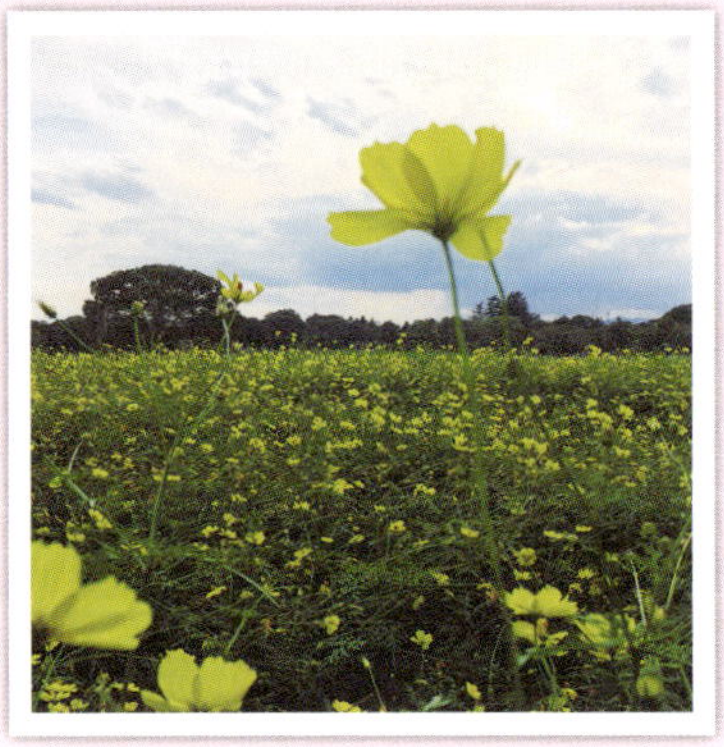

呼吸は巡りのキホン。呼吸が整うと、心身のバランスも整いやすくなります。ストレスが多いときは浅くなりがちなんです。たくさん息を吐いて、新しい空気を取り込むことを大切にしてあげてください。

Contents［もくじ］

POKA TRAINING

1

MASSAGE

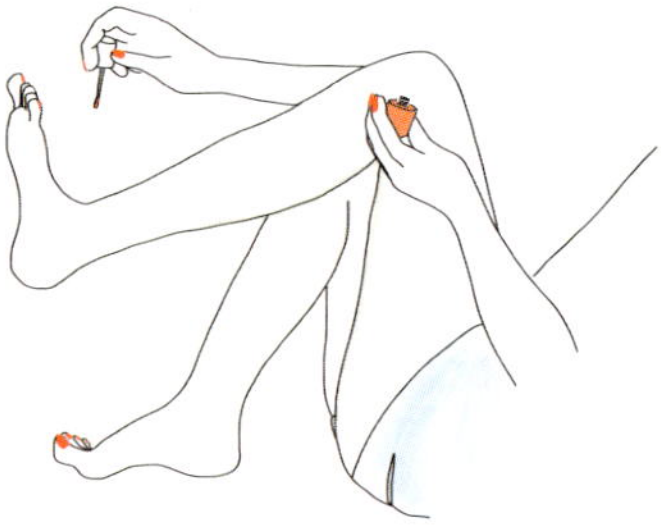

Contents

POKA TRAINING

2

POSITION

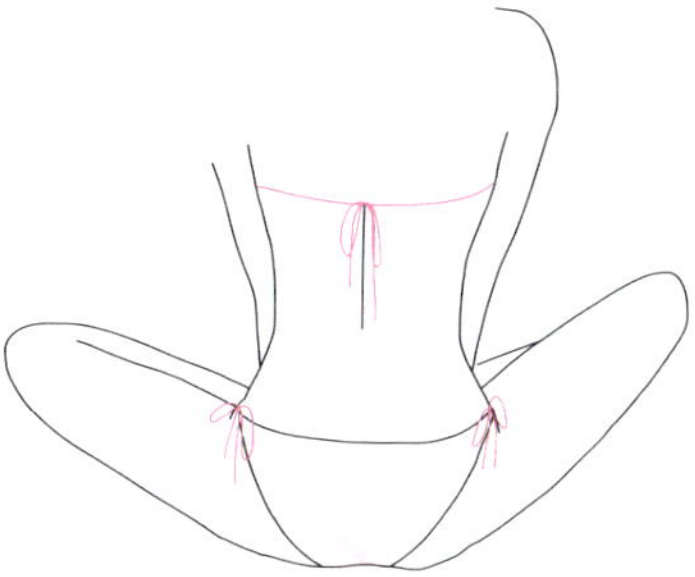

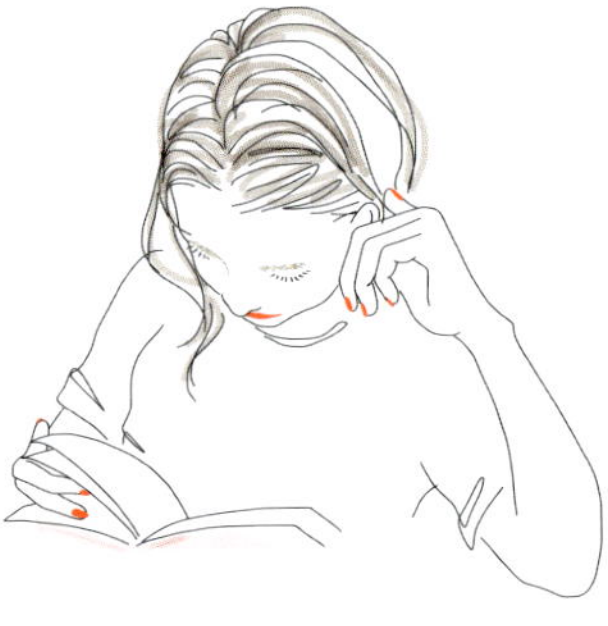

Contents

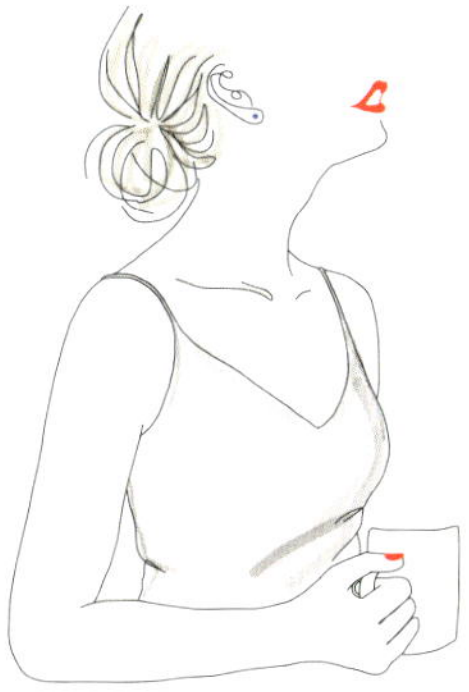

POKA TRAINING

本書でヤセてきれいになるしくみ

ぽかトレの基本

自分で熱を作って、巡りやすい体になる方法

冷えを感じるいちばんの原因は、熱が足りていないこと。熱は日々の食事や運動で作られ、血流にのって全身に運ばれます。自分で熱を作ることができないまま、いくらお風呂などで体を温めても、それは一時的な対処になってしまいがち。いつまでたっても、「温める→冷える→温める→冷える」の繰り返し……。目指すのは、自分で熱を作り、その熱を体のすみずみまで巡らすことができる体です。

「ぽかトレ」は、左のアプローチで、巡りがよくて勝手にヤセやすくなる体を作っていきます。今日からすぐにできる方法なので、無理なく続けられるのが「ぽかトレ」のいいところ。寒〜い冬がつらくて仕方がない方も、健康的にヤセたい方も、ぽかぽか温まっていくことで、自分の体や心に起こるいい変化を感じていただければ嬉しいです。

［ 4つの温め方 ］

1
MASSAGE

セルフマッサージで
たまったものを流し、
体に熱をどんどん
巡らせる

2
POSITION

骨盤のゆがみを
見直し、
熱が巡る体の
基本を整える

3
LIFESTYLE

日常生活でできる、
ちょっとした
ぽかトレが見つかる
毎日のヒント

4
FOOD

どんな食事が体を
温めてくれるのか、
内側からの
マストケア

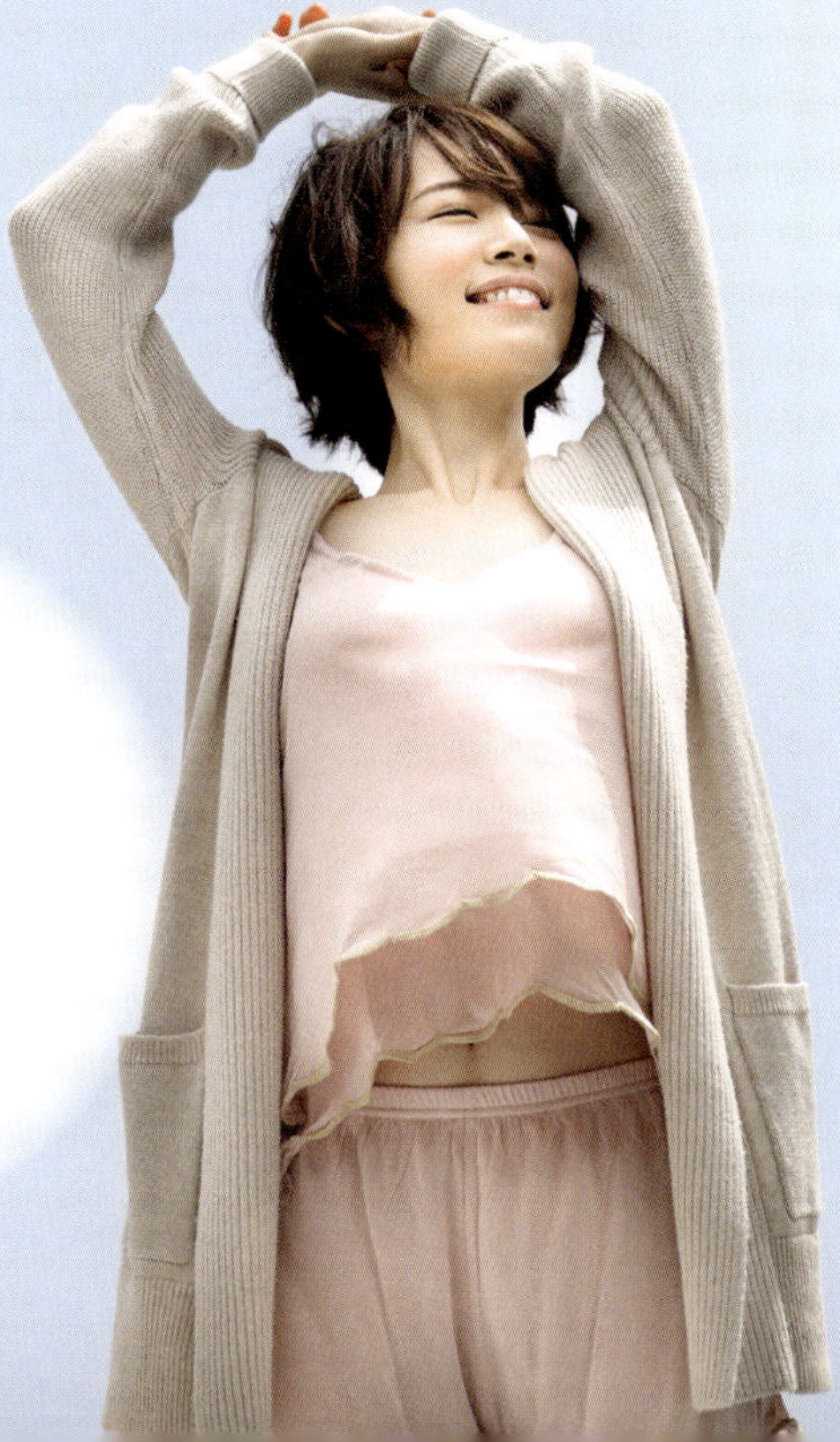

POKA TRAINING

ぽかトレ 1 MASSAGE

冷えを撃退！

ヤセる燃焼マッサージ

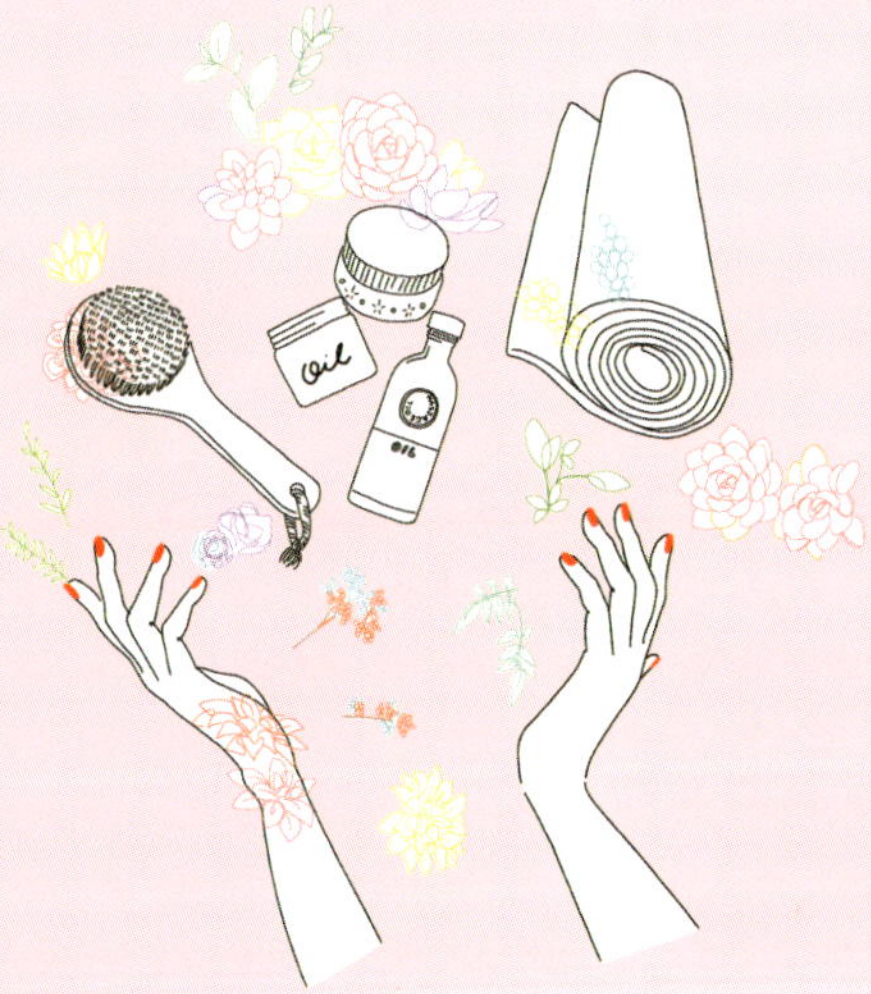

以前エステサロンに勤めていた頃、様々な世代の女性たちにトリートメントをさせてもらっていた私。自分の体をマッサージするときも感じますが、すでに冷えてしまっているところは、外からマッサージをし熱を届けることが大切。体の状態をよく確認しながら行ってくださいね。

［目的と効果］

1

外側から巡りをよくする

“冷え冷えボディ”をケアする第一歩としてのマッサージは、熱や血が巡っていない体を外側から流してあげる手助けに。東洋医学の治療でも古くから使われていて、末端まで温めるための基本ステップです。

2

ラインにメリハリが出る

冷えやすいところは、水分がたまりやすいです。毎日たまるむくみや疲れは、老廃物として下半身やおなか、顔などに蓄積。冷えるとかたまって落ちにくくなるし、セルライトの原因になる悪循環に。こまめなマッサージでボヤける部位を引き締め、ためにくい体にします。

3

部分ヤセができる

厚みが出てしまった気になる部位は、集中的にマッサージをすることで、からまった毛細血管や脂肪をほぐします。肉質をやわらかくしながら動かしていくので、むくみが取れ、部分ヤセを実現できます。

4

コリがやわらいで癒やしに

肩や腰なども、冷えると固まってコリやすくなります。マッサージやストレッチでケアすることで、かたまっていた部分がゆるみ、血流もよくなります。また、セロトニンが出るため、自律神経に働きかけ、ストレスや心身へのバランスも整いやすくなりますよ。

熱を巡らせて、温める

もんで、ほぐして、体じゅうに熱を届ける

まず体を温めるには、熱が停滞しやすい部位やツボを意識してマッサージを行うのがポイント。

冷えている部分は肉質がかたくなっていたり、むくんでいたり、ハリがなく肌の色も黒ずみがち……。血流が滞り、熱がこもって全身に巡っていない状態です。自分の手でしっかりもんで、ほぐして、滞った血液を流し、熱をしっかり巡らせてあげてみてください。

とくに、多くの血管が集中する大きな関節は、滞りやすいポイント。左のページで、停滞ポイントをチェックして、マッサージをするときの参考にしてください。

全身をぽかぽかさせるために

熱の停滞ポイントをチェック！

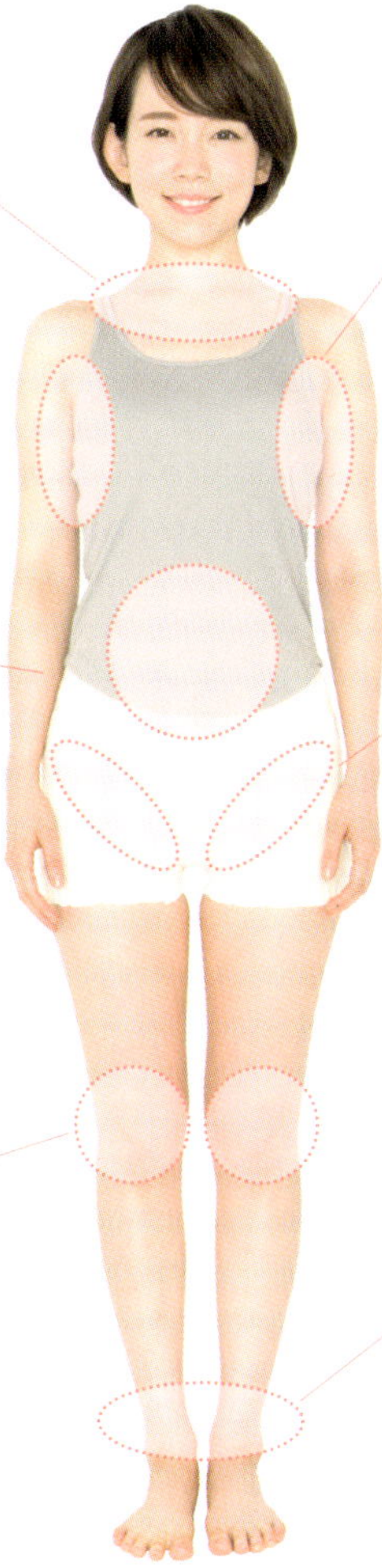

鎖骨 1

鎖骨は、リンパの出入口です。肩こりや顔のむくみがある方は、とくに詰まりやすい場所でもあります。

2 わき

脇の下には大きなリンパ節があります。温めるときにもオススメな場所！　上半身ヤセには欠かせない部分なのでしっかりケアを。

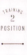

おなか 3

腸や内臓が冷えていると、水分の巡りがわるくなりおなかも冷たくなります。免疫力を保つ要となり、デトックスの重要ポイントとなる部位です。

4 そけい部

上半身と下半身をつなぐ大切なポイント。ここを巡らせてあげると、全身の巡りがぐっとよくなります。

ひざ裏 5

ひざまわりのお肉が…という方はここがたまっているかも。むくみやすい方は、ひざ裏ケアをお忘れなく。

6 足首

心臓から遠い足首は、血液が届きにくくラインもぼけやすい部位。こまめに動かして血流を促進して。

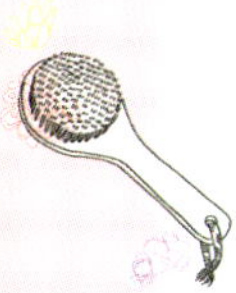

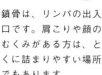

BASIC MASSAGE RULES

マッサージの基本ルール

いろいろなマッサージを使い分けることで、
より効果的に体を温めていくことができます。

《 マッサージの種類 》

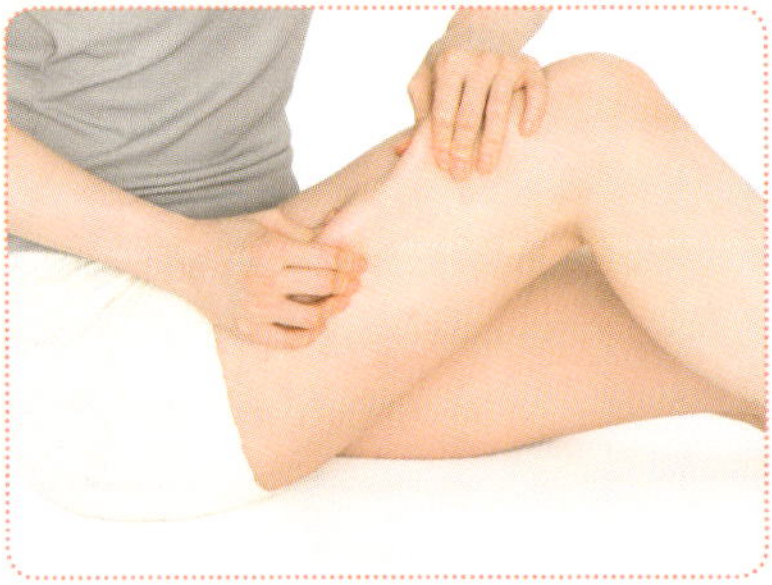

細かくもむ

お肉をつまんで左右に揺らしたり、スライドさせて脂肪をブチブチ。

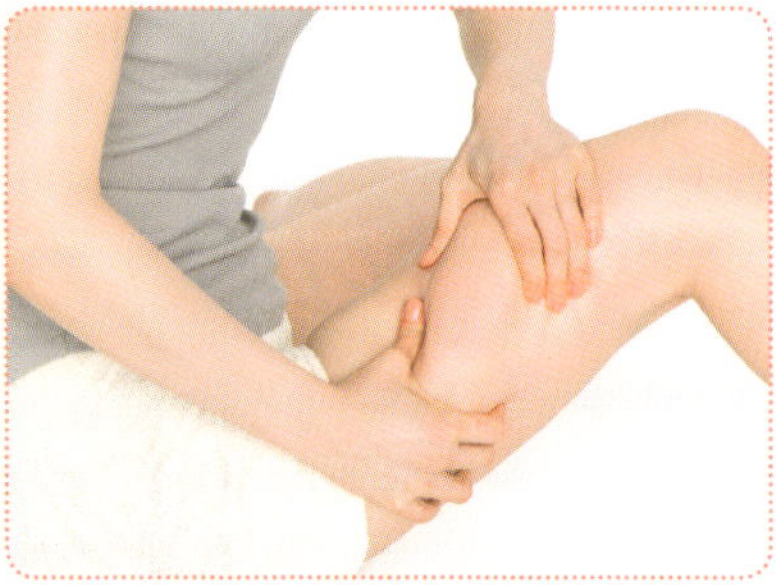

大きくもむ

太ももやおなかなど、両手を広げてしっかりつかんでもみましょう。

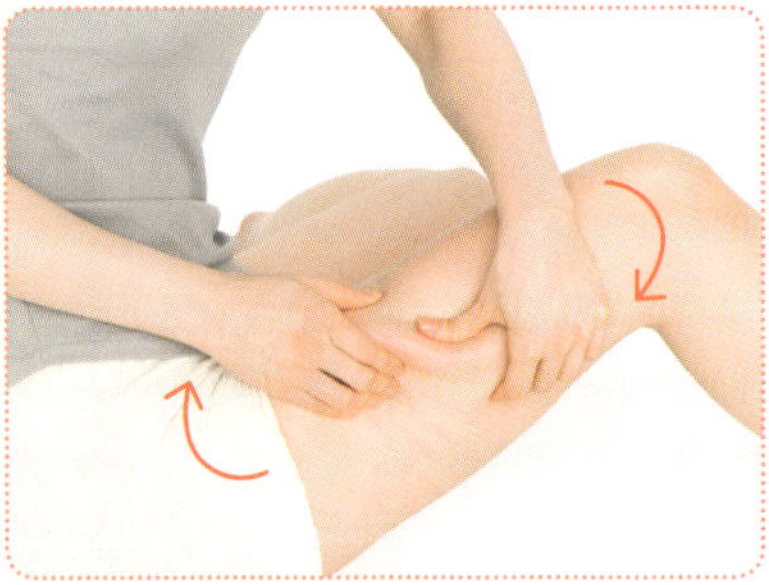

ねじる

両手を逆方向に動かしお肉をねじるようにほぐす。下半身にオススメ。

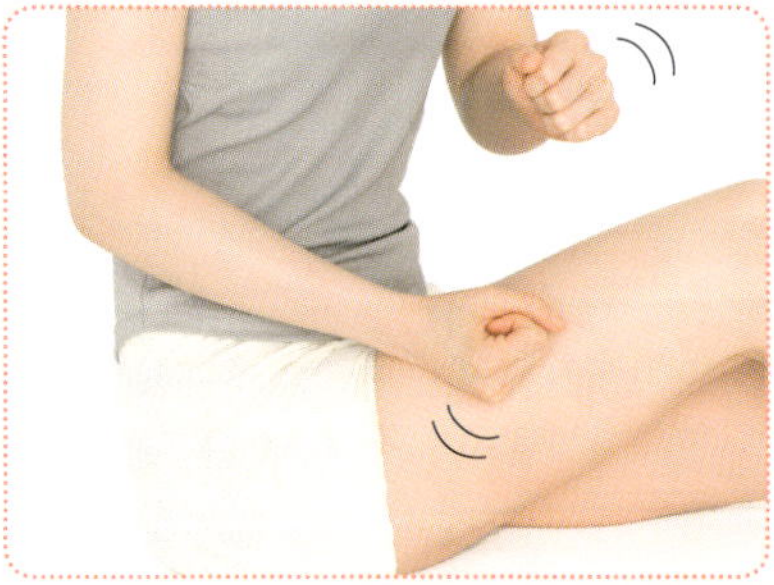

たたく

ぶ厚くてかたいお肉は、たたいてからマッサージがほぐれるコツ。

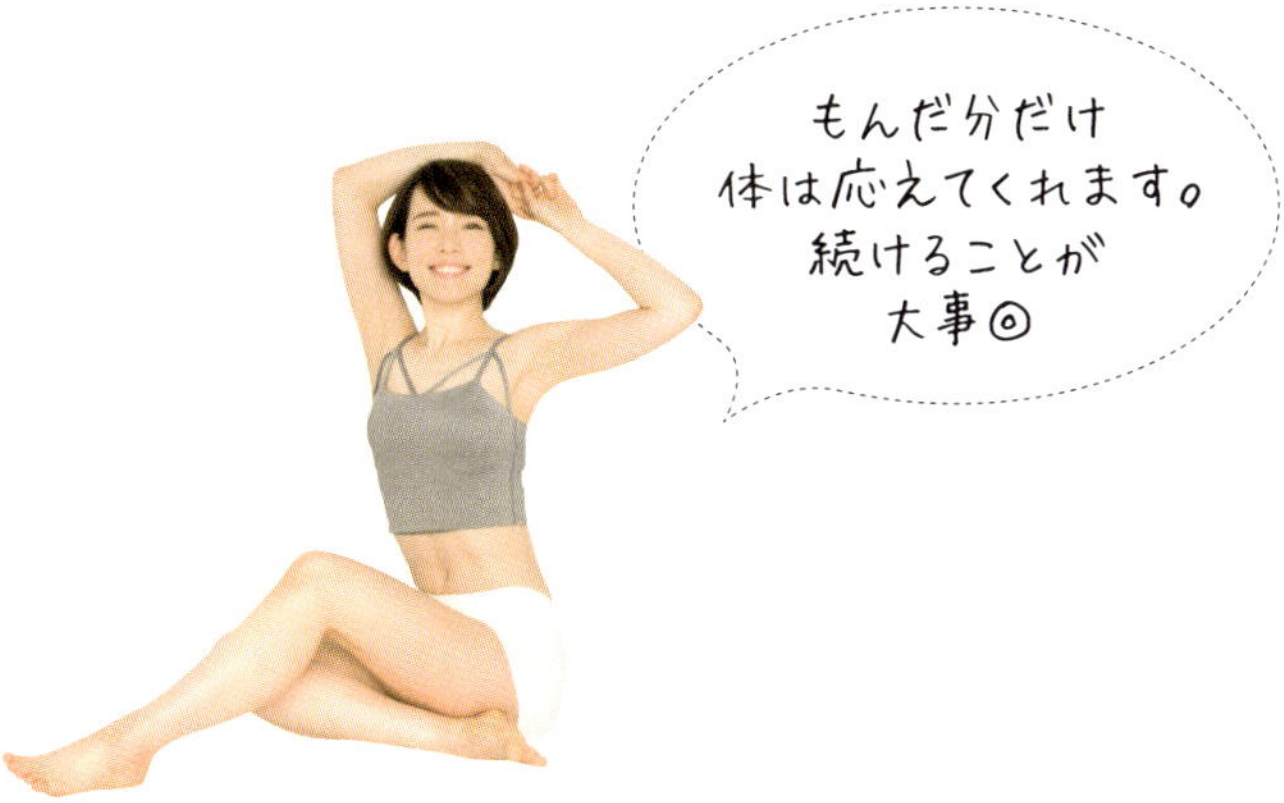
もんだ分だけ
体は応えてくれます。
続けることが
大事◎

TRAINING 1 MASSAGE
TRAINING 2 POSITION
TRAINING 3 LIFESTYLE
TRAINING 4 FOOD

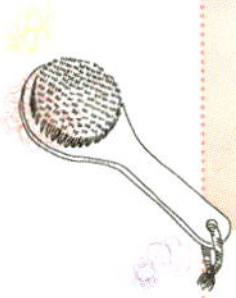

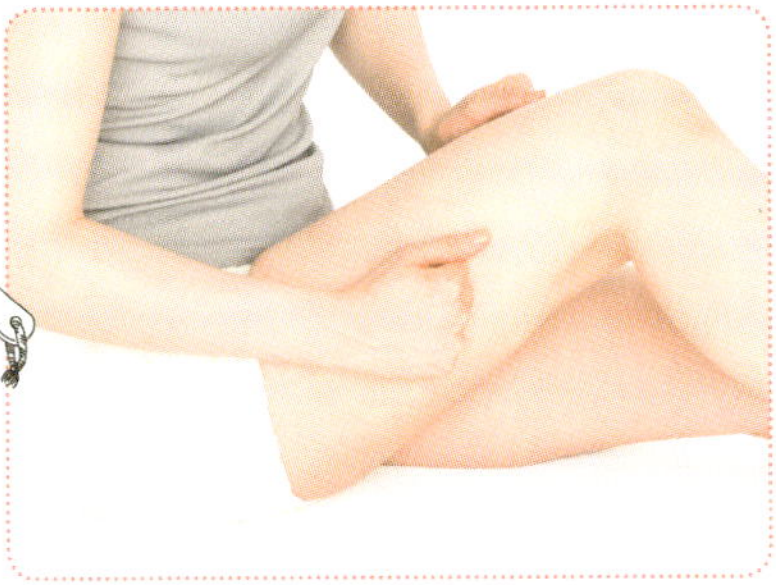

グーでほぐし流す

グーでこりかたまった部分を押し流す。各部位の巡りをよくする。

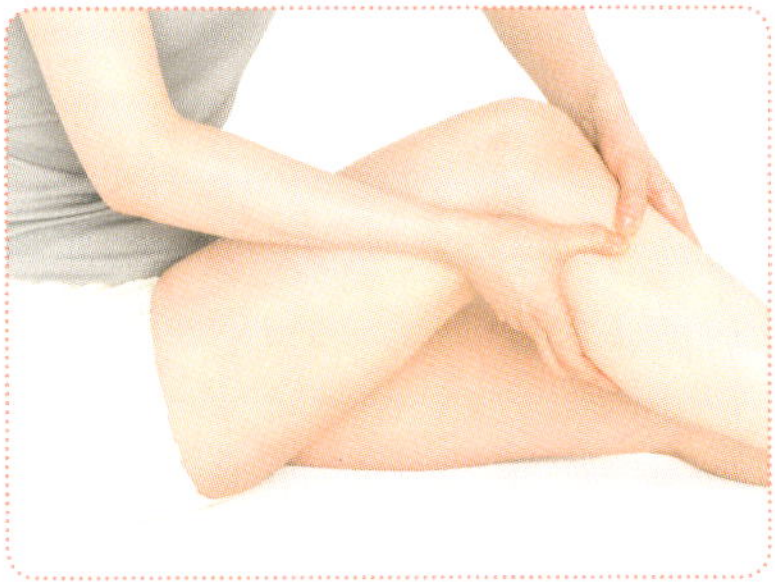

押す

ツボを意識して息を吐きながら、3秒プッシュが基本。ツボの位置はP58へ。

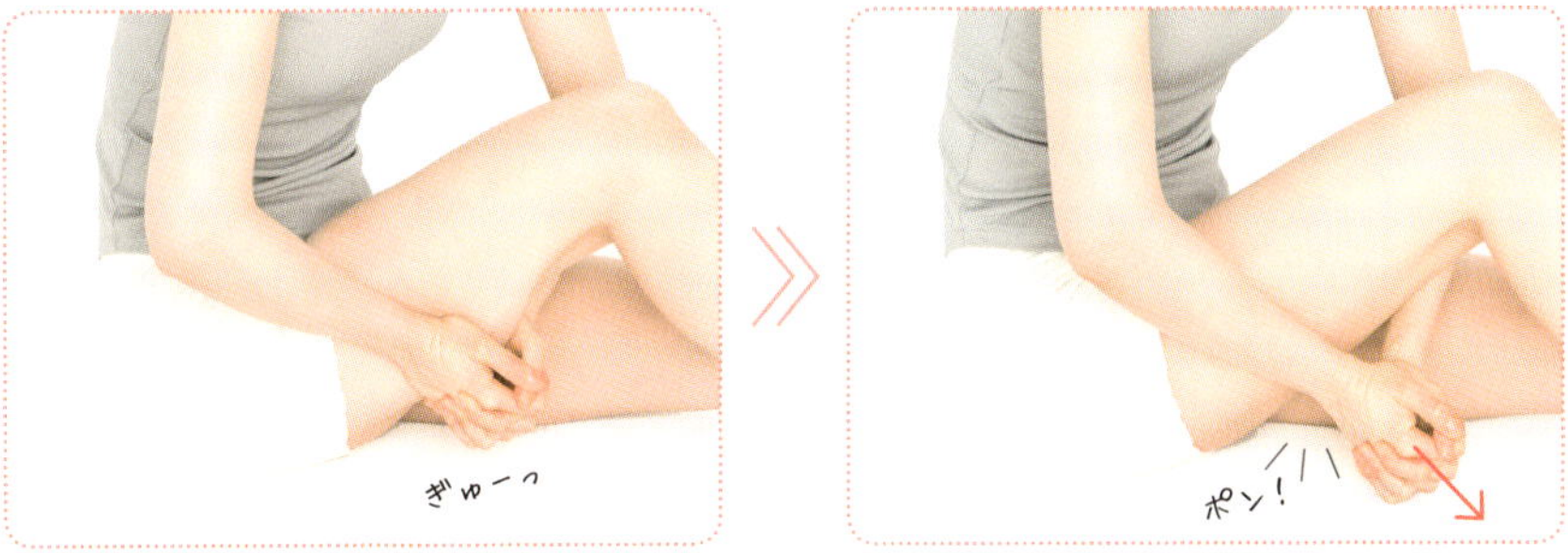

はさんでポン！

太ももの裏をマッサージするときにおすすめ。両手の付け根の腹で太ももの裏をはさみ、力を入れたまま「ポン」と太ももから離す。

BASIC MASSAGE RULES

マッサージの基本ルール

《 手の形 》

専用ブラシがなくても、手の形を変えるだけで、
しっかりマッサージができます。
疲れる場合は、ツールなどに頼ってももちろんOK！

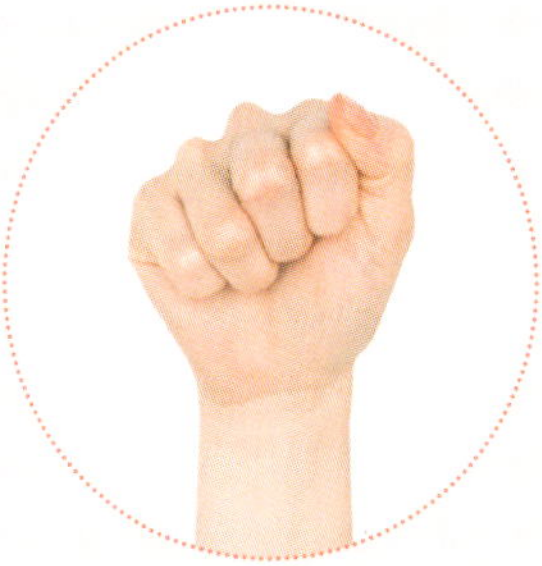

グー

グーを作って、セルライトを押しつぶしながら流すイメージで。

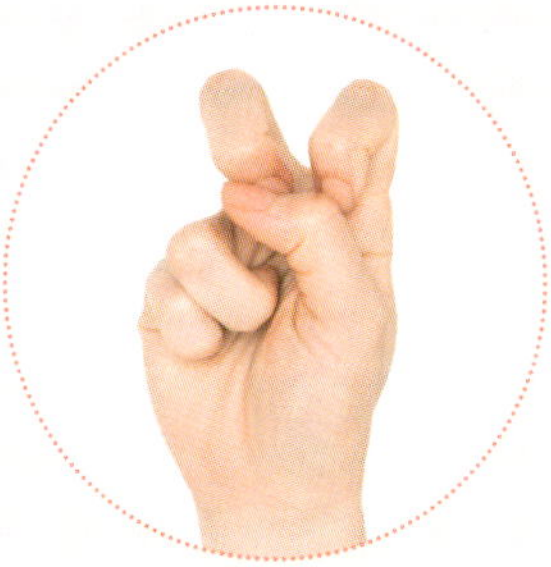

カギ

人差し指と中指を曲げる。骨をはさむようにセットしスライドさせる。ライン出しに。

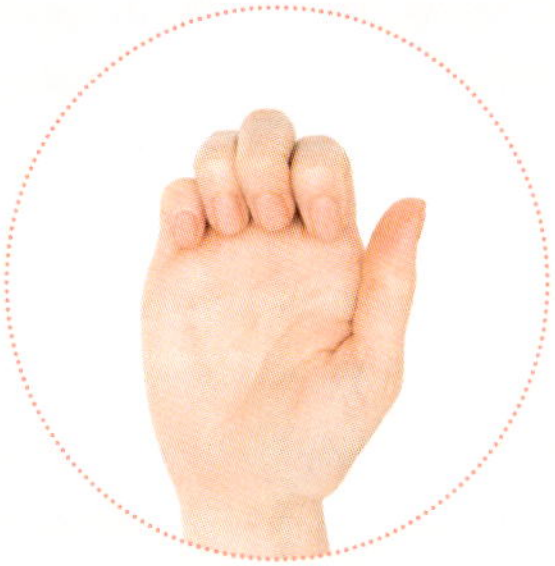

ねこの手

すべての指を内側に折り込む。グーよりもやさしくほぐせます。

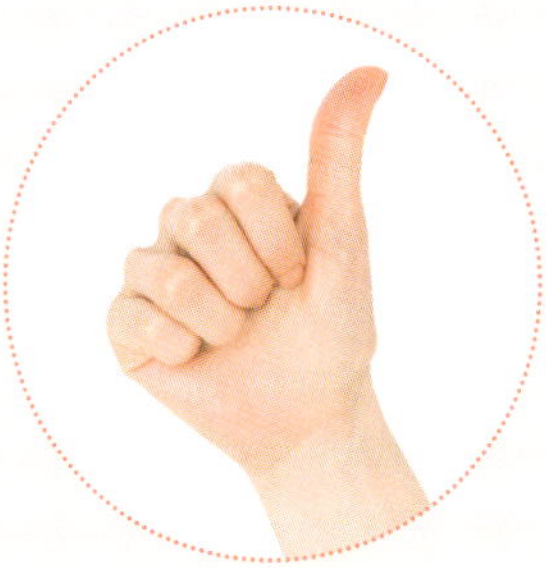

親指

とくにこっている部分やツボを押すときはコレ。

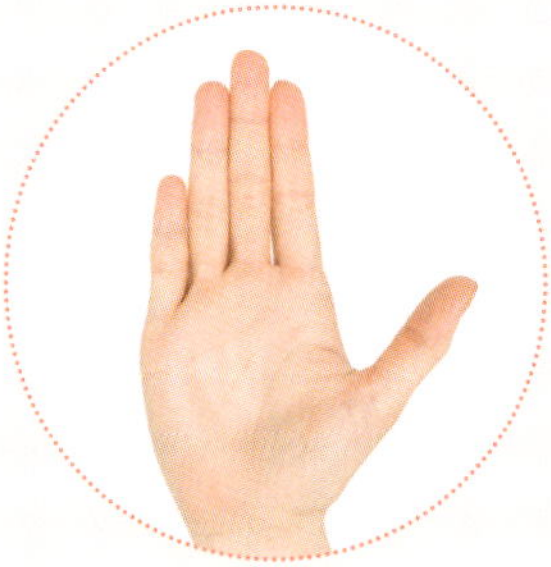

手のひら

流すときは全体に圧をかけて、しっかりめに。

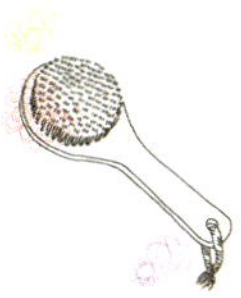

《 マッサージのタイミング 》

１日１分～、好きなときに好きなだけ行ってＯＫ。
ただし、お風呂上がりなど血行がいいときに行うとより効果的。
時間が空いたら、ちょこちょこ行うくらいの気軽さで！
頑張るより、続けることを大切に。しっかり呼吸で巡りもアップ！

《 マッサージの強さ 》

強すぎず弱すぎず、“イタ気持ちいい”くらいの力加減で。
痛いほど、コリやセルライトがたまっているサイン。
念入りマッサージで、手をかけてあげてみてください。
状態がよくなるほど、気持ちよくなります。

《 用意するもの 》

摩擦は肌への負担です。マッサージを行うときは、
オイルやクリームを塗って行いましょう。

注意点

- 本書は美容を目的とした内容になります。行う際に激しい痛みや体調不良が生じた場合はただちに中止してください。
- 風邪気味のときや、飲酒時、持病がある場合はマッサージの刺激が強すぎる場合がありますのでおすすめしません。
- 通院中や妊娠中の方は、医師の指示に従って行ってください。
- オイルやクリームが肌に合わないときは中止してください。

POKA POKA MASSAGE

ぽかトレ・マッサージ……1

足裏
足先から温める

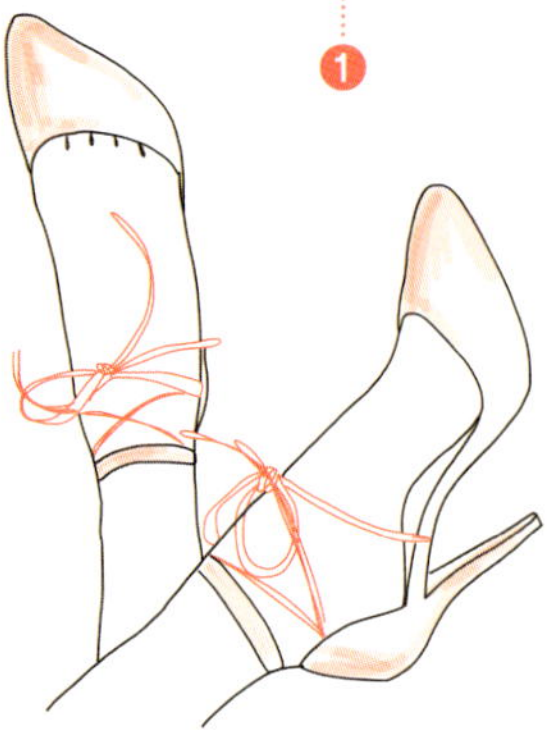

足の裏は神経やツボが集まっているので、全身の血行を促進するために大切な部位。特に「湧《ゆう》泉《せん》」は冷え改善のツボとしてオススメ。お風呂での〝ながらケア〟にもよいでしょう。

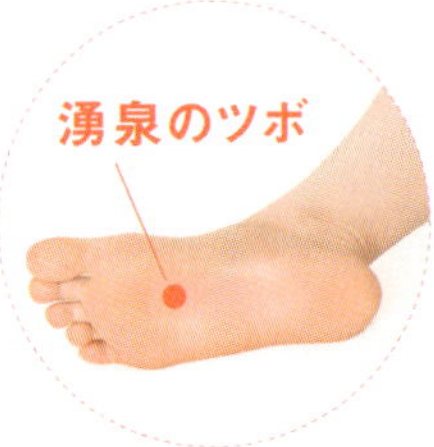

足でグーをしたときに足裏で最もへこんだところ。湧泉のまわりも。

01

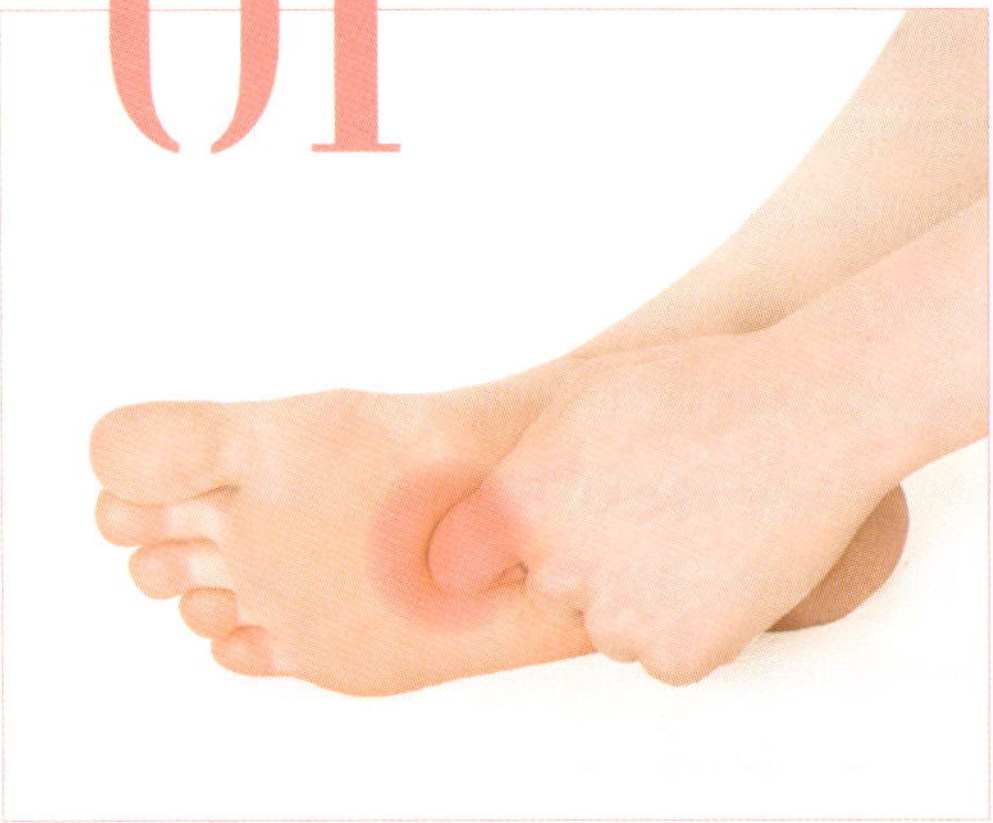

冷えに効くツボを押す

足裏にあるツボ・湧泉は、まさに「湧き出る泉」のツボ。カギの手でかき出すように押しほぐす。時間がないときは、とりあえずココ！

02

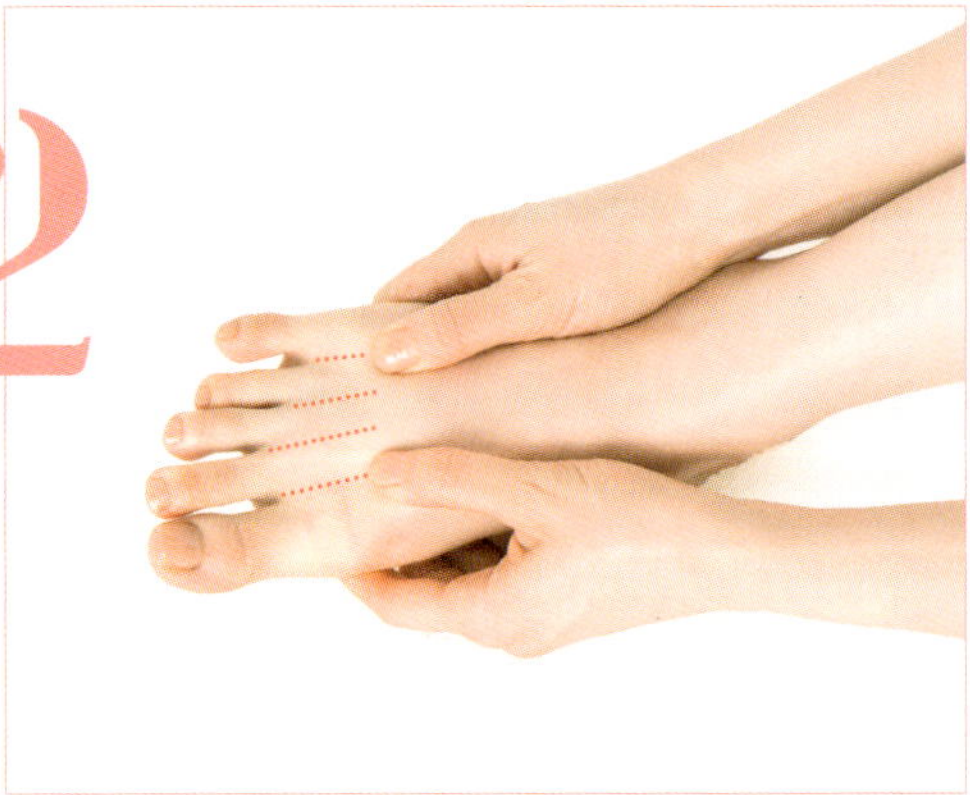

骨の間をほぐす

それぞれの指と指の間を、押し流すようにしてほぐす。

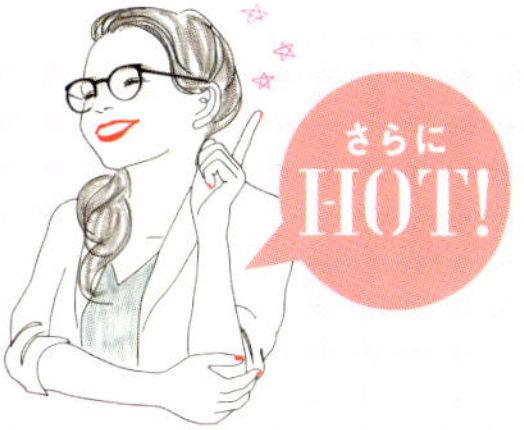

タオルギャザーで足裏をやわらかく

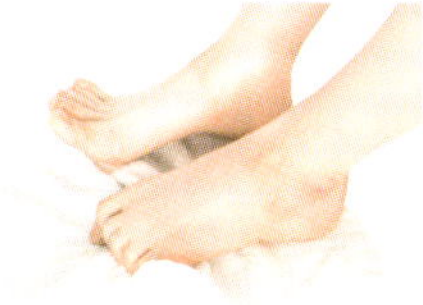

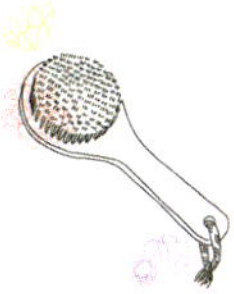

イスや床に座り足裏にタオルを敷き、足指でたぐりよせる。足裏がほぐれて血流UP。難しいと感じた人は全身のバランスを整えるためにも、ぜひやってほしいトレーニング！

CHECK!

足裏に角質がたまっていたら冷えているサイン。角質がたまりやすい場所は、かかとや親指、小指の付け根。詳しくはP63へ。

足首のツボを押す

冷え性に効果的なツボ「解渓《かいけい》」を押す。足首を上に曲げたときに出てくるくぼみ。足の疲れやむくみにも◎。

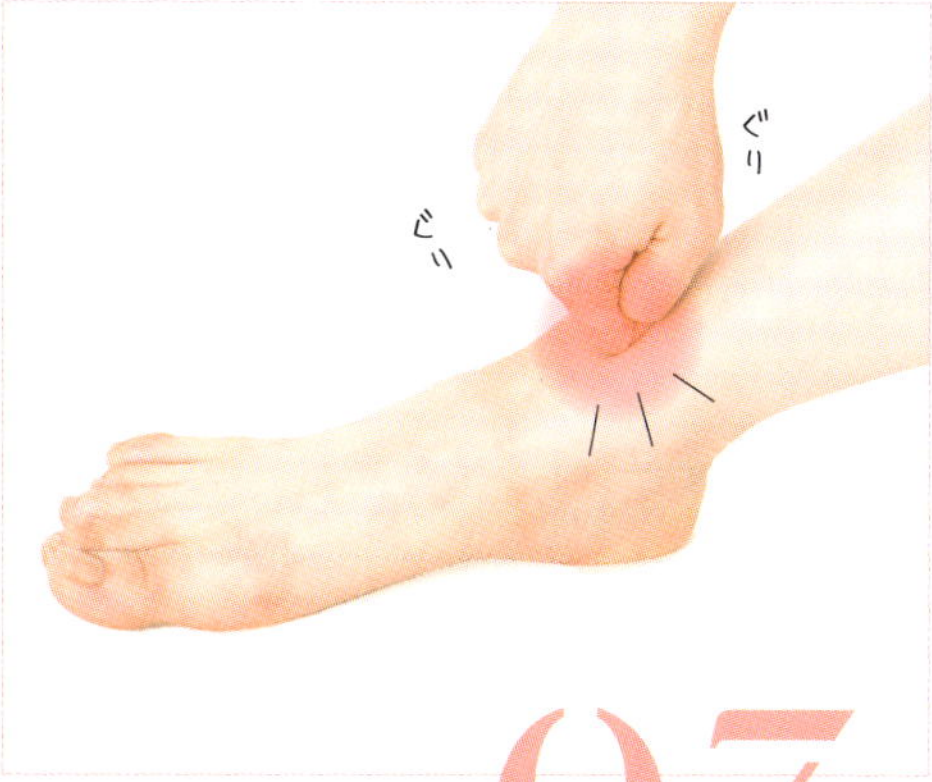

03

04

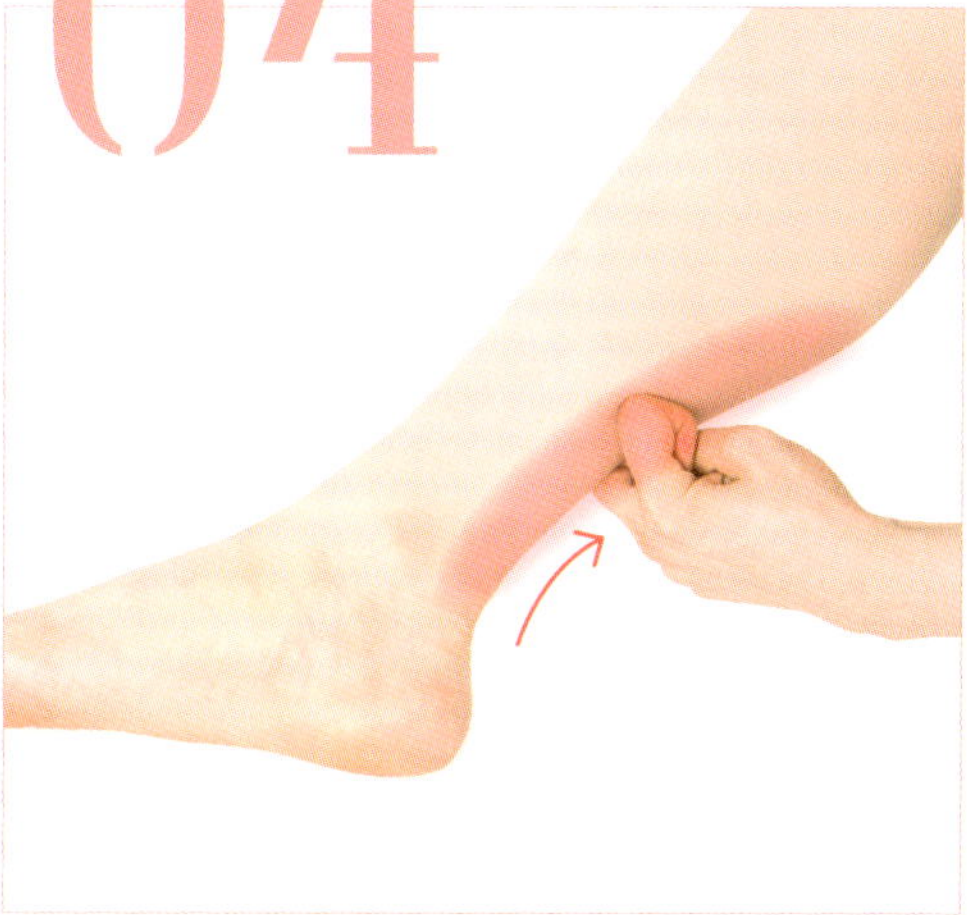

足首をほぐし上へ流す

カギの手で足首をつまみ上げるようにして流します。ぼけやすい足首ラインがスッキリすると、ひざ上がきれいに見えます。

ぽかトレ・マッサージ……2

ふくらはぎ

全身に血液を送る「第二の心臓」

下半身の代謝の要になるふくらはぎ。重力によって下半身に滞りやすくなる血流やリンパを、ポンプ役となって巡らせる「第二の心臓」。ふくらはぎには、代謝アップに効くツボも多いので入念にマッサージを。下半身にむくみや冷えをためない体作りには、ケアが欠かせないところです!!

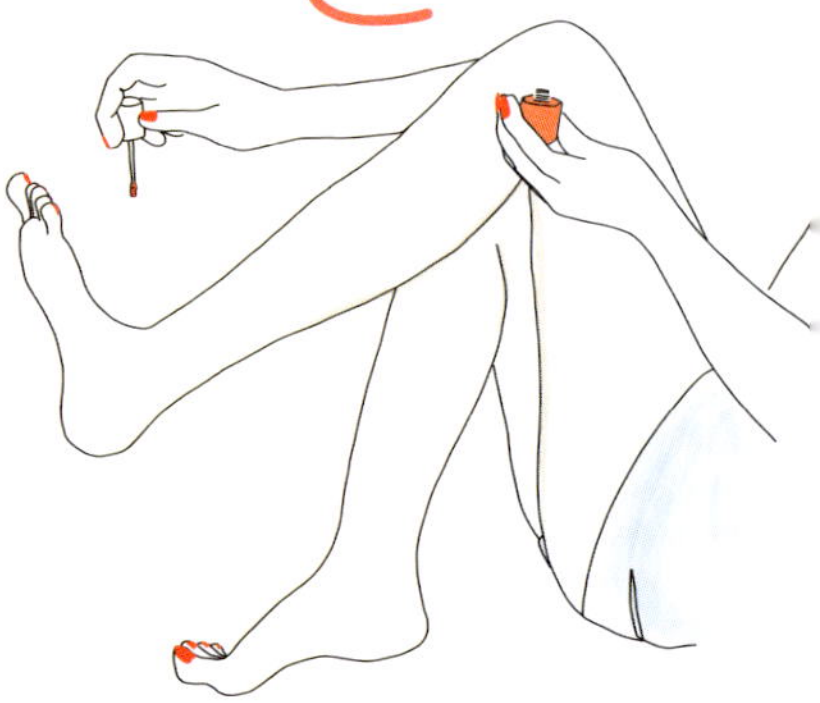

01

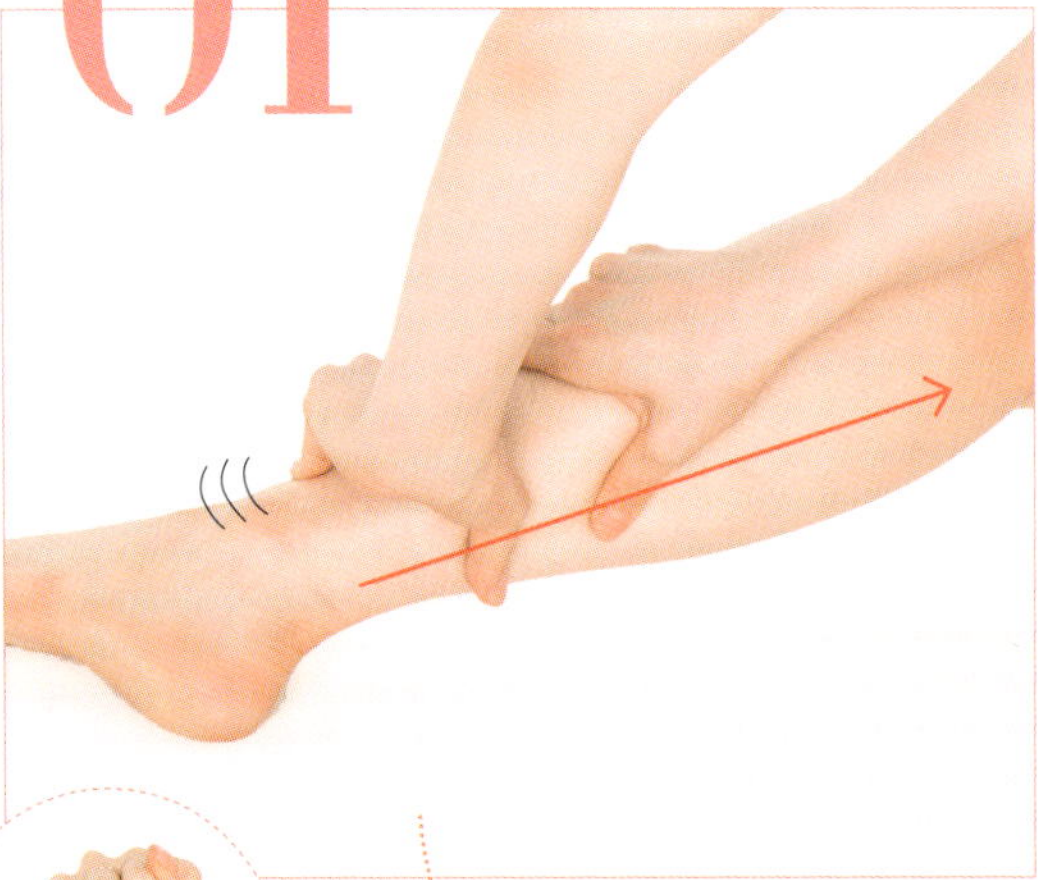

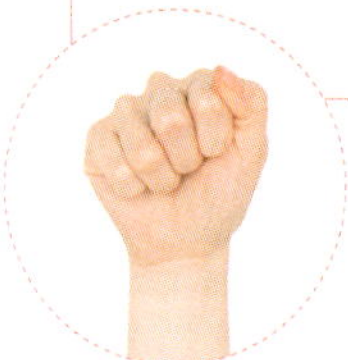

グーほぐしも効果的！

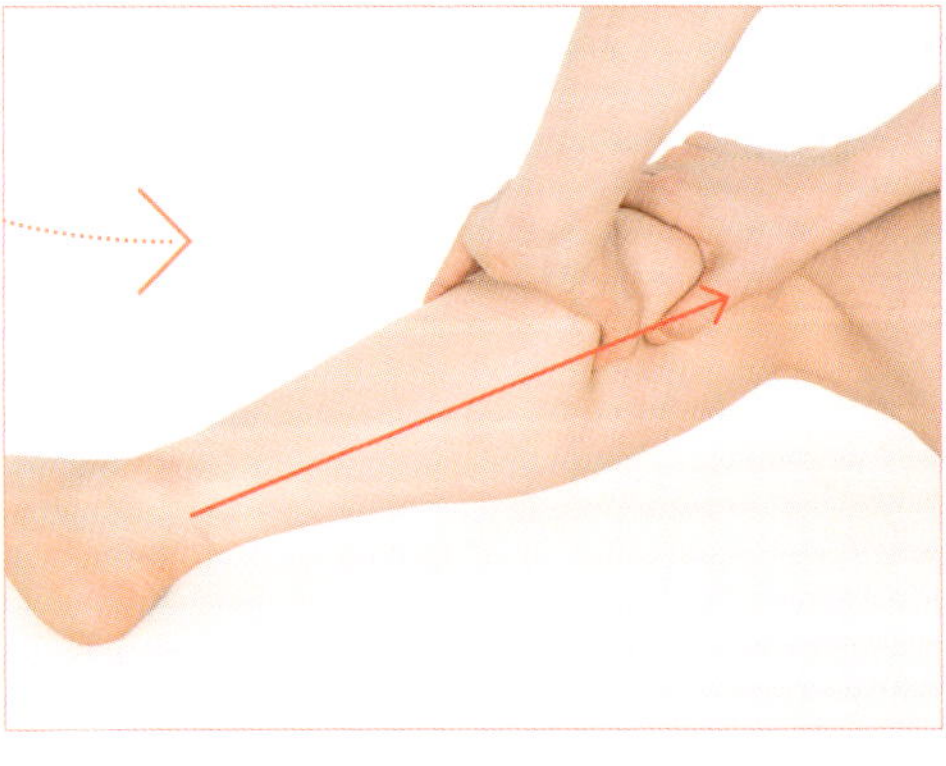

ふくらはぎの真ん中を押しながら上げる

ふくらはぎの真ん中を両手の親指でプッシュしながら上がっていく。

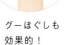

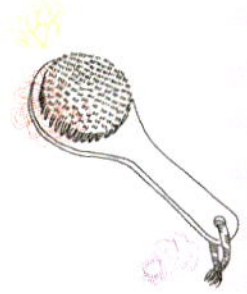

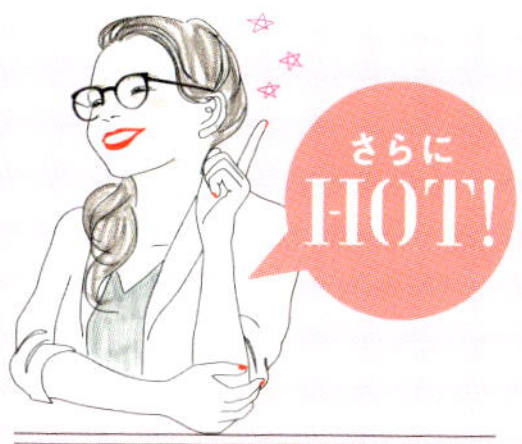

指の跡が残るのは むくみサイン

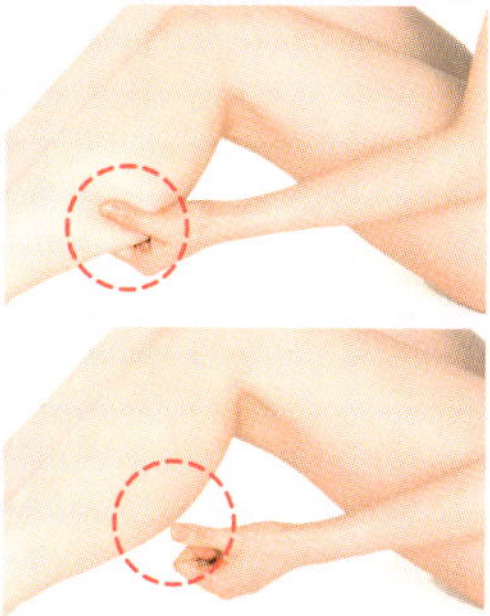

ふくらはぎをギュッとつまんで離すと、つまんだところは一瞬血の気がひいて白くなる。肌の色がなかなかもとに戻らなかったら、血流がわるいサイン。

02

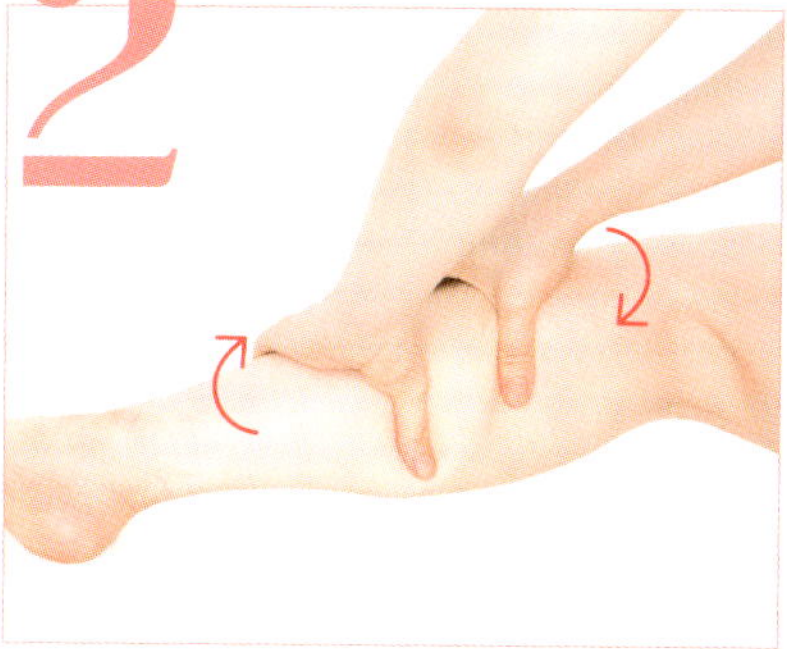

ねじってほぐす

両手でしっかりとふくらはぎをつかみ、ねじるようにマッサージ。

03

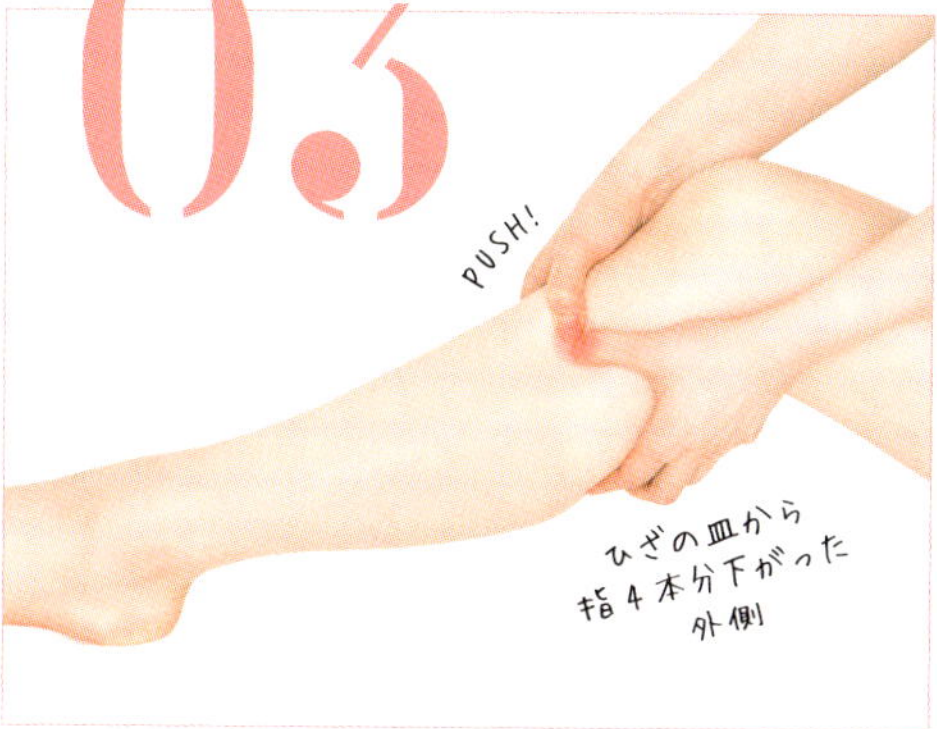

ひざ下のツボを押す

むくみや全身の疲れに効くツボ「足《あし》三《さん》里《り》」を押す。ひざの皿の外側にあるくぼみから指4本分下のところにある。

04

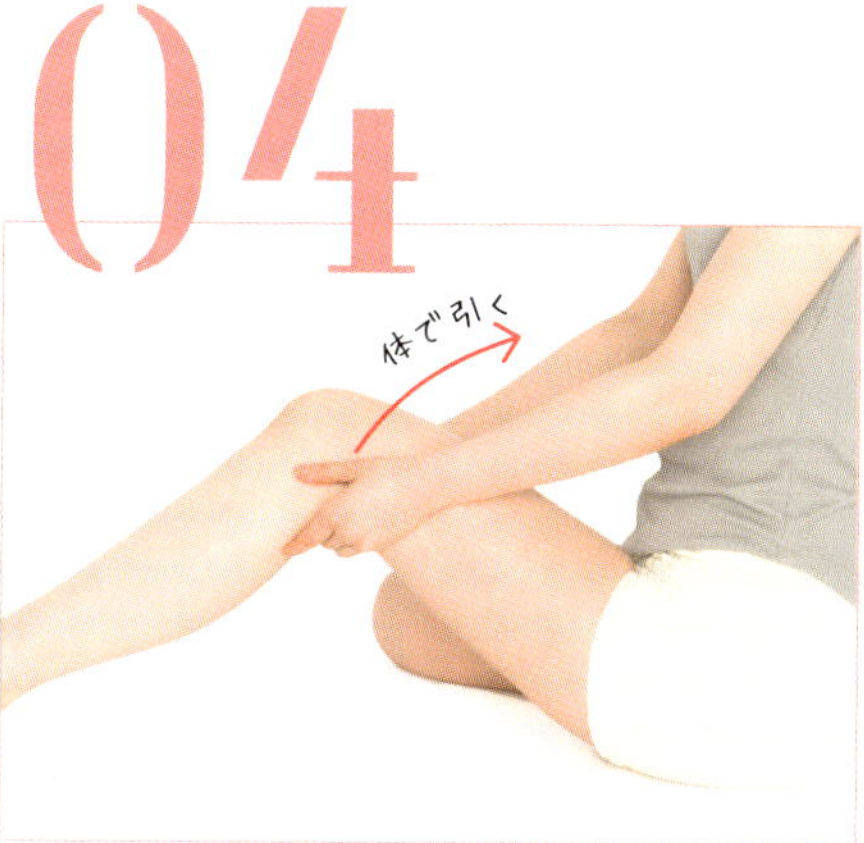

ひざの裏をほぐす

ひざの裏に手を添え、持ち上げるようにしてふくらはぎの裏側をほぐす。

POKA POKA MASSAGE

ぽかトレ・マッサージ……3

太もも
冷えの大敵・セルライトを撃退

太ももは脂肪がたまりやすい場所。たまっている脂肪は冷えると、落ちにくくなります。そんな悪循環を断ち切るには、やっぱり「温めてほぐす」ことが重要だと感じています。そんな日々のケアが、太ももの巡りもよくし、サイズダウンにつながりますよ。

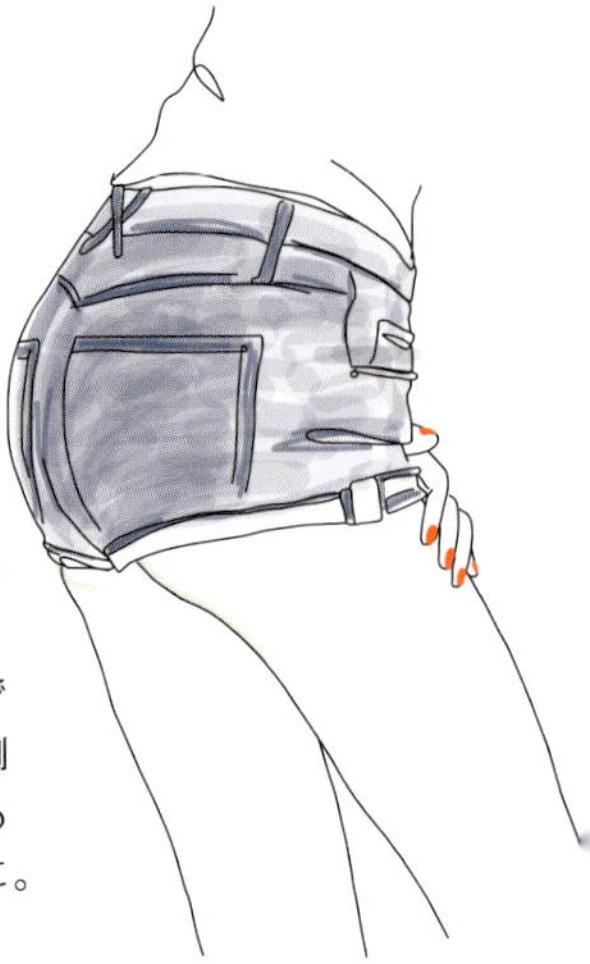

01

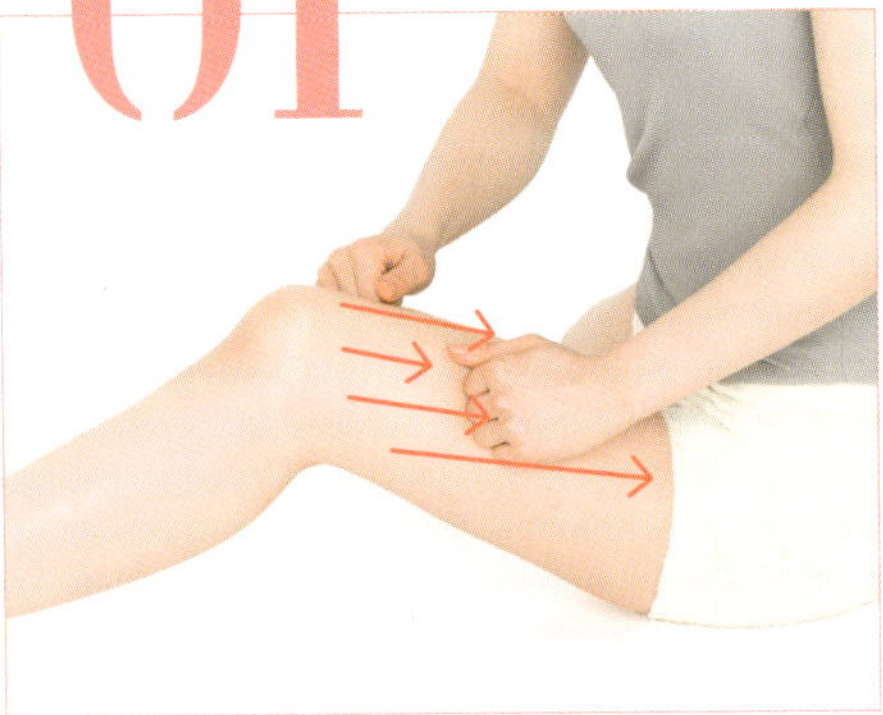

前側をほぐす

グーを作り、第二関節でひざ上から太ももの前側をほぐす。ひざの内側もたまりやすいので入念に。

02

いろいろな方向でほぐす

同じくうしろと外側もほぐす。たまりやすい場所なので、持ち上げてアプローチを変えて。

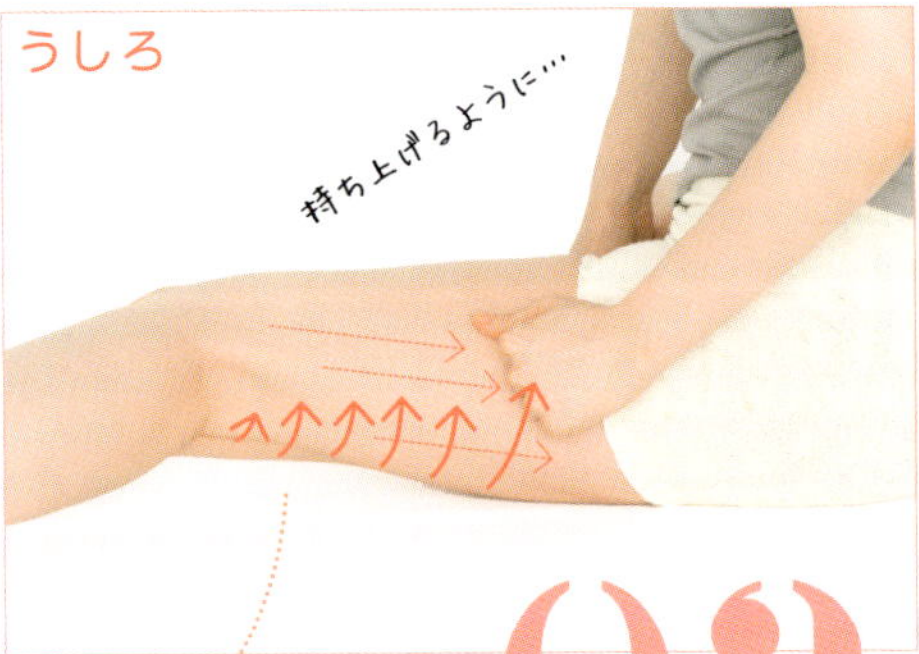

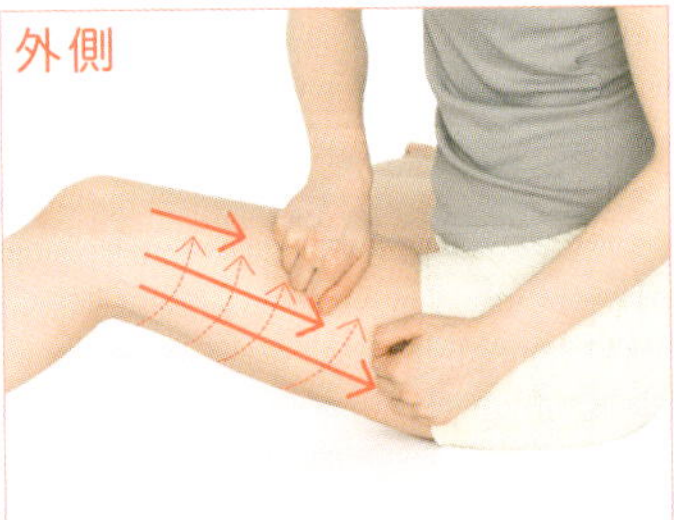

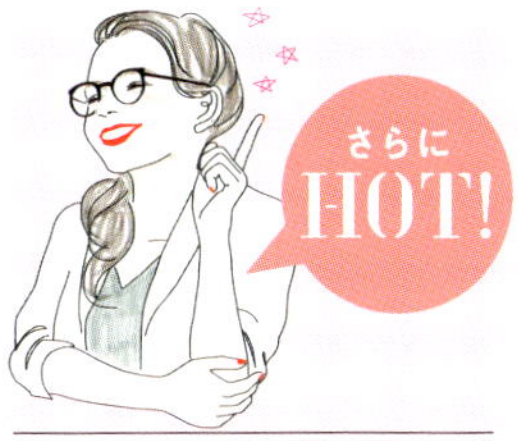

ペットボトル温灸《おんきゅう》で温める

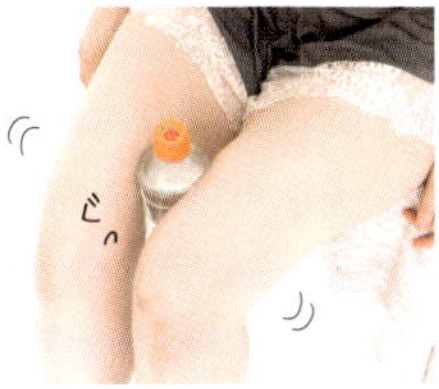

お湯を入れたペットボトルを太ももではさむ。そけい部にあてるのもよい。

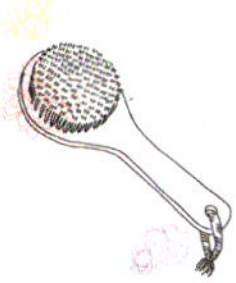

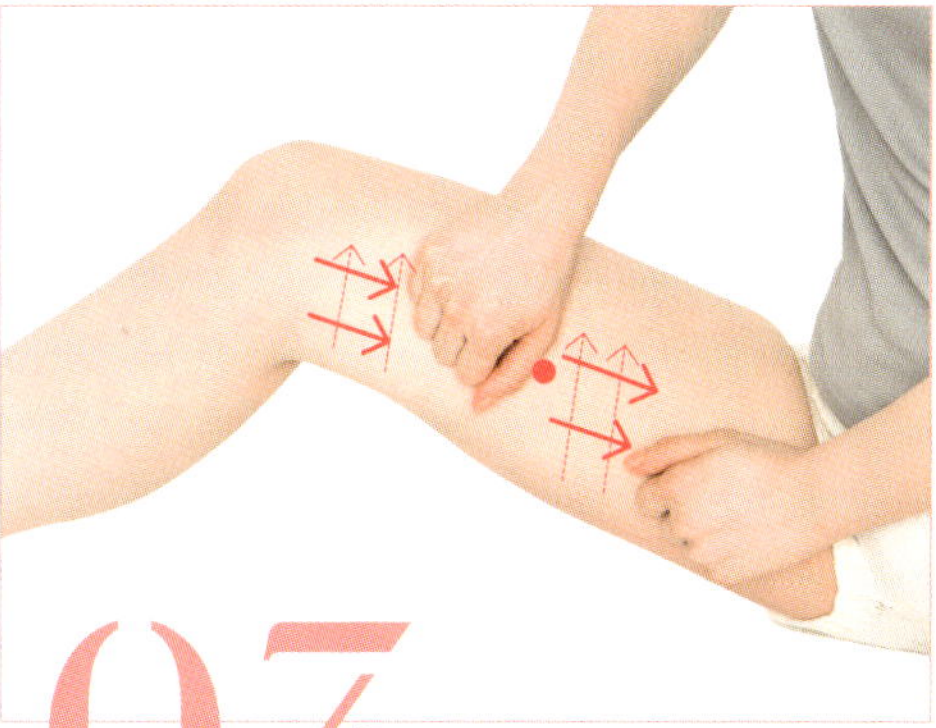

03

内側もほぐす

縦と横方向にほぐす。内もも中央部分には下半身の老廃物を排出してくれるツボがあるので、かき出すようにマッサージ。

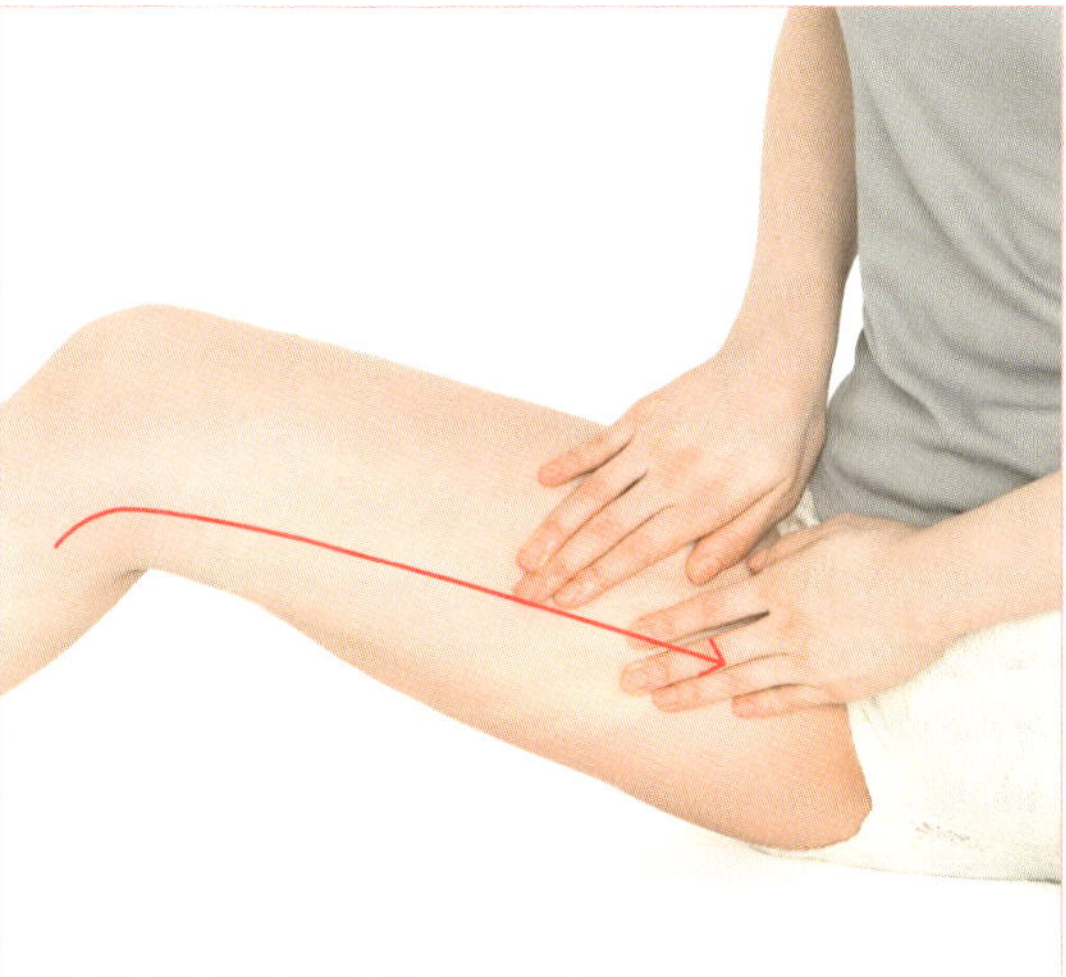

そけい部に流す

足首から上に向かって、両手に圧をかけながら流す。最後はそけい部に流していく。

04

お尻
美しいヒップラインを作る

お尻は脂肪が多いので、血流がわるくなりがち。お尻を持ち上げるようにマッサージをしてしっかり温めれば、お尻から逃げた太もものお肉が引き上がります。ぷりっと引き上がったお尻をイメージしながら行ってください。

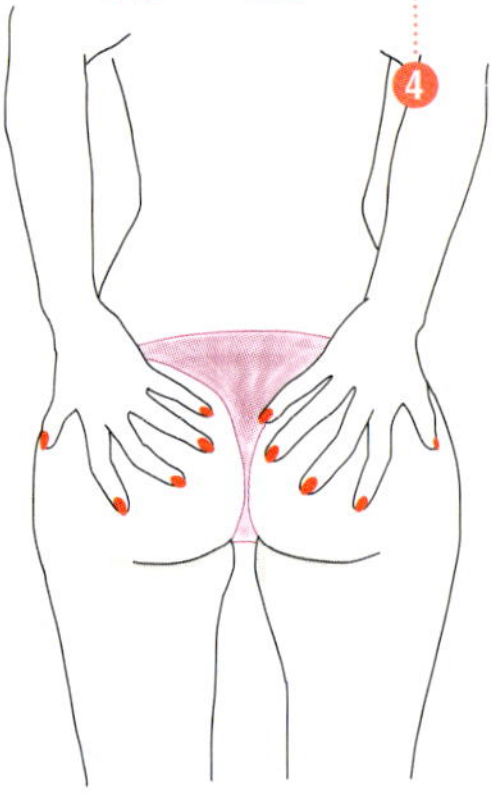

01

太ももから持ち上げる

太ももからお尻にかけ、お肉を持ち上げるようにグーで流す。

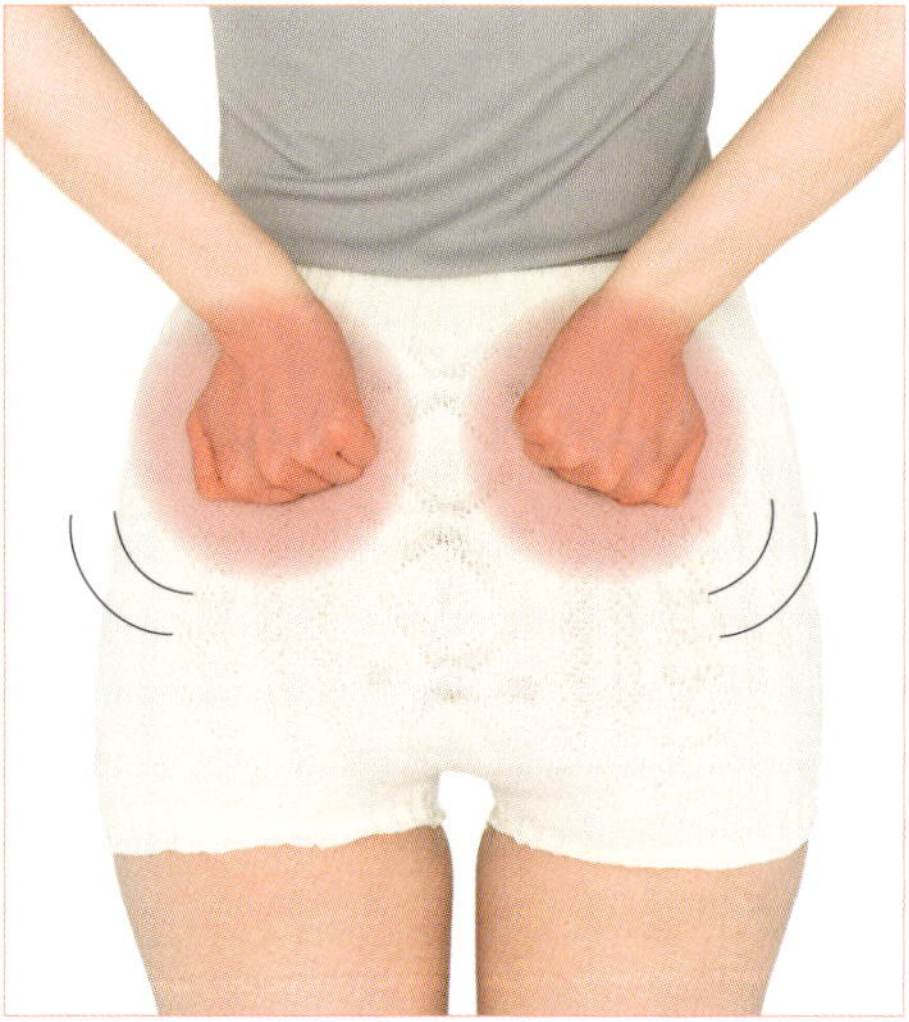

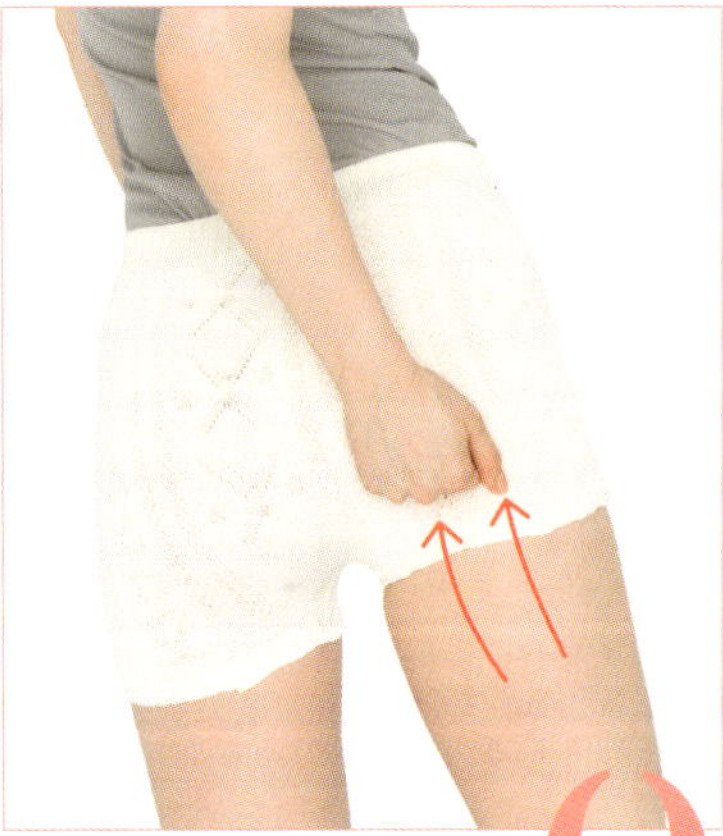

02

仙骨まわりもほぐす

お尻の中央にある仙骨。そのまわりをよくほぐすと、骨盤まわりの血流がアップにつながる。さすったり、押したり、流したりして温めてもOK。

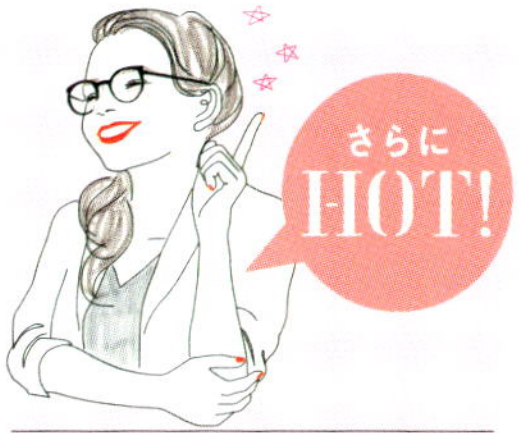

テニスボールで ゴロゴロ

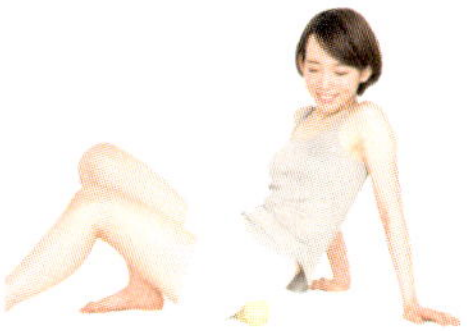

テニスボールをお尻にあてて座り、前後にスライドさせてほぐす。ない場合は、手をグーにしてテニスボール代わりにしても気持ちいいですよ。

トントンたたく

お尻全体をトントンたたく。イタ気持ちいいくらいの力で。お尻はこると下がりやすいので、こまめにほぐしてあげて。

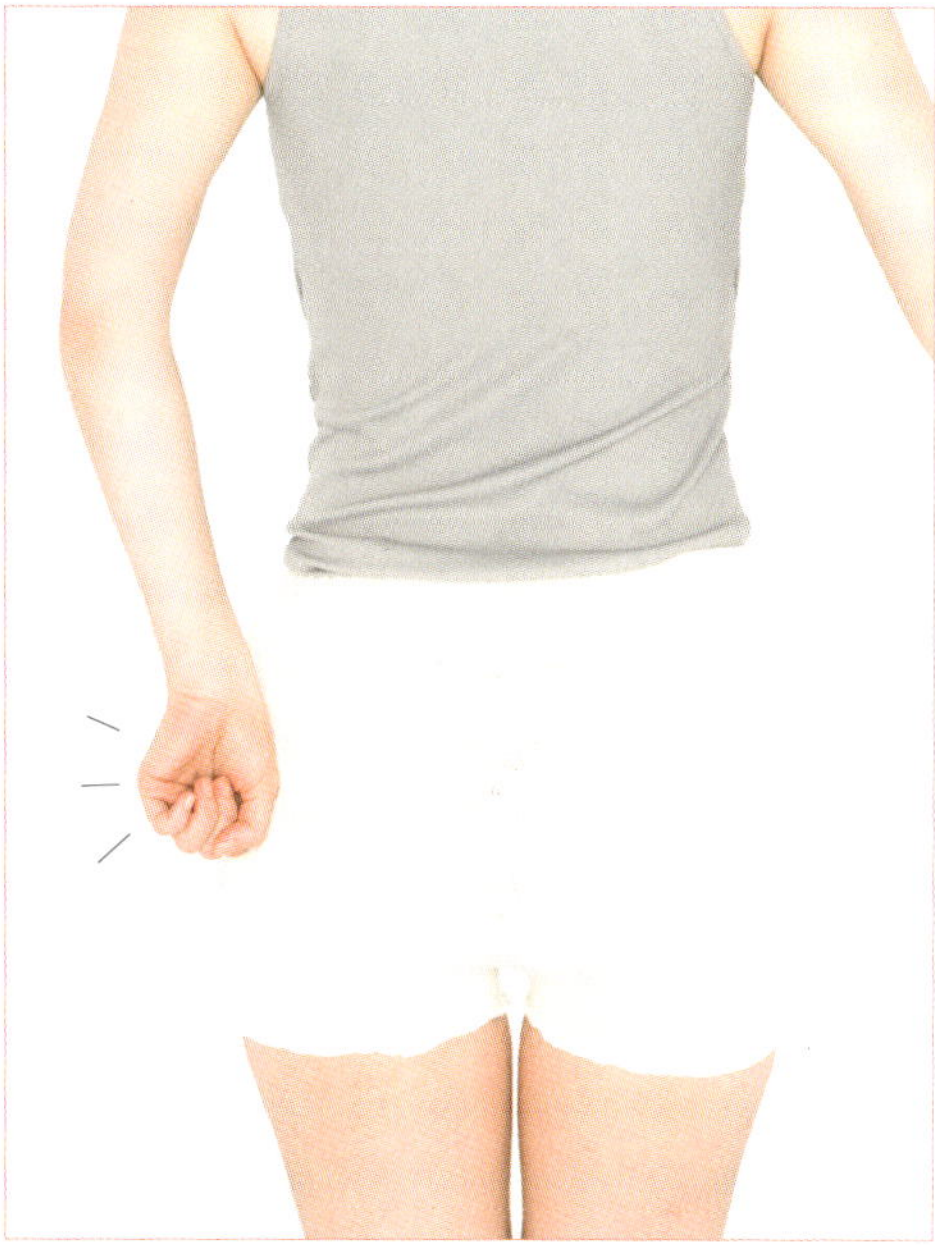

03

骨盤のまわりを温めると、ぽかトレ効果がグッとアップ!

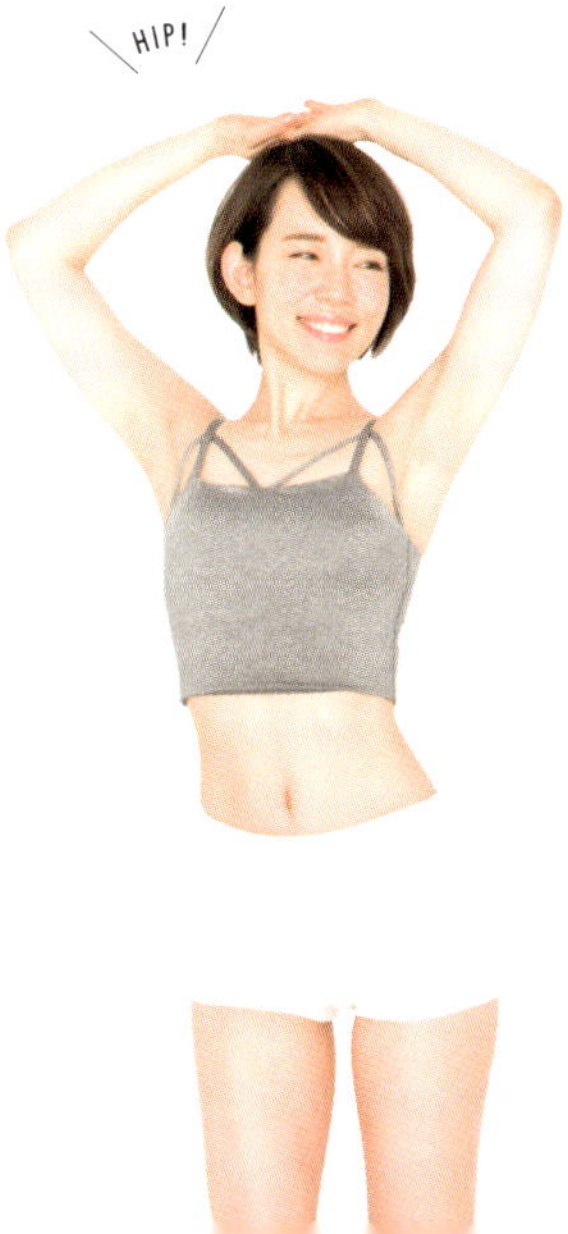

POKA POKA MASSAGE

ぽかトレ・マッサージ……5

ウエスト・腰まわり

メリハリあるくびれを作る

ウエストや腰まわりの脂肪は、年齢とともにたまりやすく感じるところ。食生活の乱れがあらわれます。血流を促進し脂肪の蓄積を防いで。ウエスト・腰まわりはむくみもたまりやすい分、効果の出やすい部位なので入念にほぐして。

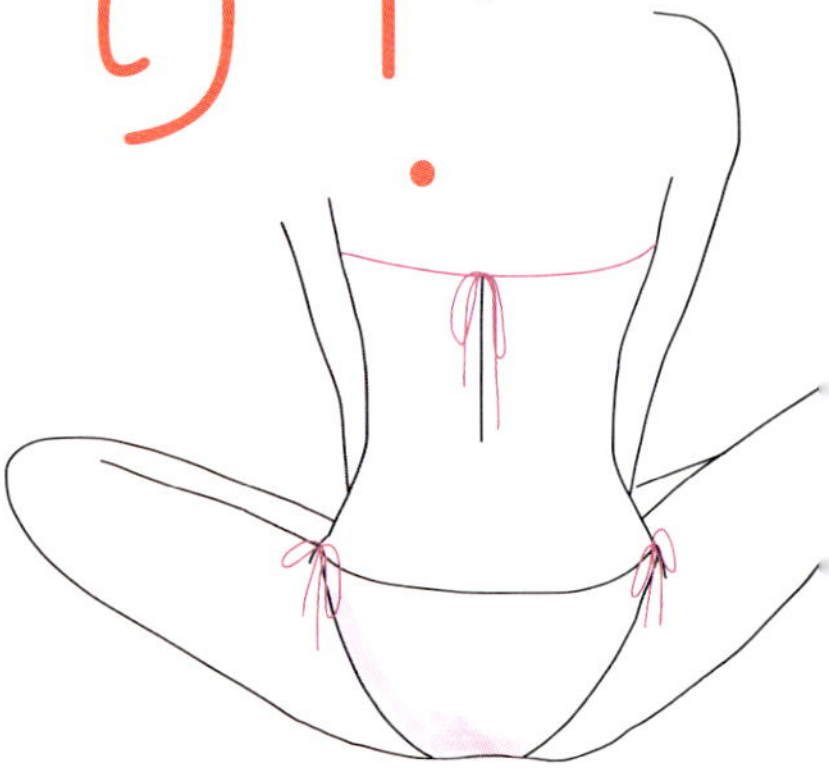

腰まわりのぜい肉をほぐす

冷えているとかたくなっているので、グーで腰まわりを念入りにほぐす。範囲も広めに。

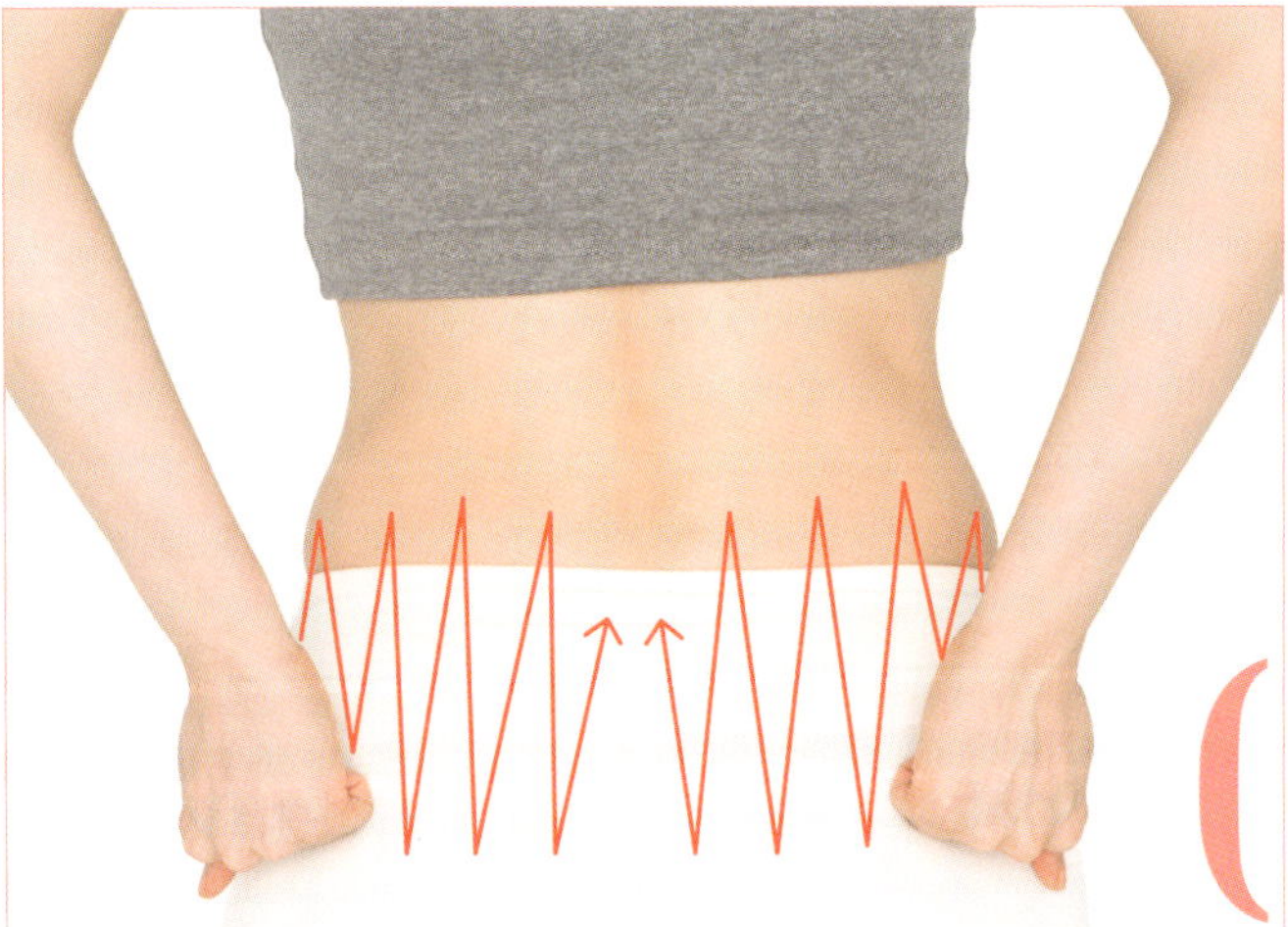

01

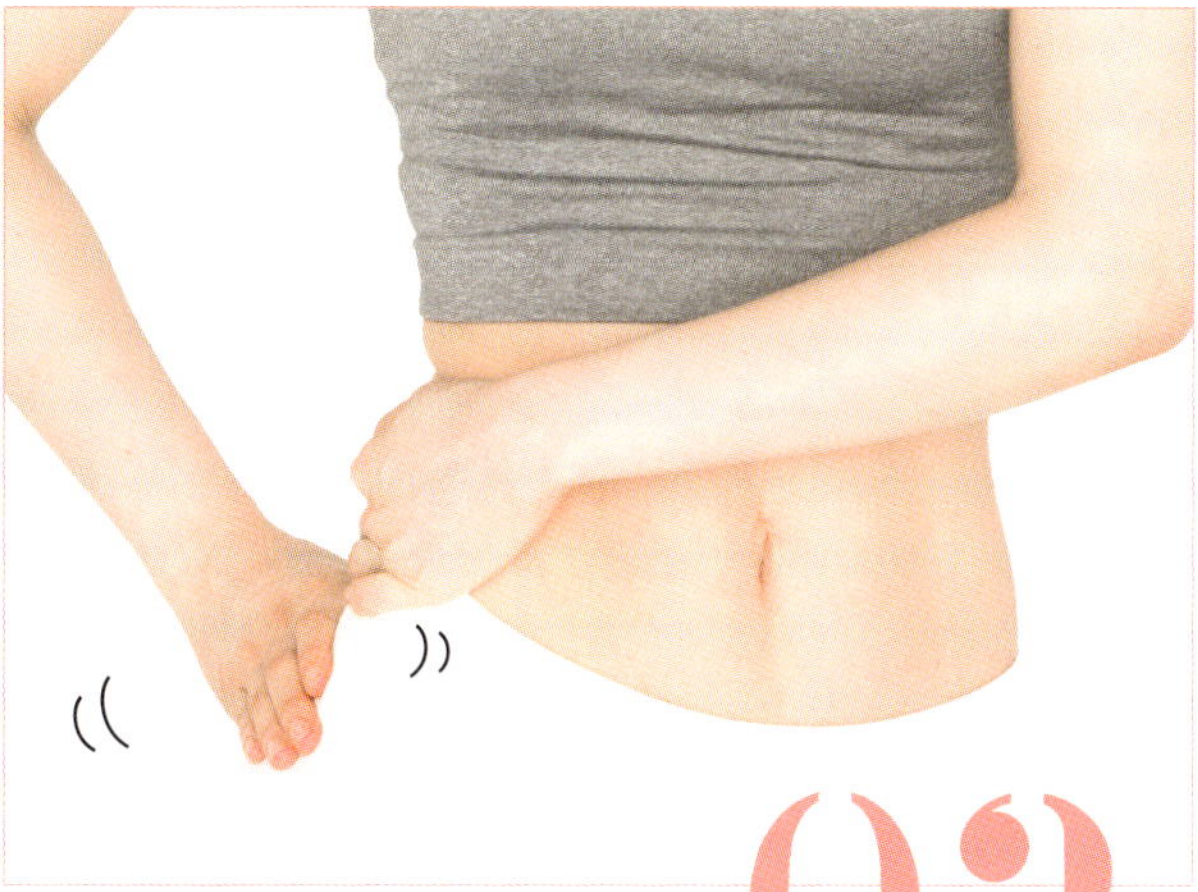

02

腰まわりのお肉を前へ

ほぐした腰まわりのお肉をしっかりお尻から集めて前に持っていく。このとき、お肉が逃げないように両手でホールドしてあげて。

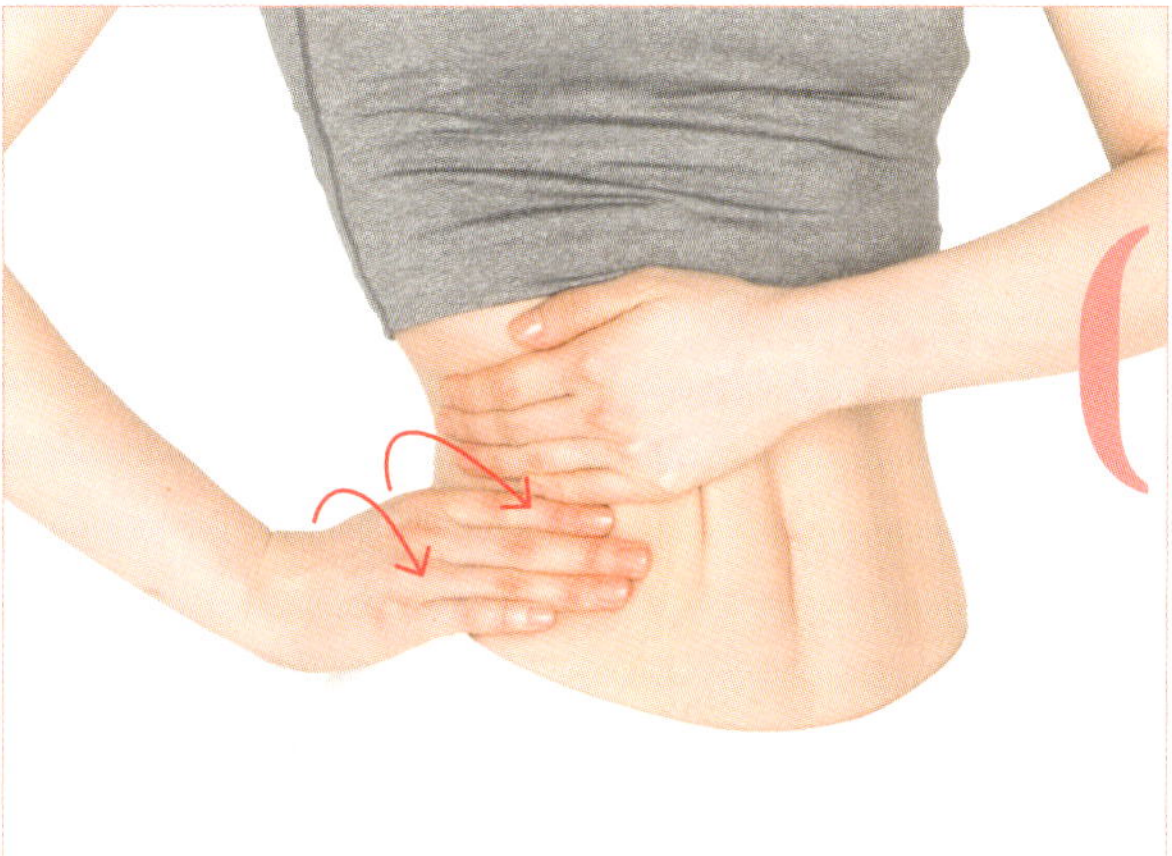

03

お肉を流しながらくびれを作る

両手で集めたお肉をしっかりウエストを通り、前面へ。ウエストを通りながら行うことで、くびれができやすい。

ウエスト・腰まわり

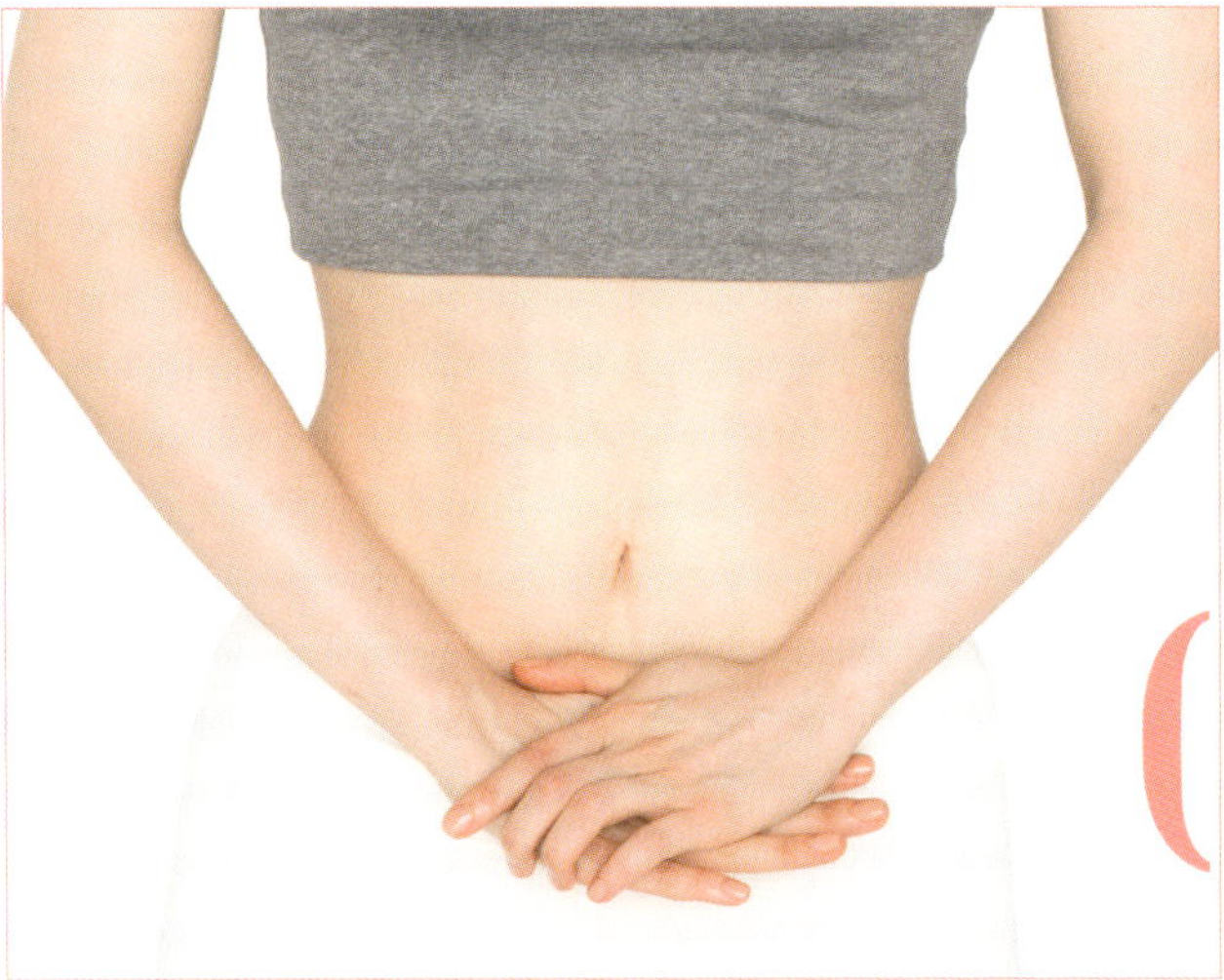

04

腸から下に流すイメージで押す

前に持ってきたら、そのお肉を上から下へ向かって流す。このときハリがあったり、痛いと感じる方はやさしく圧をかけること。

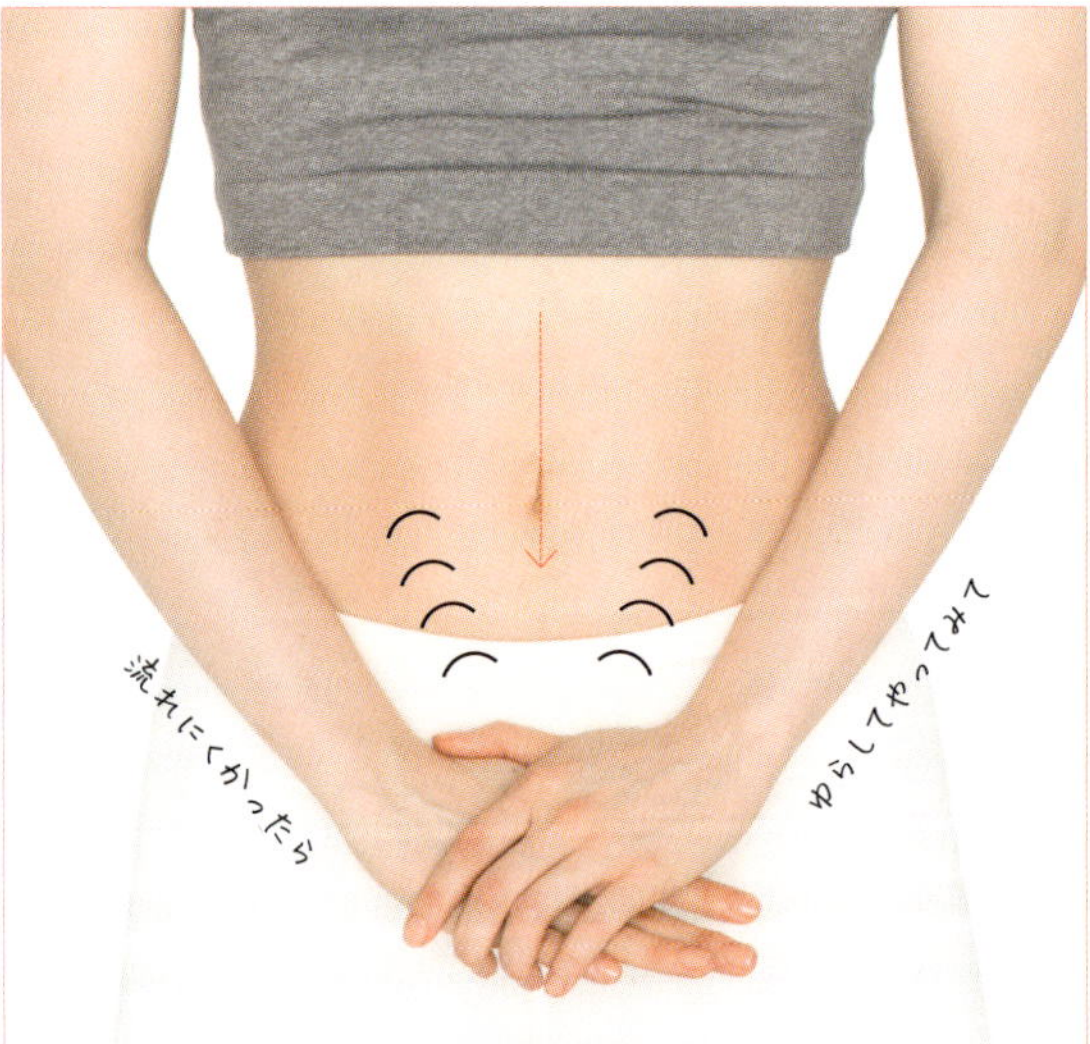

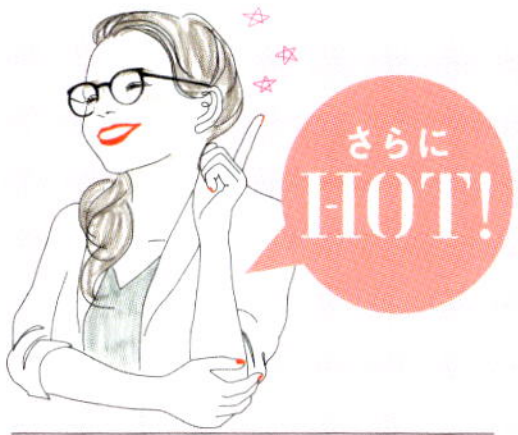

ラップを巻いて温める

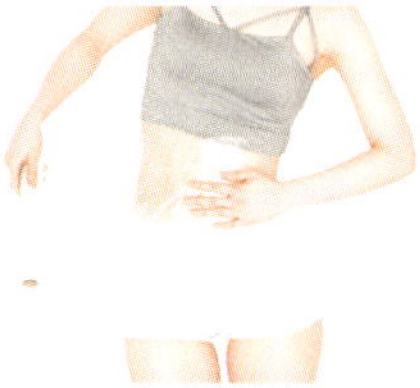

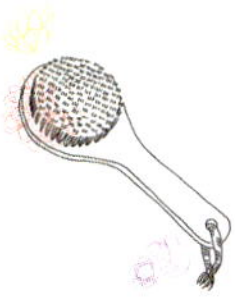

オイルに塩をひとつまみ混ぜ、マッサージしたあとにラップで巻く。保温効果＆むくみケア、そしてぽかぽかに！

テニスボールでほぐす

テニスボール２つをストキングに入れ、
自分の体重をかけて腰まわりをコロコロ。
背骨が中心にくるように。

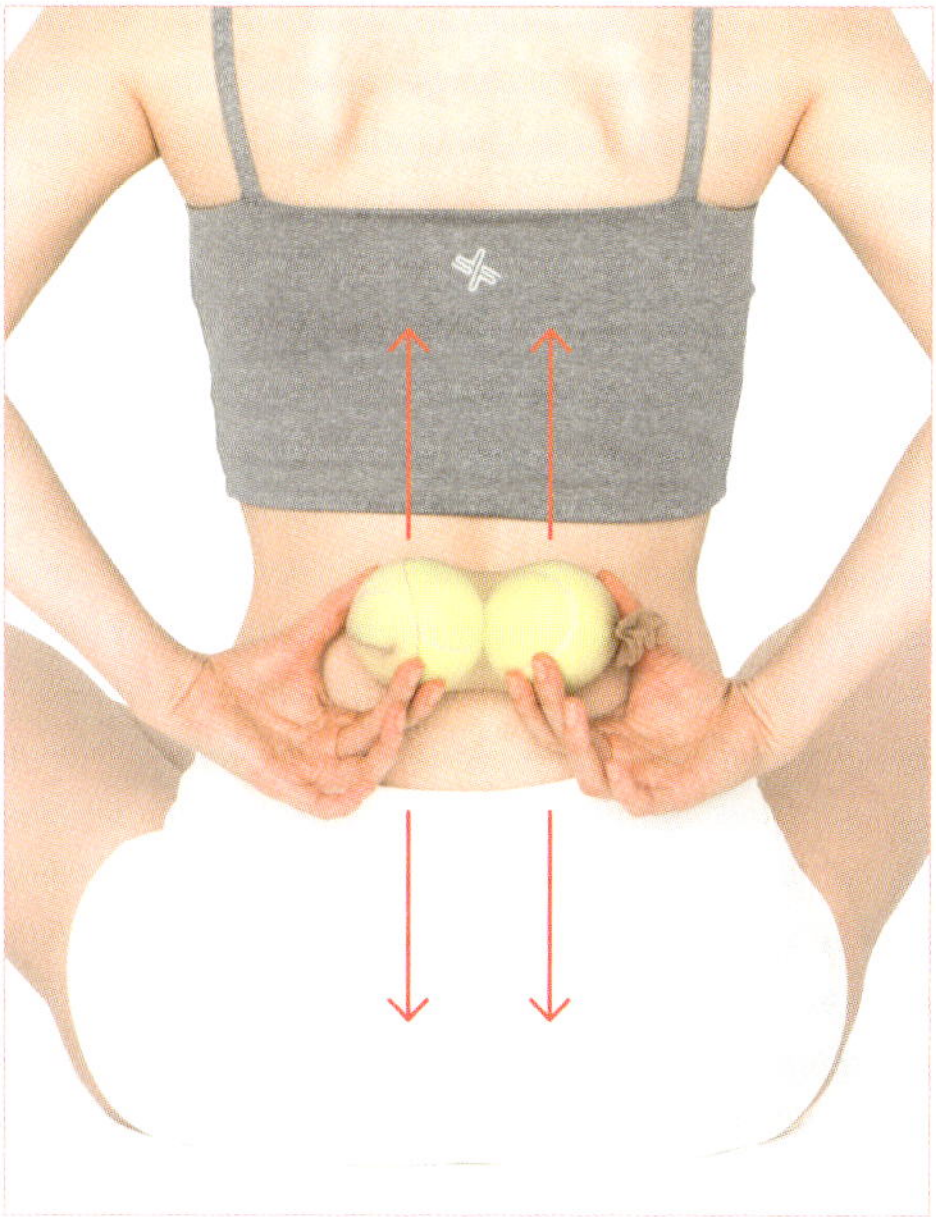

TRAINING 1 MASSAGE
TRAINING 2 POSITION
TRAINING 3 LIFESTYLE
TRAINING 4 FOOD

05

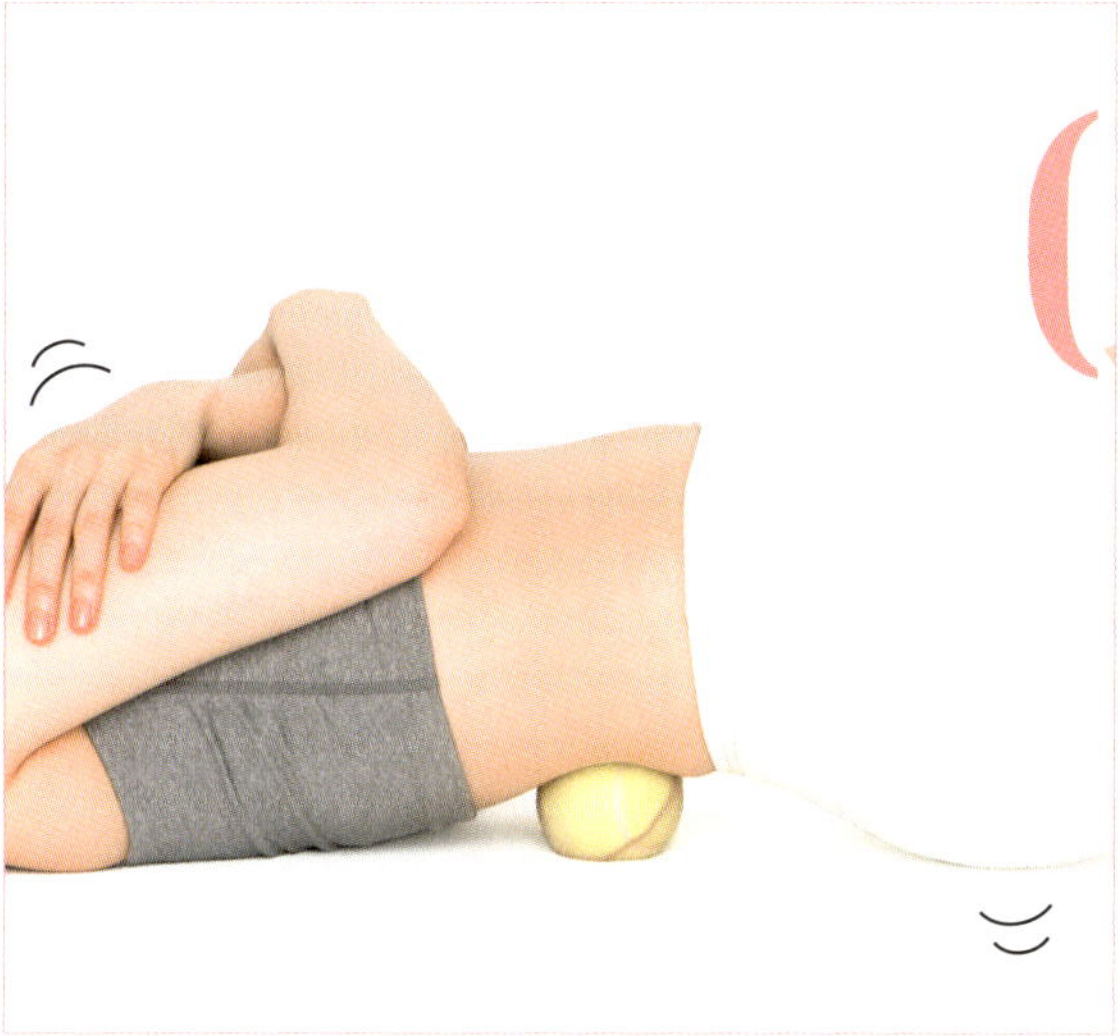

寝転んでしっかりほぐす

テニスボールを腰に敷き、体を動かしてゴロゴロほぐす。

POKA POKA MASSAGE

ぽかトレ・マッサージ……6

おなか
下腹ぽっこり&便秘も解消

おなかを温めるときのポイントは、腸をマッサージすること。腸が冷えるとコリがたまり、水分の排出がわるくなって便秘の原因に。気になる下腹のお肉も、しっかりほぐして温め、免疫の要ともいわれる腸を外からもケアして代謝をアップさせましょう。

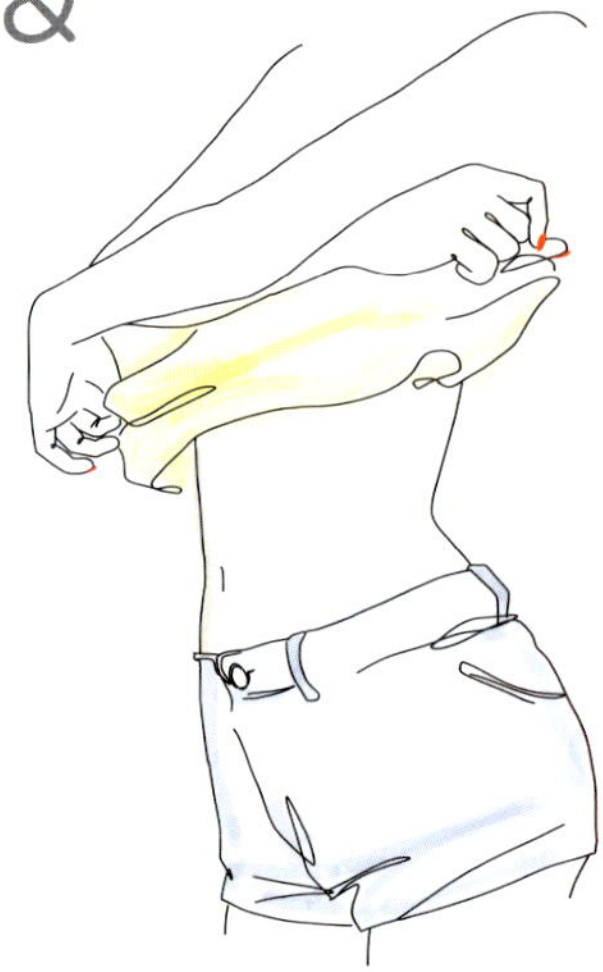

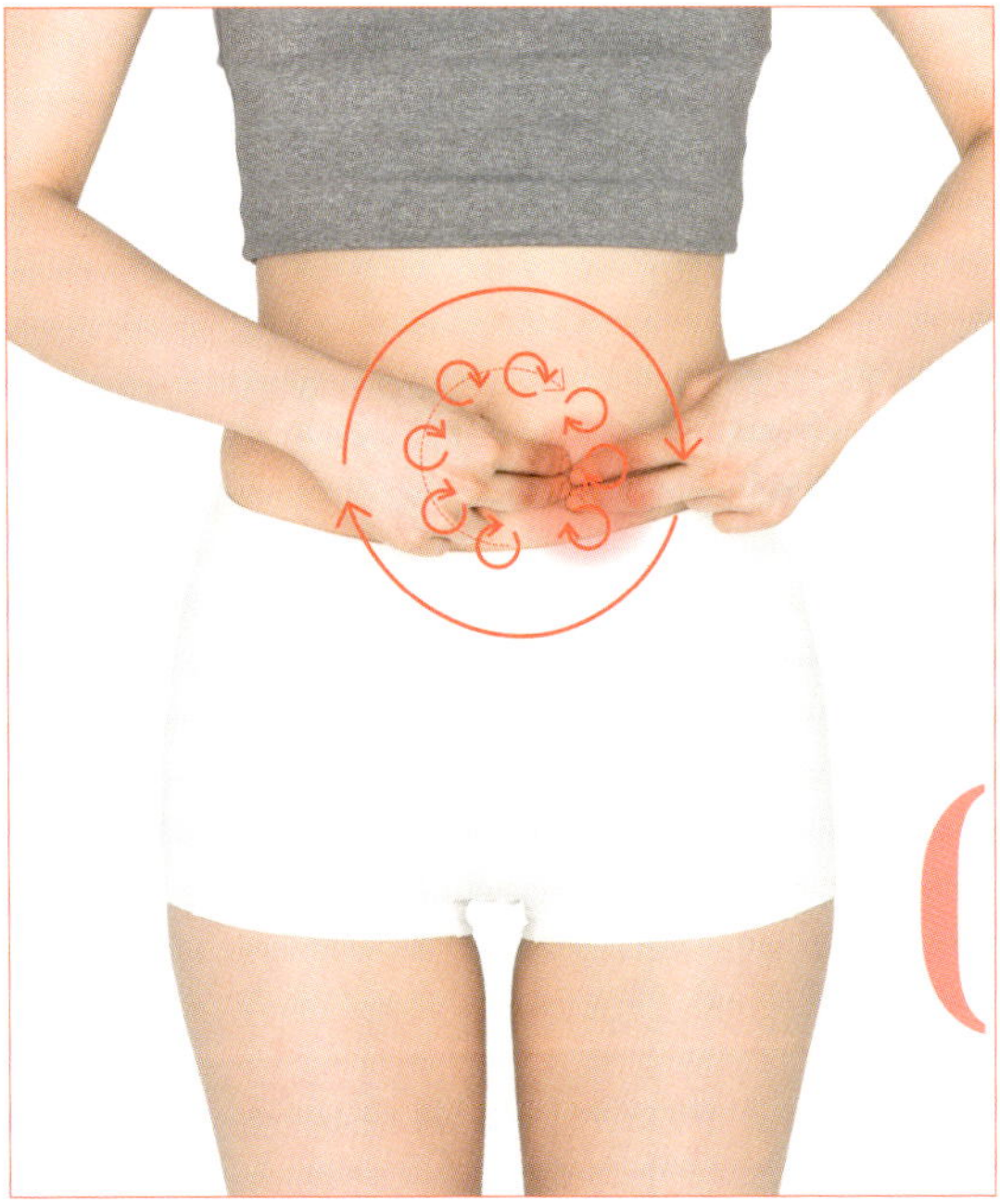

01

おへそまわりをもみほぐす

おへそから左右に指3本分のところにあるツボ・天枢《てんすう》を押す。次に2本指でおへそのまわりを時計まわりにクルクル動かす。さらにひとまわり外側も流すようにほぐす。

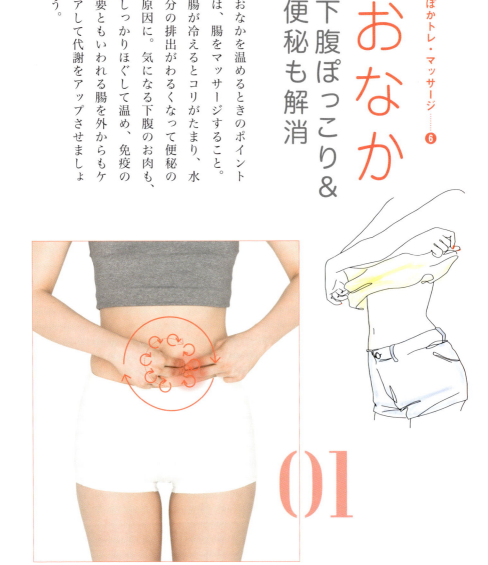

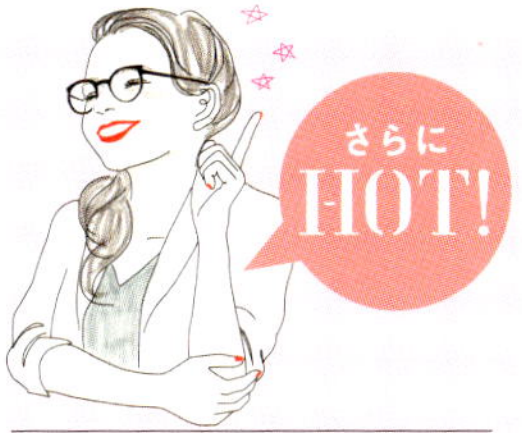

体幹を鍛えて
正しい姿勢をキープ

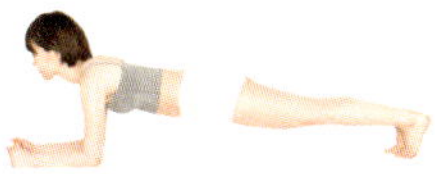

ひじをついてうつぶせになり、おなかに力を入れて体を持ち上げてキープ。体幹を鍛えると普段の姿勢がよくなり、ゆがみを防ぎます。

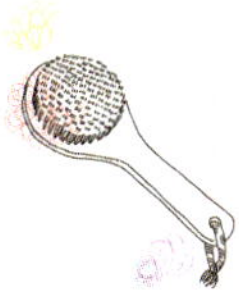

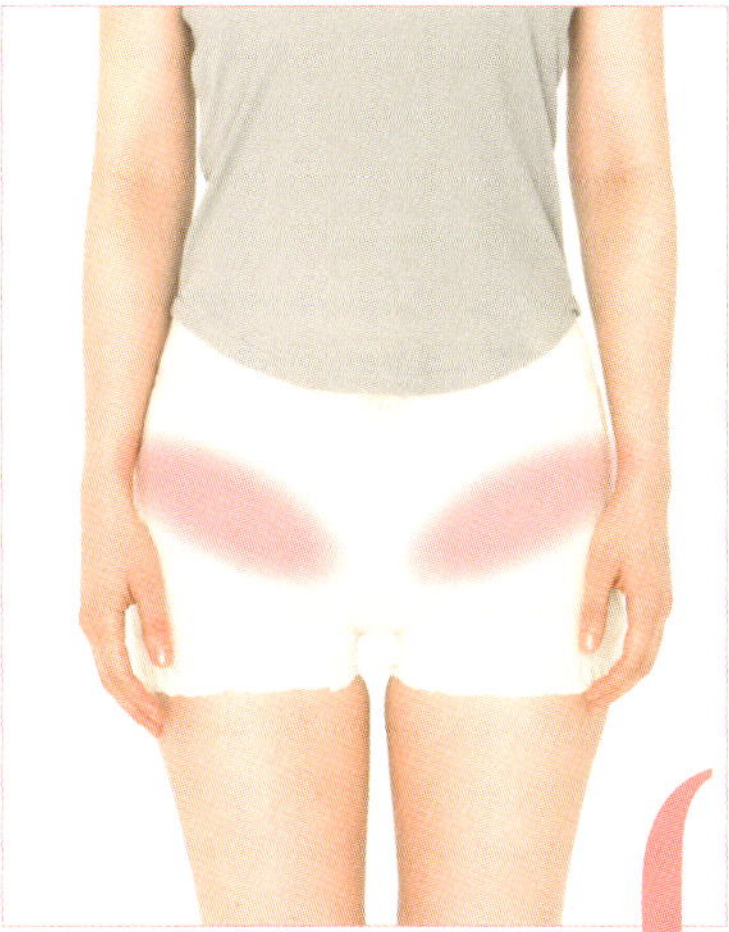

02

そけい部をほぐす

そけい部の両側を、グーでさすってほぐす。

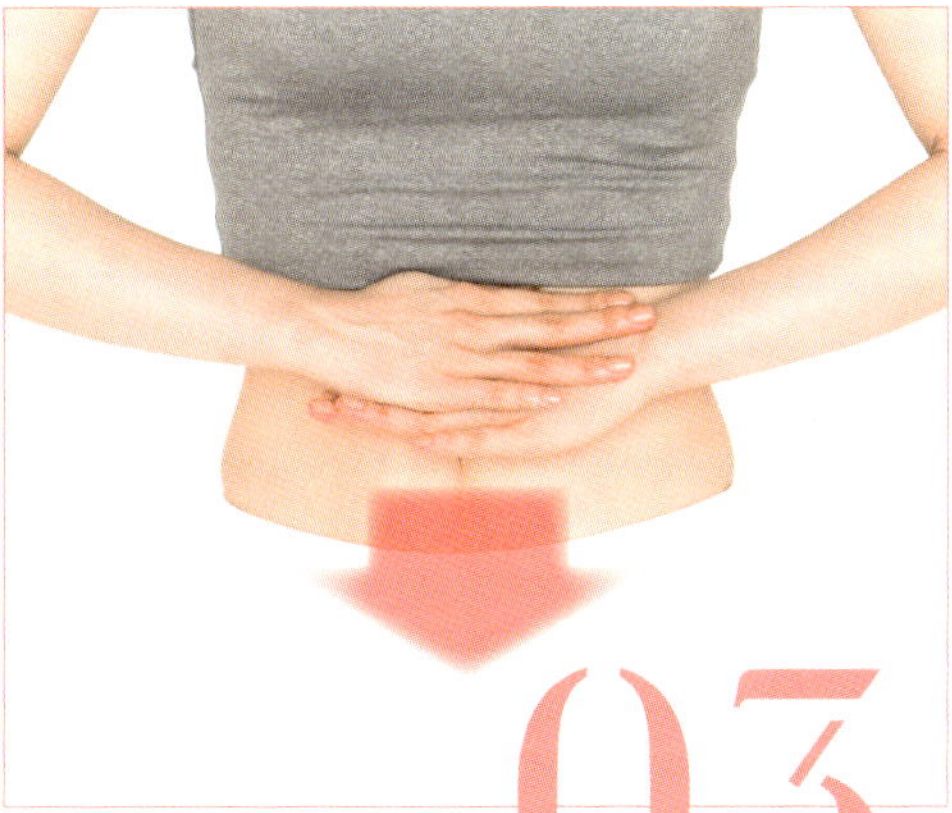

03

下に押し流す

おへその上から下へ、圧をかけながらぐーっとゆっくり流す。流れにくいときは、少し左右にゆらすようにしてみて。

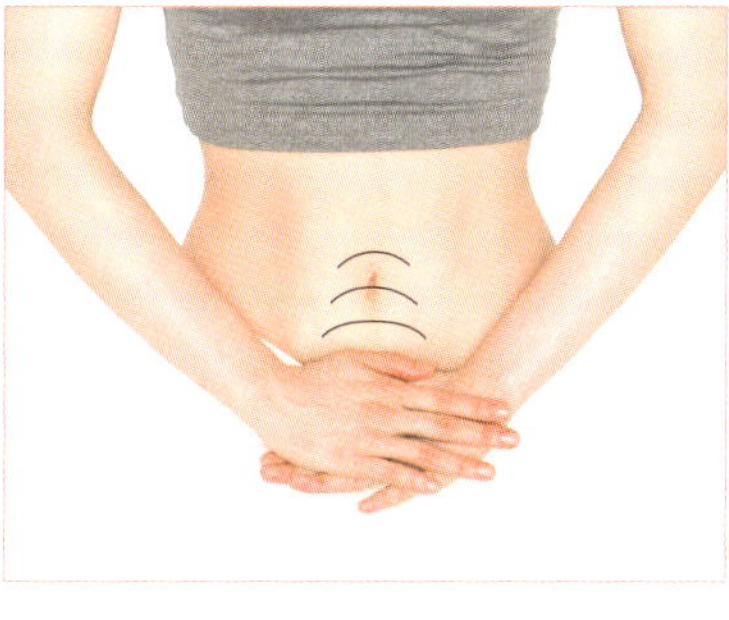

POKA POKA MASSAGE

ぽかトレ・マッサージ……7

二の腕
たるみをとって ほっそりと

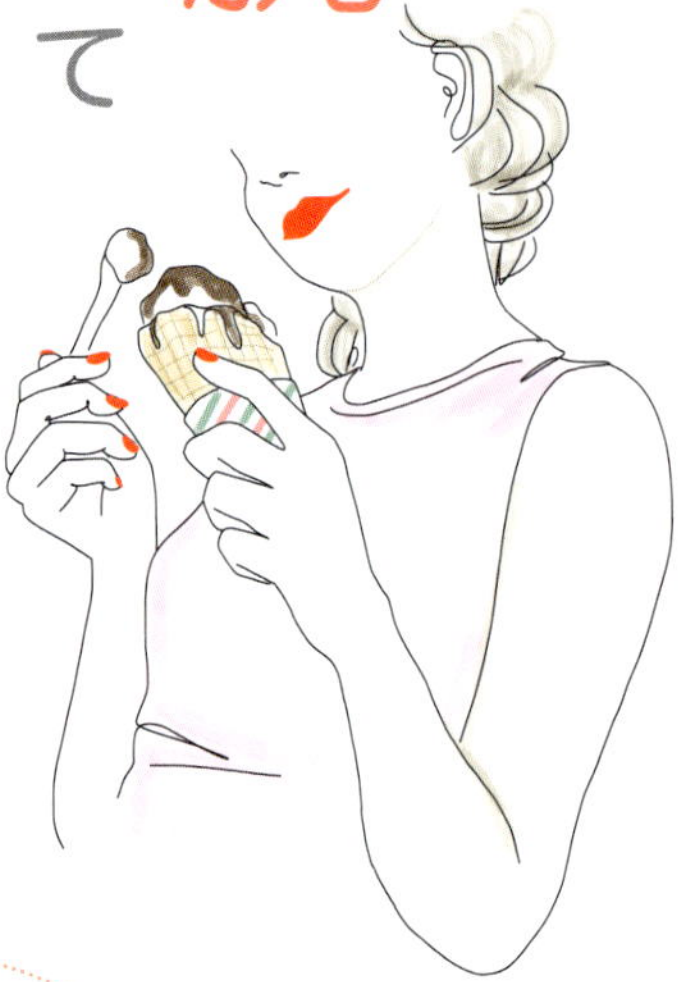

二の腕は、さわってみると冷たいという人も多い部位。熱の巡りがわるいと水分や脂肪がたまって、たるみの原因にもなりやすいです。でも二の腕がスッキリするだけでヤセて見えるきゃしゃな印象が手に入ります。姿勢も影響しやすいところなので、意識してみてください。

01

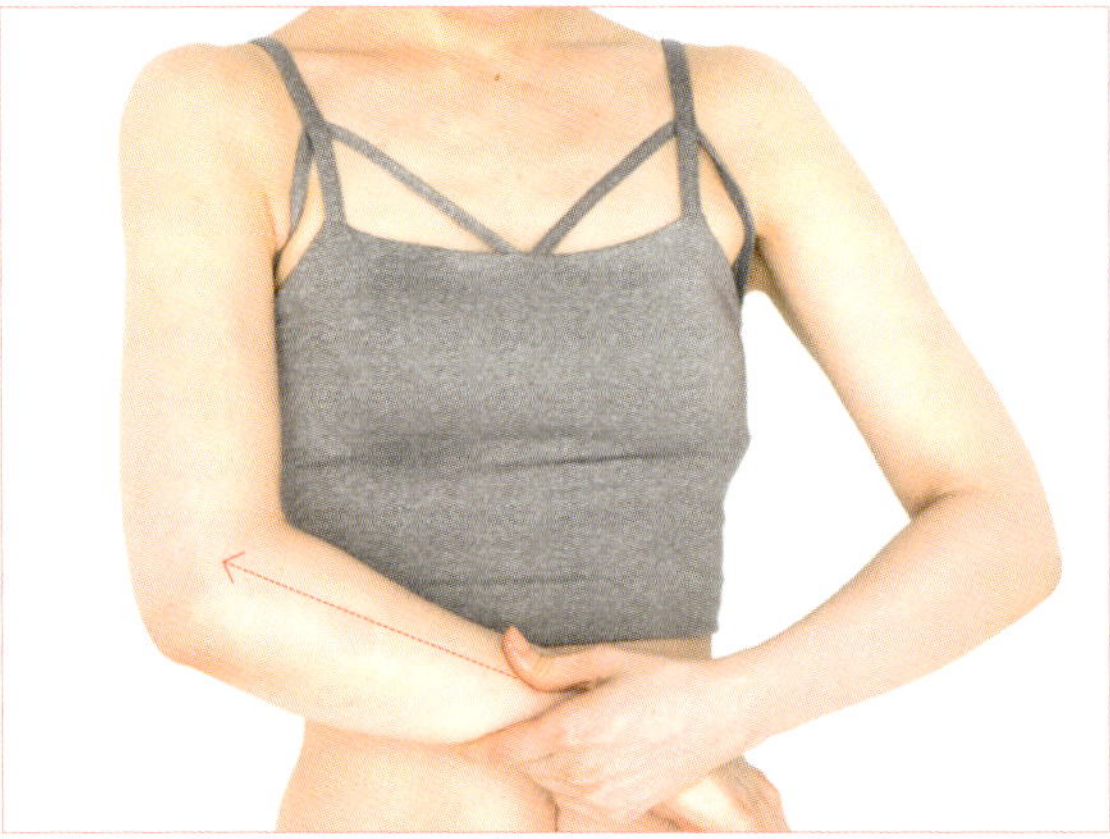

手首まわりをマッサージ

手首の外側にあるぽこっと出た骨の内側からひじに向かって、親指で押していく。ぐるぐると小さな円を描くように押していくのがポイント。肩まわりの筋肉の緊張をほぐすツボ「手《て》三《さん》里《り》」をプッシュ。「手三里」は、腕を曲げたときにできる横ジワから手に向かって指３本分のところ。

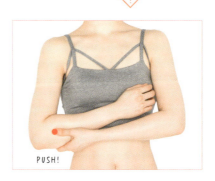

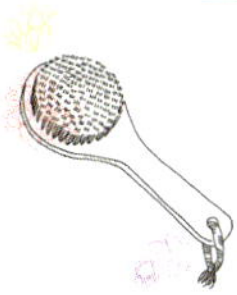

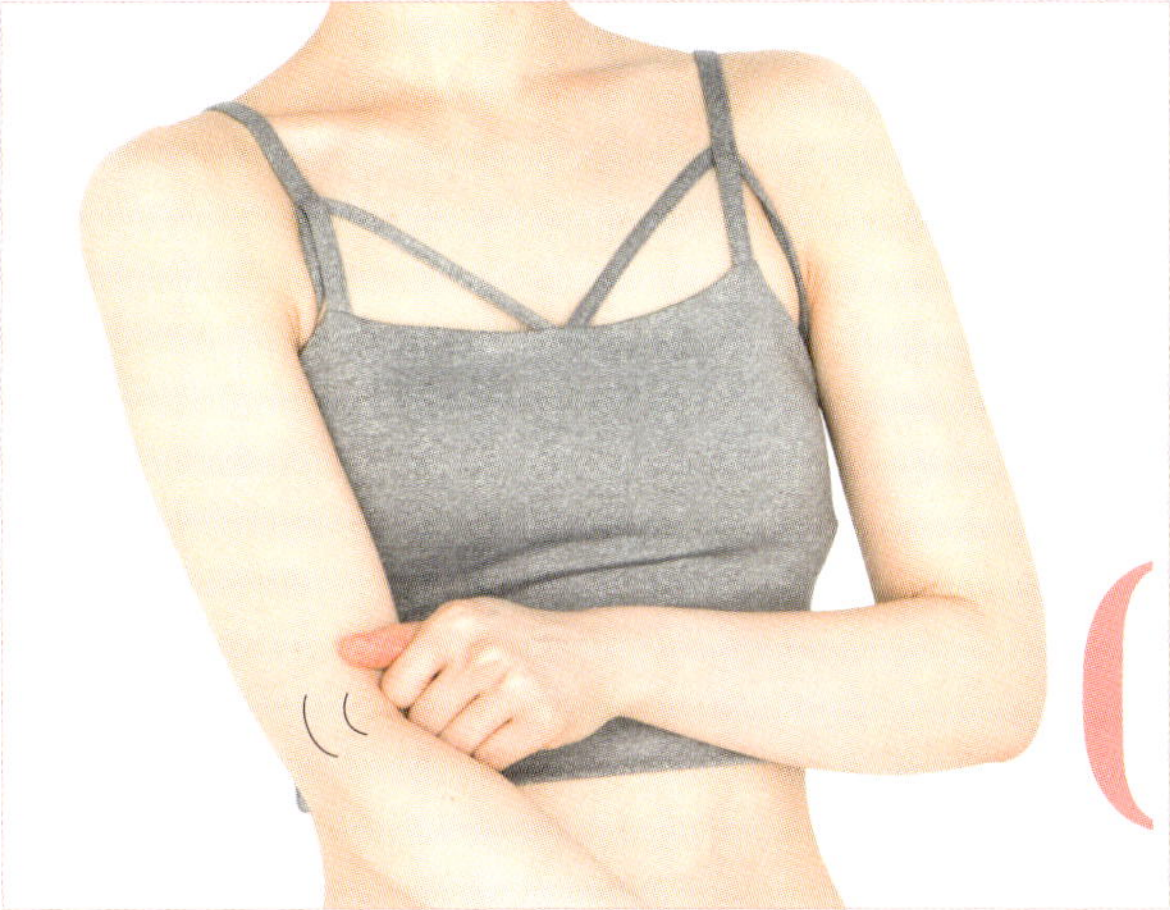

02

ひじの内側をほぐす

滞りの起きやすいひじの内側をグーでかき出すようにほぐす。

03

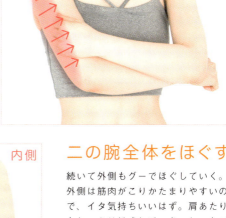

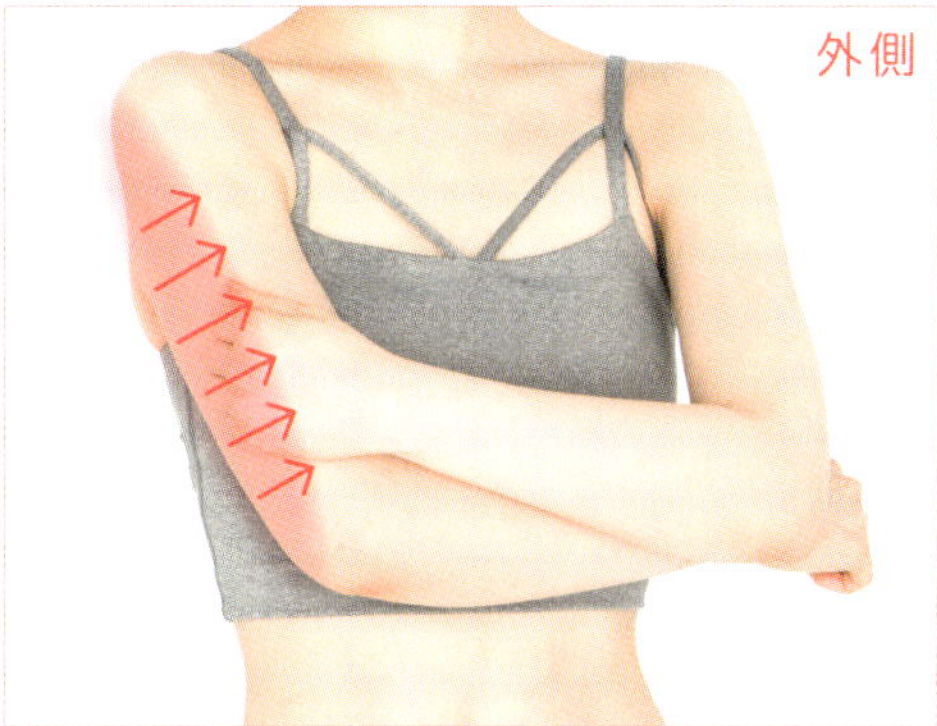

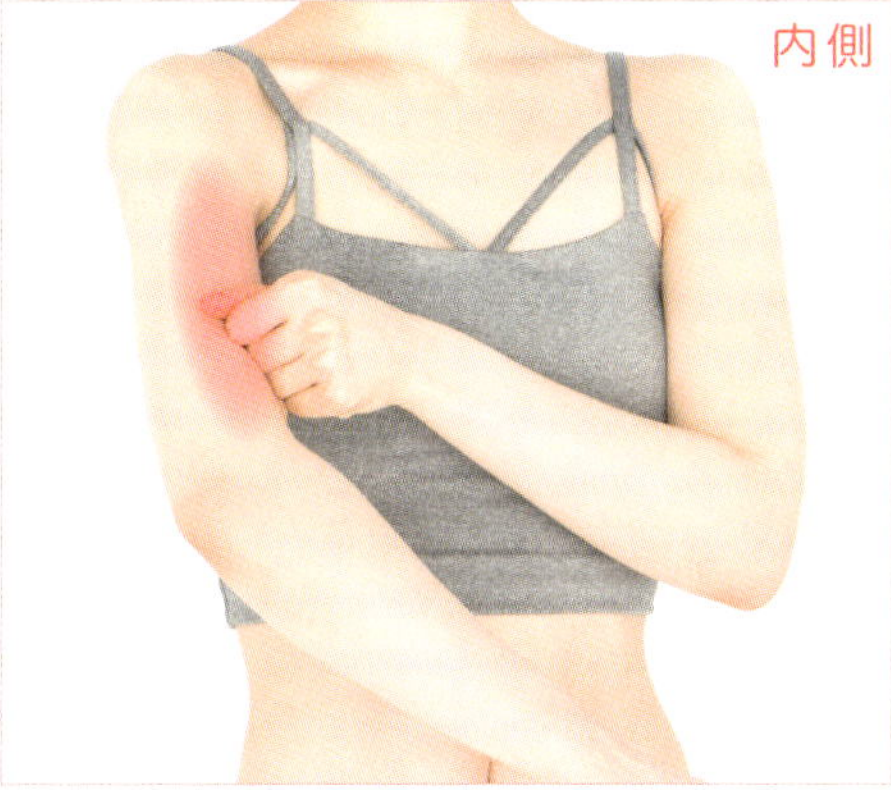

二の腕全体をほぐす

続いて外側もグーでほぐしていく。外側は筋肉がこりかたまりやすいので、イタ気持ちいいはず。肩あたりもしっかりほぐして、きゃしゃな二の腕作りを。

内側はやわらかく敏感なので、力を入れすぎないようにほぐして。

二の腕

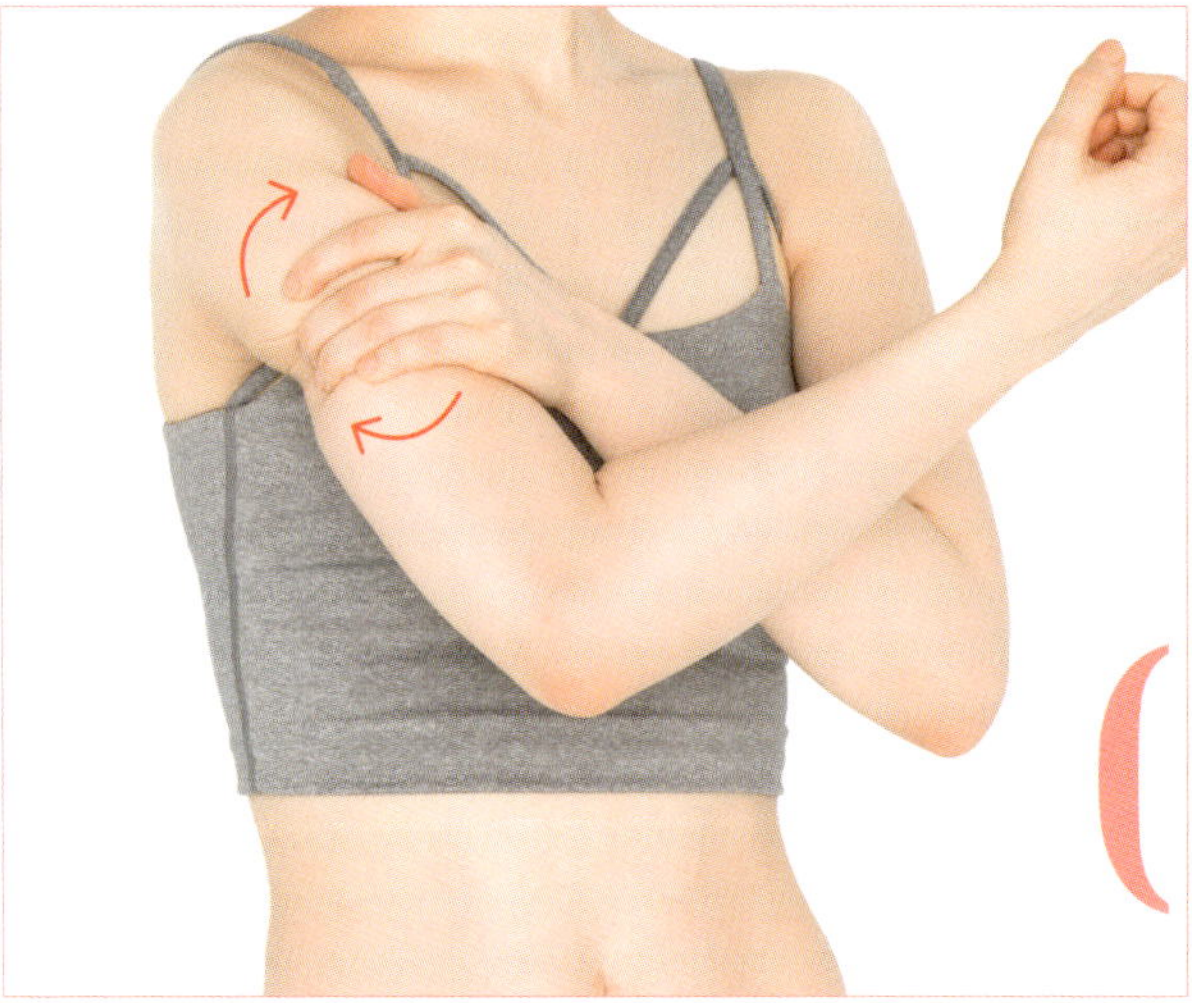

04

ねじる

外側から内側へ、外側から内側へお肉をねじるようにマッサージ。ひじから肩に向かって移動する。たまっているところは、いろんなもみ方（P24）をすると効果がアップ！

05

心臓よりも高く上げて

ひじからわきにかけてグーでなでてマッサージ。たるみやすい部位なので念入りに。このとき、ひじを心臓より高い位置に持ち上げる。

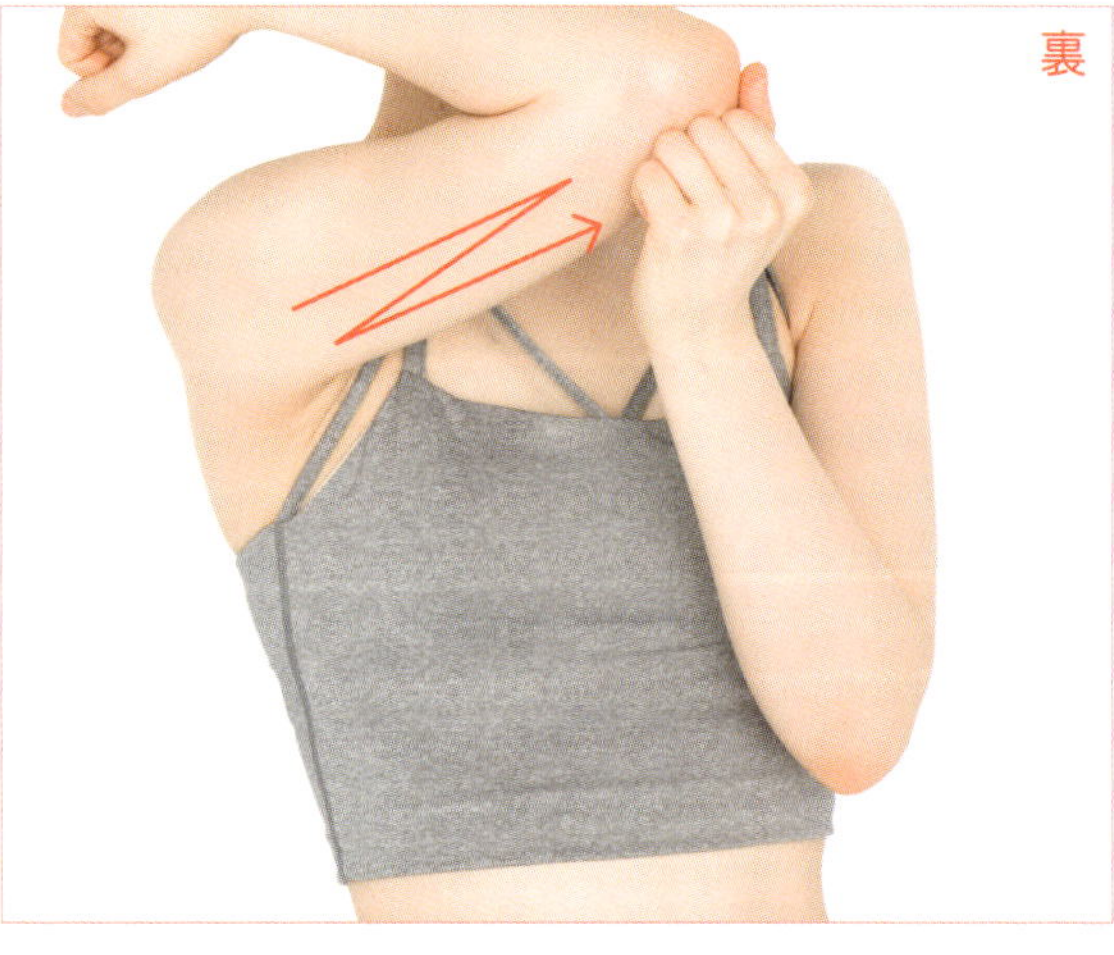

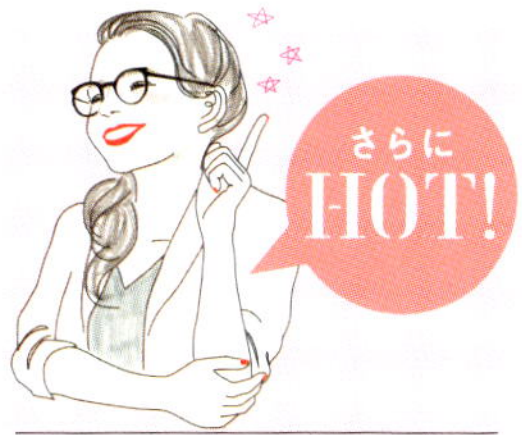
さらに
HOT!

体のうしろでノートをはさむ

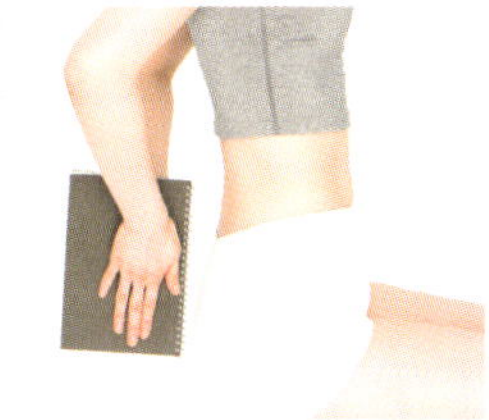

椅子に座り腰のうしろでノートなどを両手ではさんで10秒キープ。二の腕の筋肉を引き締め燃焼効果アップ。

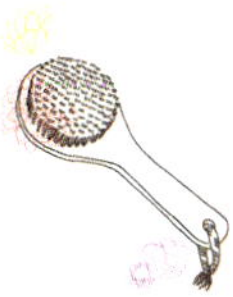

［ “ながらケア”もおすすめ ］

体温を確かめながらつかみもみ

二の腕って、冷えやすいんです。オススメなのは、温度を確認しながらつかみもみすること。服の上からのマッサージなら、仕事中やテレビを見ているときでもできるので、習慣にしてみてください。

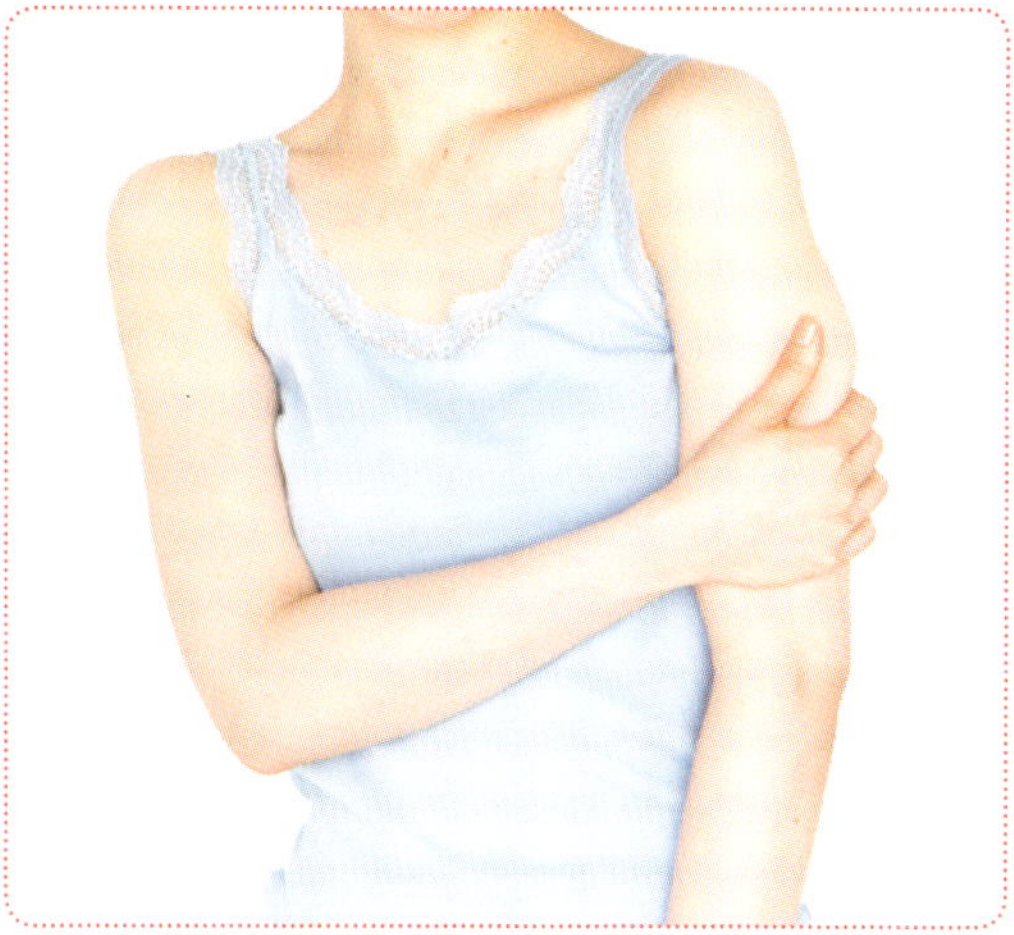

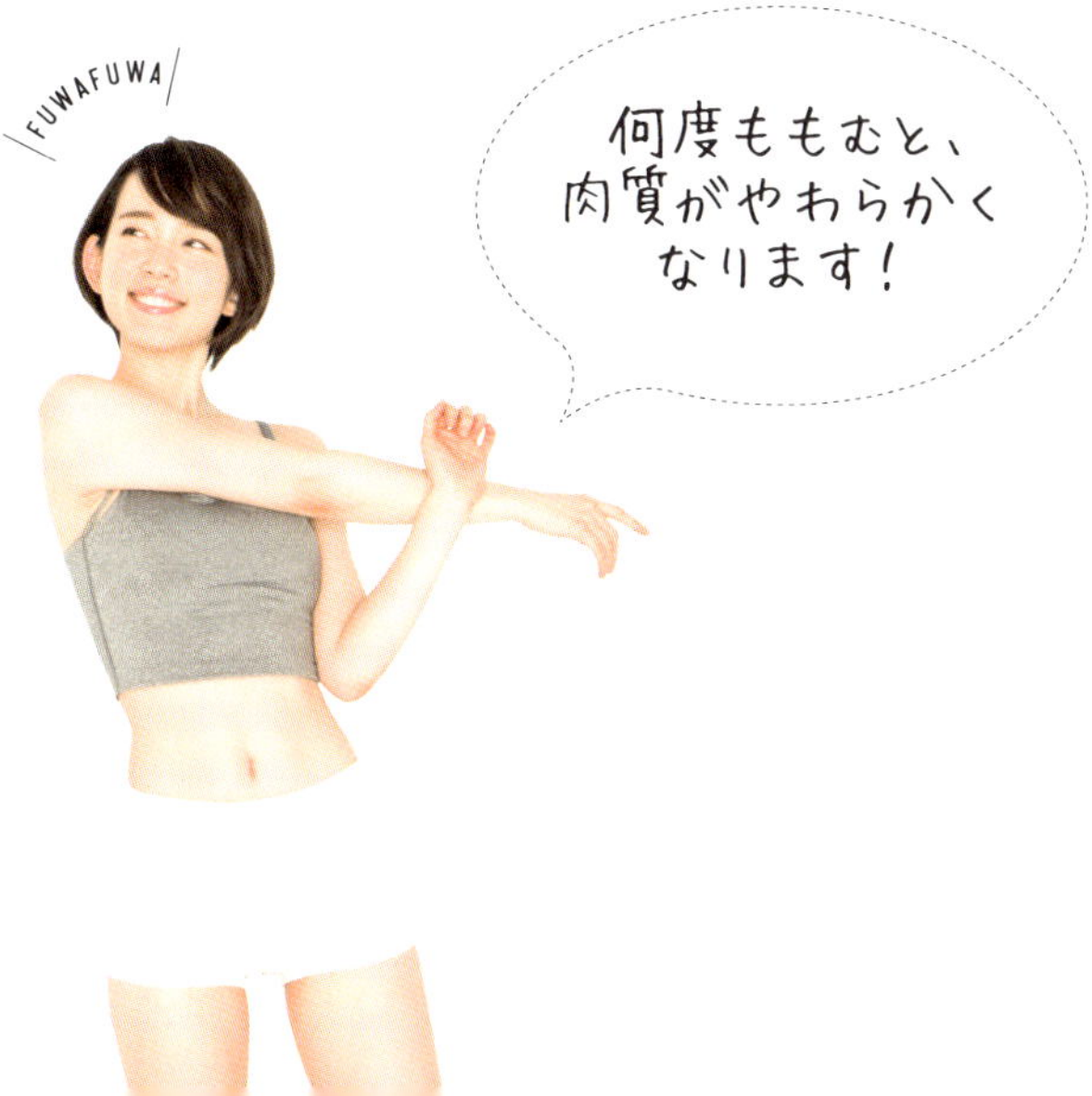
FUWAFUWA
何度ももむと、
肉質がやわらかく
なります！

POKA POKA MASSAGE

ぽかトレ・マッサージ……8

肩・背中・わき

きゃしゃな肩まわりを作る

肩、背中、首まわりのうち、どこかひとつがこっているだけで連鎖して、ほかの部位もこり、巡りがわるくなります。盲点なのが、わきの詰まり。二の腕とつながっているリンパなので、ここが詰まると全体がたまりやすくなります。わきの詰まりをしっかりケアしてあげて。

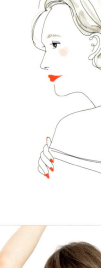

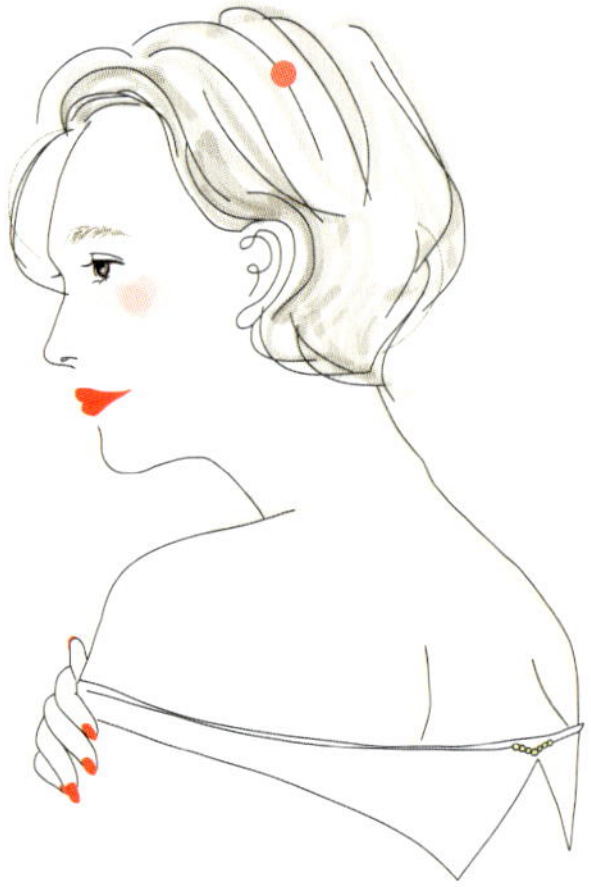

01

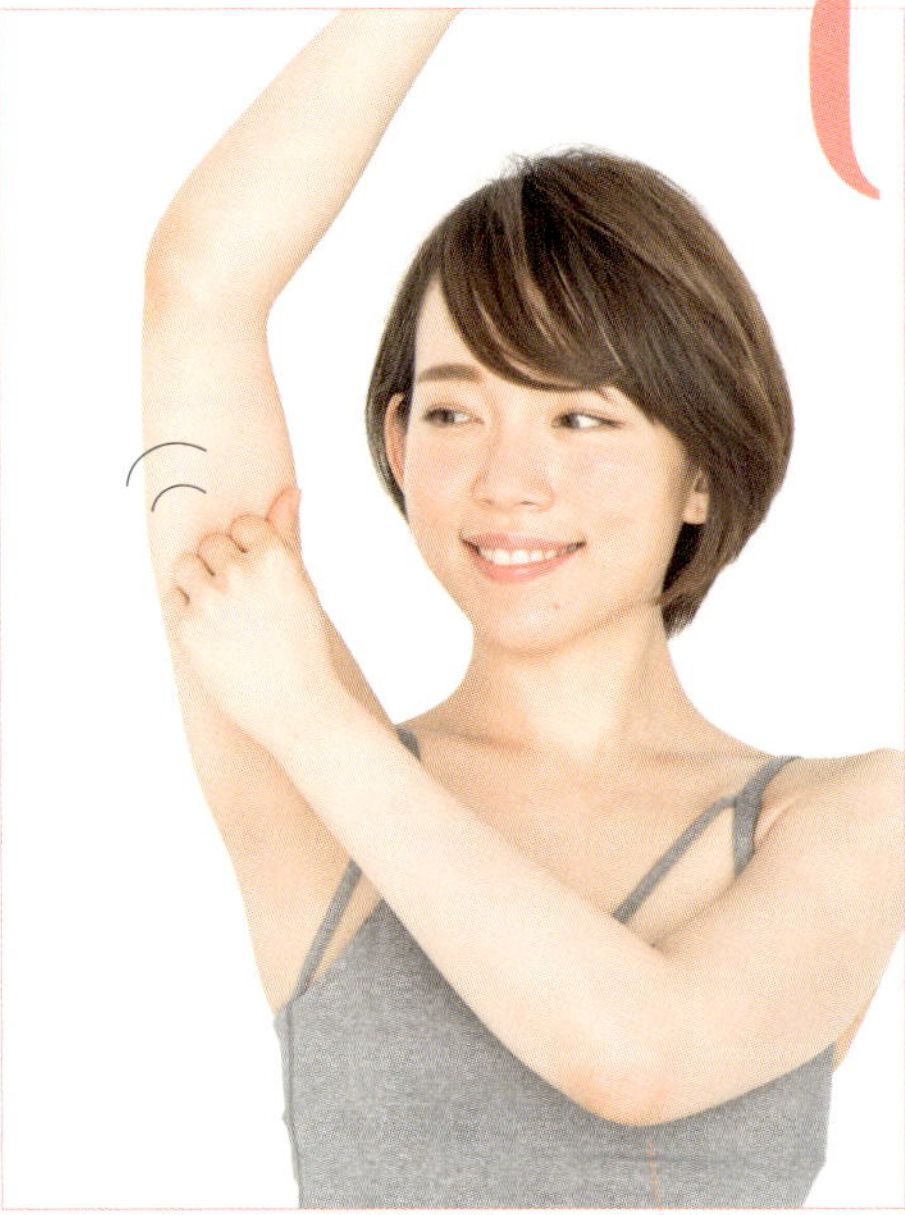

わきをほぐす

グーでかき出すようにしてほぐす。わきの中央部分だけでなく、上側から下側へと広めの範囲をしっかりほぐします。

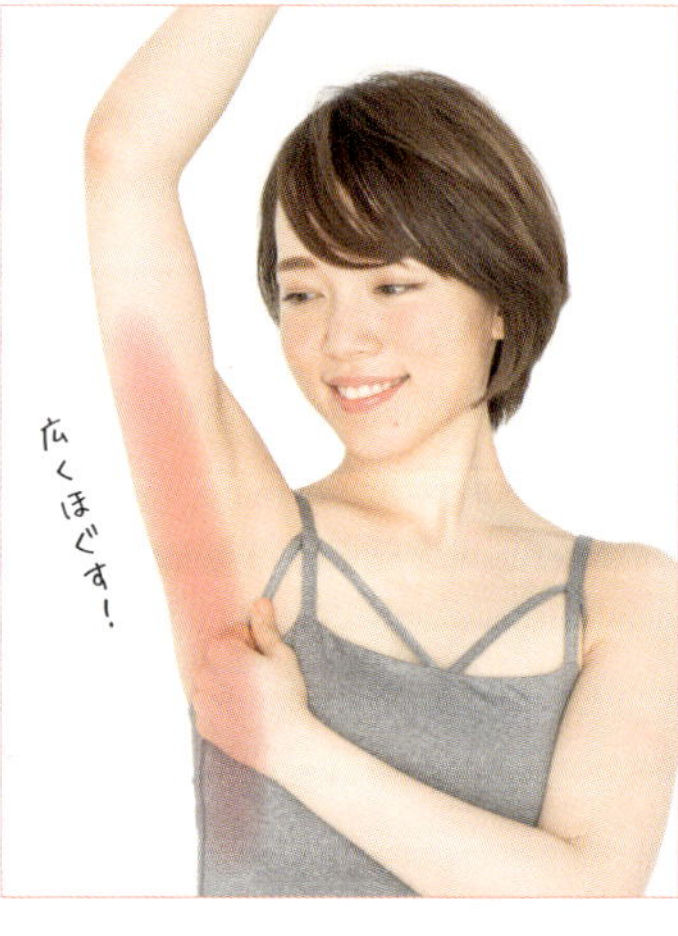

02

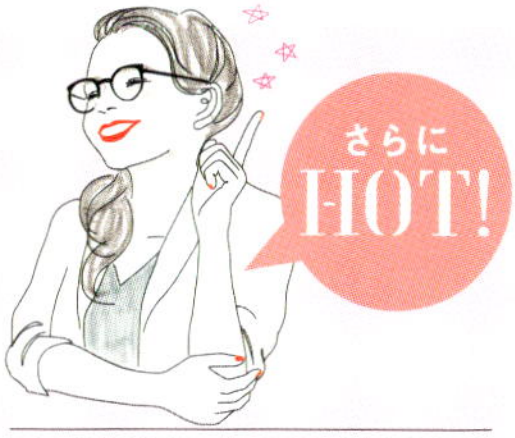

肩甲骨ストレッチ

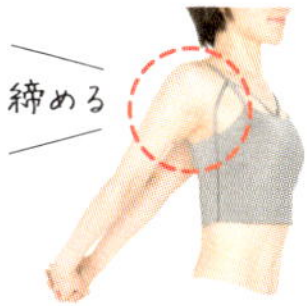

TRAINING 1 MASSAGE
TRAINING 2 POSITION
TRAINING 3 LIFESTYLE
TRAINING 4 FOOD

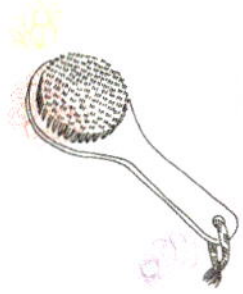

体のうしろで両手を組み、うしろに引っぱる。肩甲骨を外側にギュッと締めるイメージで。

↓

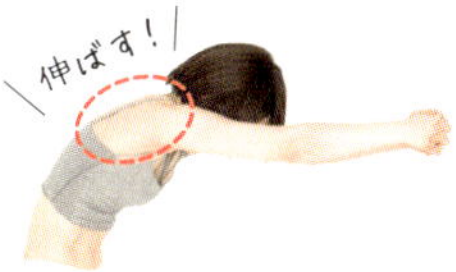

今度は体の前で両手を組み、肩を前に、おなかをうしろに引っぱる。肩甲骨を開いて伸ばすイメージで。

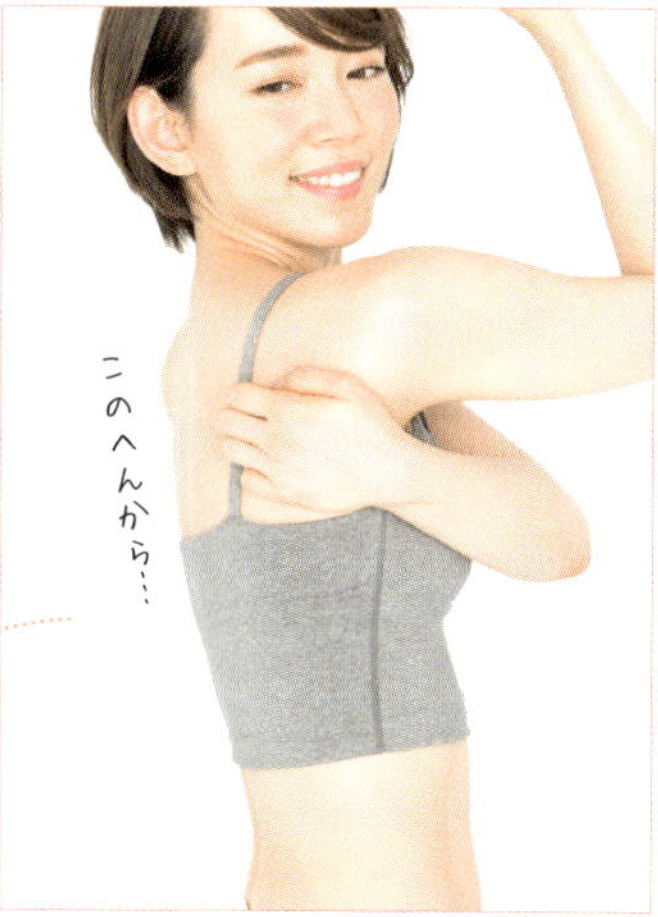

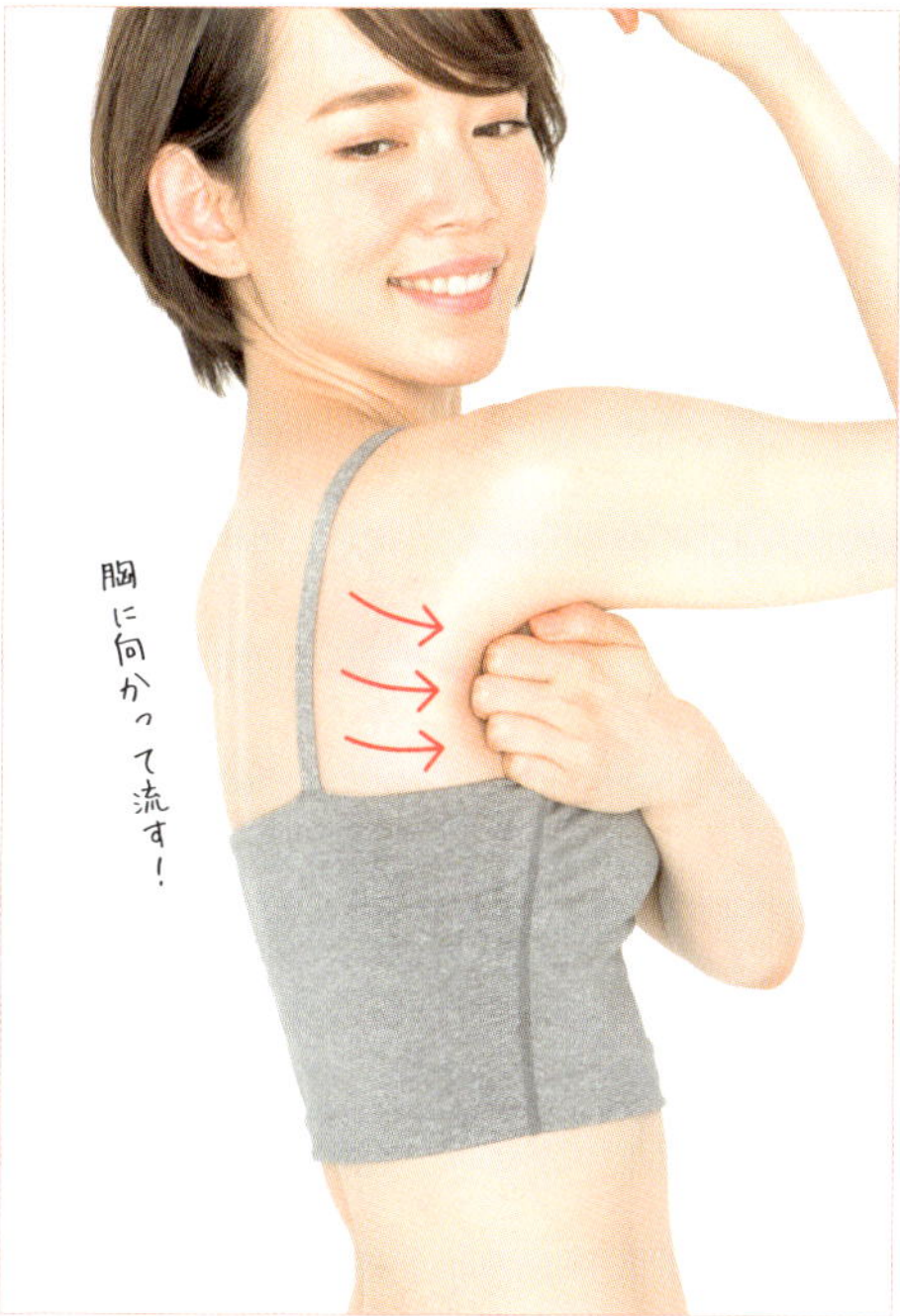

外側のお肉を胸へ

ねこの手で、わきの外側のお肉を胸に集めるように流す。胸のお肉が逃げてしまうときは、ナイトブラでしっかり固定すること。ブラジャーを着けるとき、マッサージのクセをつければバストアップも目指せますよ。

POKA POKA MASSAGE

肩・背中・わき

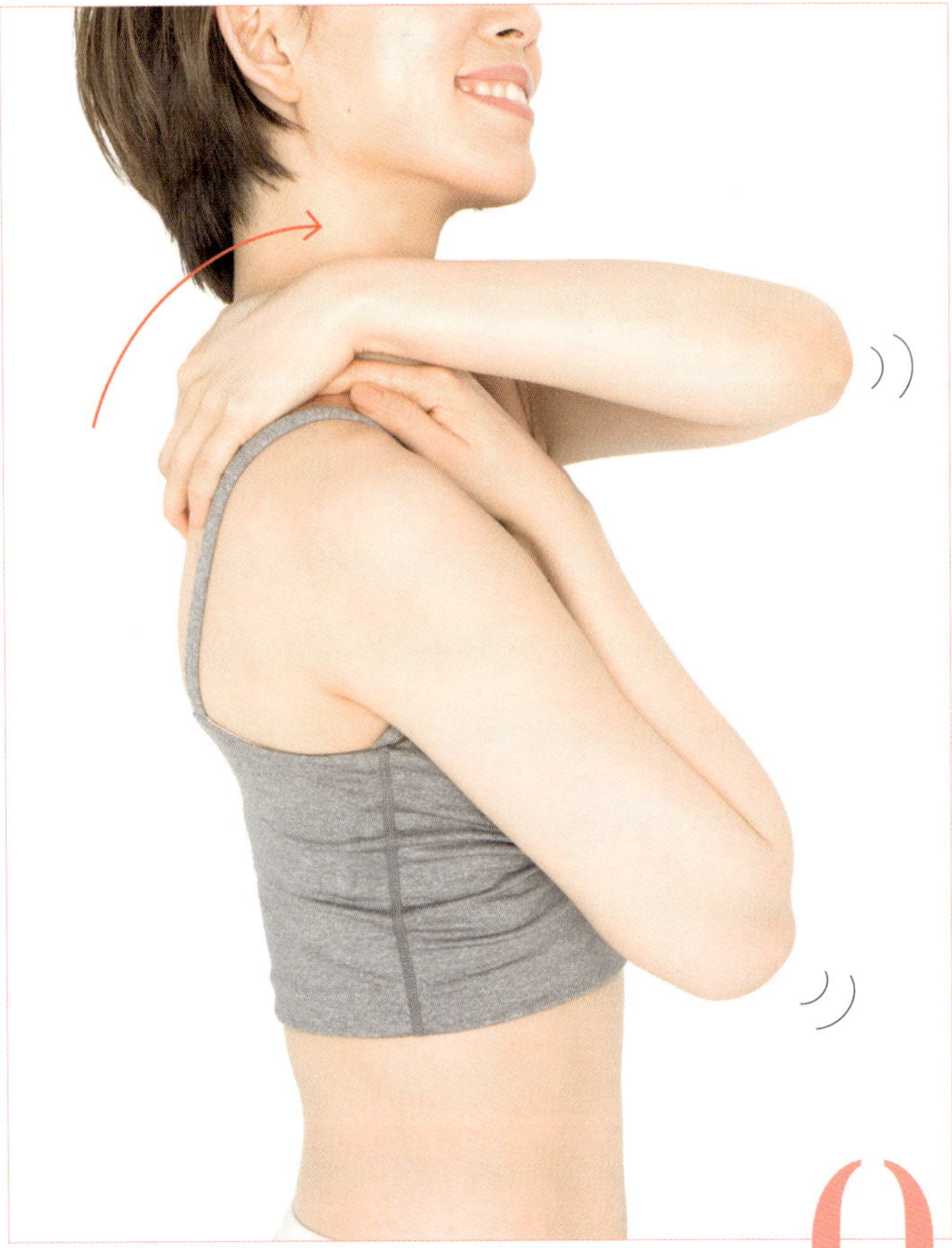

03

肩のハリをゆるめる

ねこの手で、背中から肩にかけてマッサージ。ここはハリやすいライン。両手で交互にひじから前に引っぱるように流し、筋肉のハリもゆるめて。首の根元は年齢とともに盛り上がりやすいので、ハリやすい方はまめにケアを。

郵便はがき

料金受取人払郵便

銀座局
承認

2070

差出有効期間
平成30年10月
28日まで
※切手を貼らずに
お出しください

1 0 4 - 8 7 9 0

6 2 7

東京都中央区銀座3-13-10
マガジンハウス
書籍編集部
愛読者係 行

ご住所	〒		
フリガナ		性別	男 ・ 女
お名前		年齢	歳

ご職業	1. 会社員(職種) 2. 自営業(職種) 3. 公務員(職種) 4. 学生(中 高 高専 大学 専門) 5. 主婦 6. その他( )

電話		Eメール アドレス	

この度はご購読ありがとうございます。今後の出版物の参考とさせていただきますので、裏面のアンケートにお答えください。**抽選で毎月10名様に図書カード(1000円分)をお送りします。**当選の発表は発送をもって代えさせていただきます。

ご記入いただいたご住所、お名前、Eメールアドレスなどは書籍企画の参考、企画用アンケートの依頼、および商品情報の案内の目的にのみ使用するものとします。また、本書へのご感想に関しては、広告などに文面を掲載させていただく場合がございます。

❶お買い求めいただいた本のタイトル。

❷本書をお読みになった感想、よかったところを教えてください。

❸本書をお買い求めいただいた理由は何ですか？

●書店で見つけて　●知り合いから聞いて　●インターネットで見て
●新聞、雑誌広告を見て（新聞、雑誌名＝　　　　　　　　　　　　）
●その他（　　　　　　　　　　　　　　　　　　　　　　　　　　）

❹こんな本があったら絶対買うという本はどんなものでしょう？

❹最近読んでよかった本のタイトルを教えてください。

ご協力ありがとうございました。

CHECK!

ひじを閉じて上に上がりますか?

肩甲骨の可動域をチェックしてみましょう。

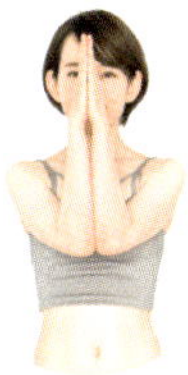

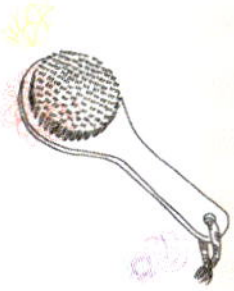

体の前で、手のひらとひじを合わせる。

↓

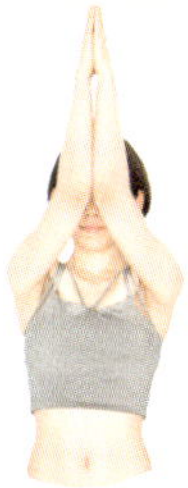

その状態で上に上げていく。ひじがあごの位置より上にいかない場合は肩甲骨がかたくなっているサイン。ストレッチをしてやわらかくしてあげてください。

鎖骨のくぼみをプッシュ

最後に、鎖骨の上側のくぼみをプッシュし、滞りをほぐして全身に巡らせる。

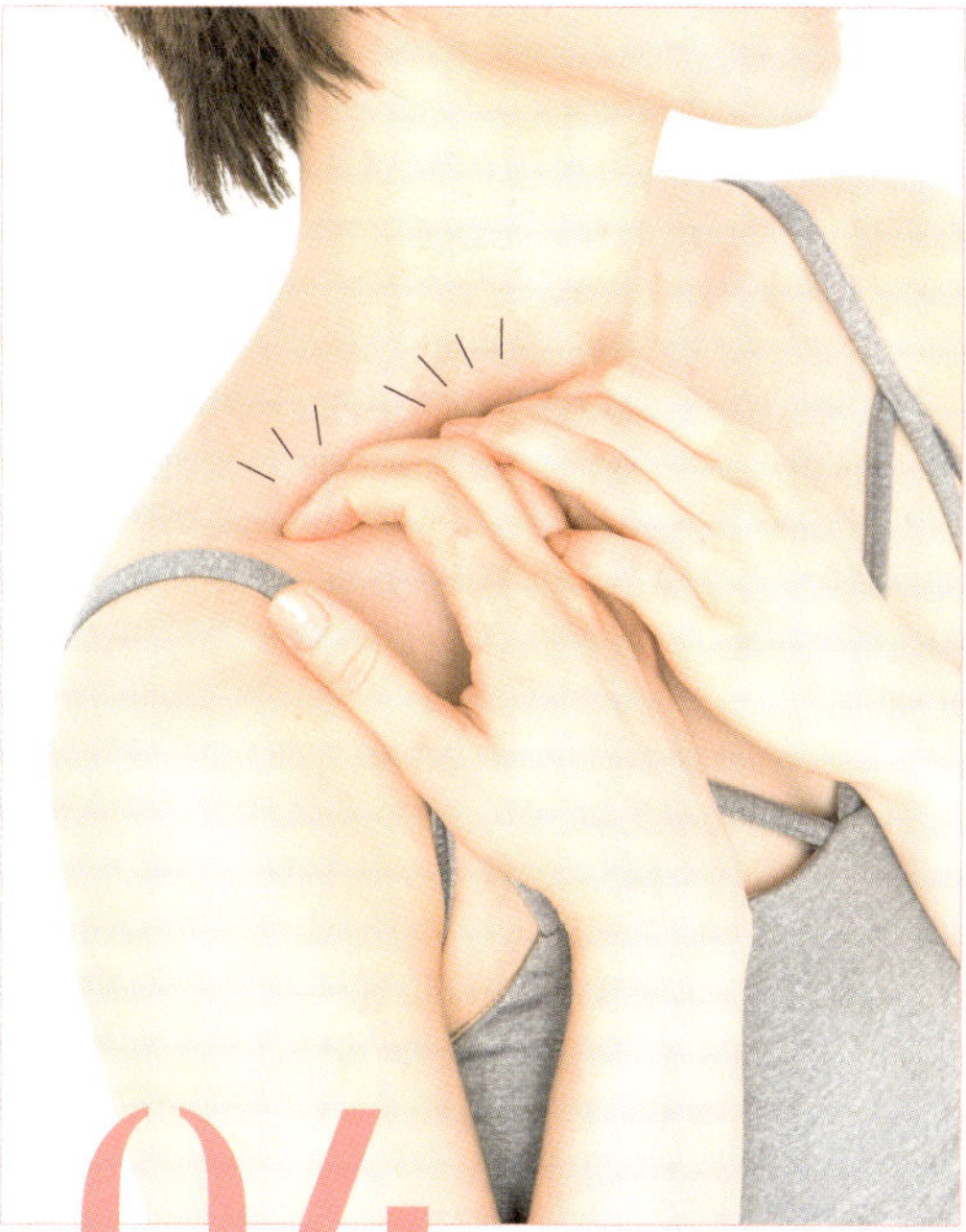

04

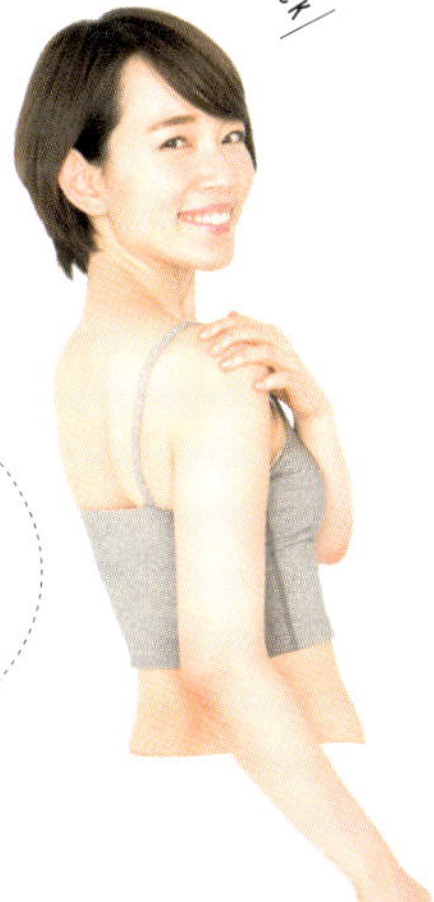

自分では見えないけど、背中がきれいになるだけで、うんと若々しく見えます。

デコルテ
顔まわりがすっきりした印象に

デコルテにスッと横に引いたように鎖骨が見えると、顔まわりがすっきりとした印象に。デコルテは血流が滞りやすいので、しっかり流して、見せたくなるデコルテを手に入れてください。

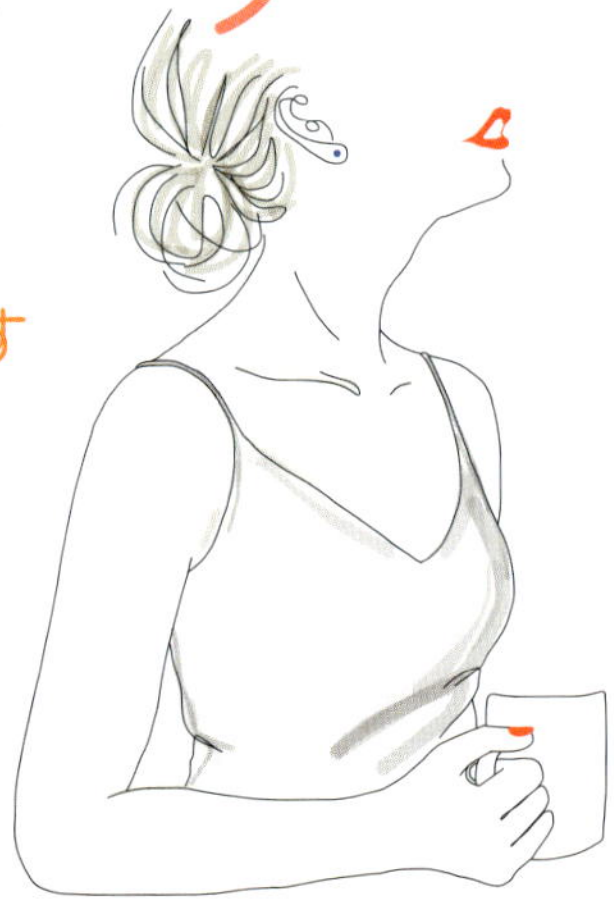

01

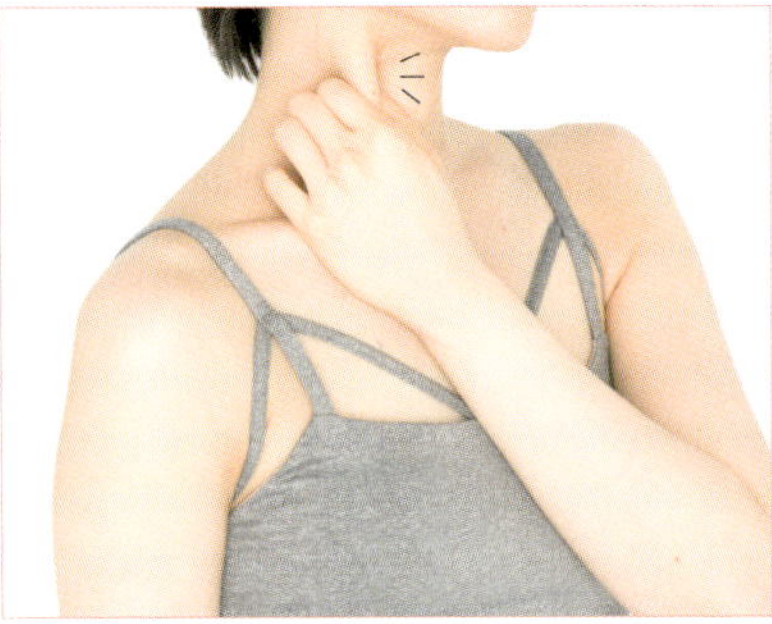

首筋をほぐす

横を向くと出る首前の筋をやさしくはさみ、ゆっくりつまみほぐす。上から下へと移動させて。

横側の首筋もほぐす

右手でうしろ側の首筋も同様にほぐす。首から肩にかけて盛り上がっている部分もつまんで。反対側も同様にほぐす。

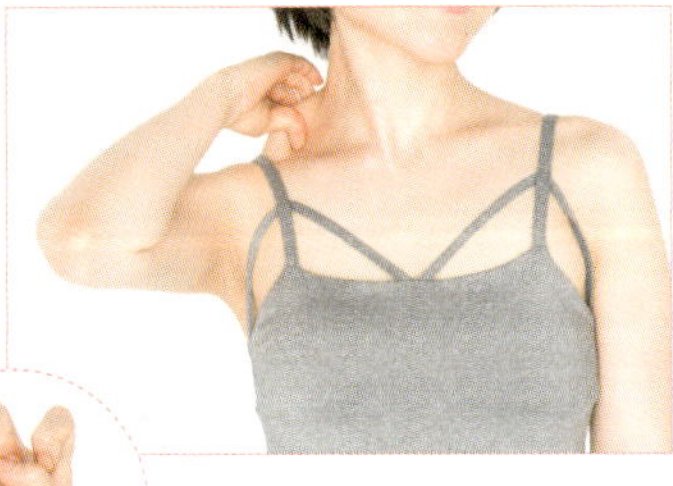

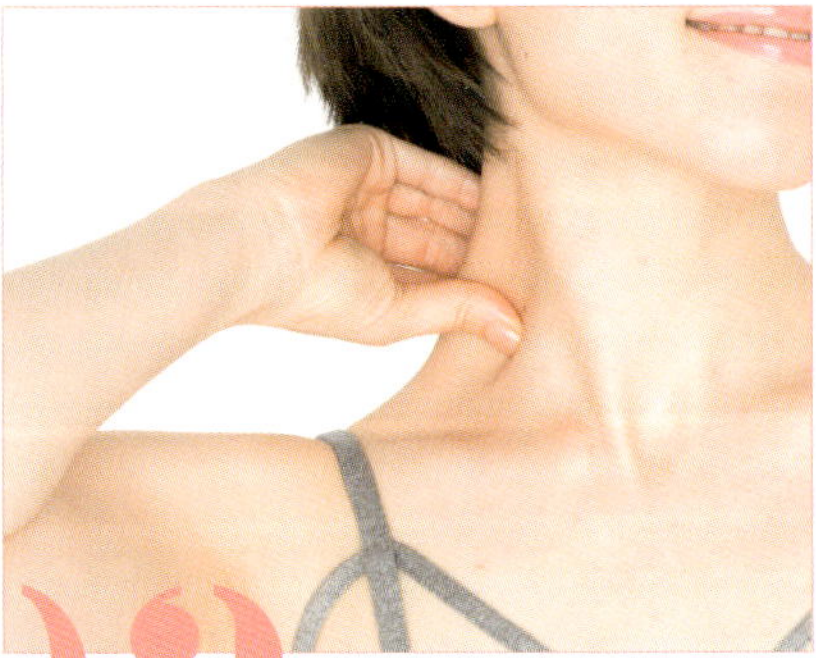

02

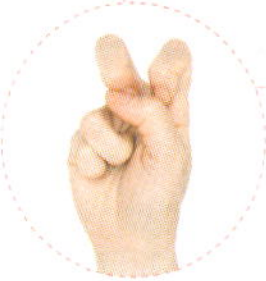

カギの手ではさんで流しても効果的！

CHECK!

猫背は冷えのもと

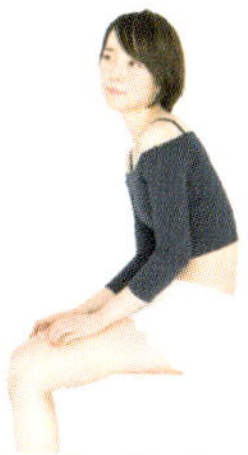

猫背や内巻き肩は肩まわりの血流がわるくなってデコルテまわりが詰まり、冷えの原因にも。猫背になっていないかこまめにチェックして矯正を。デスクワークのPCやスマホを見るときは、背筋を伸ばすことをちょっとずつ心がけてみてください。

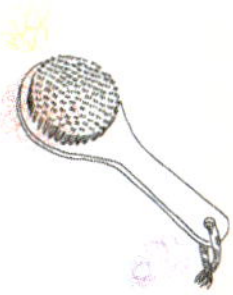

03

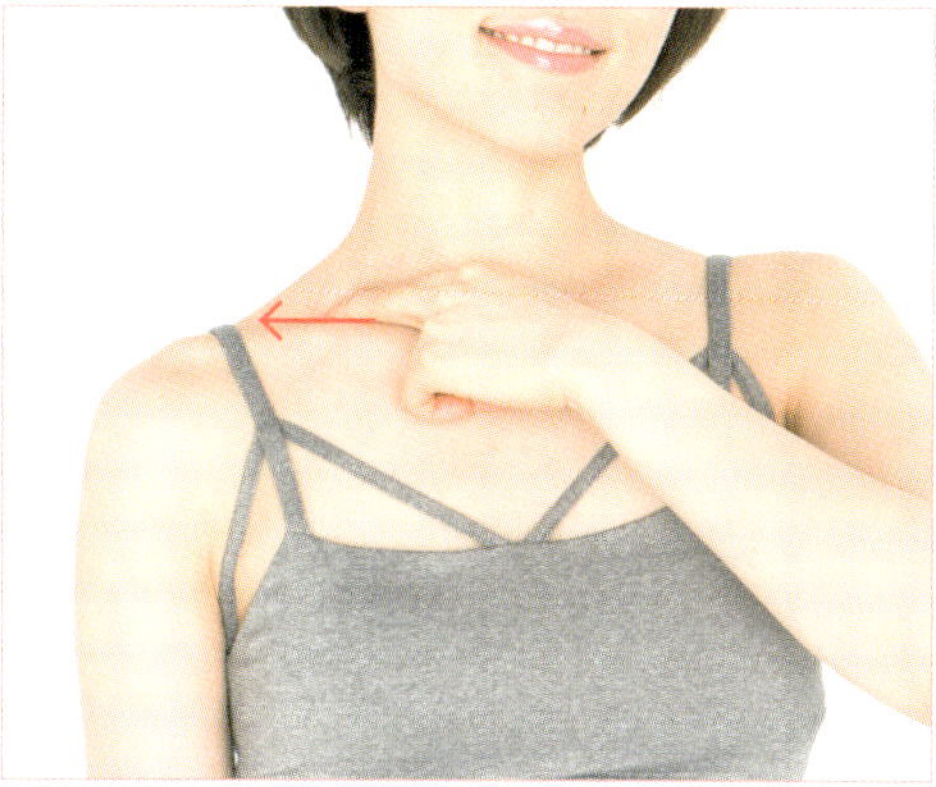

鎖骨のくぼみを押しながら外に流す

鎖骨の上側にあるくぼみの詰まりを流して血流を促進。イタ気持ちいい程度に。

04

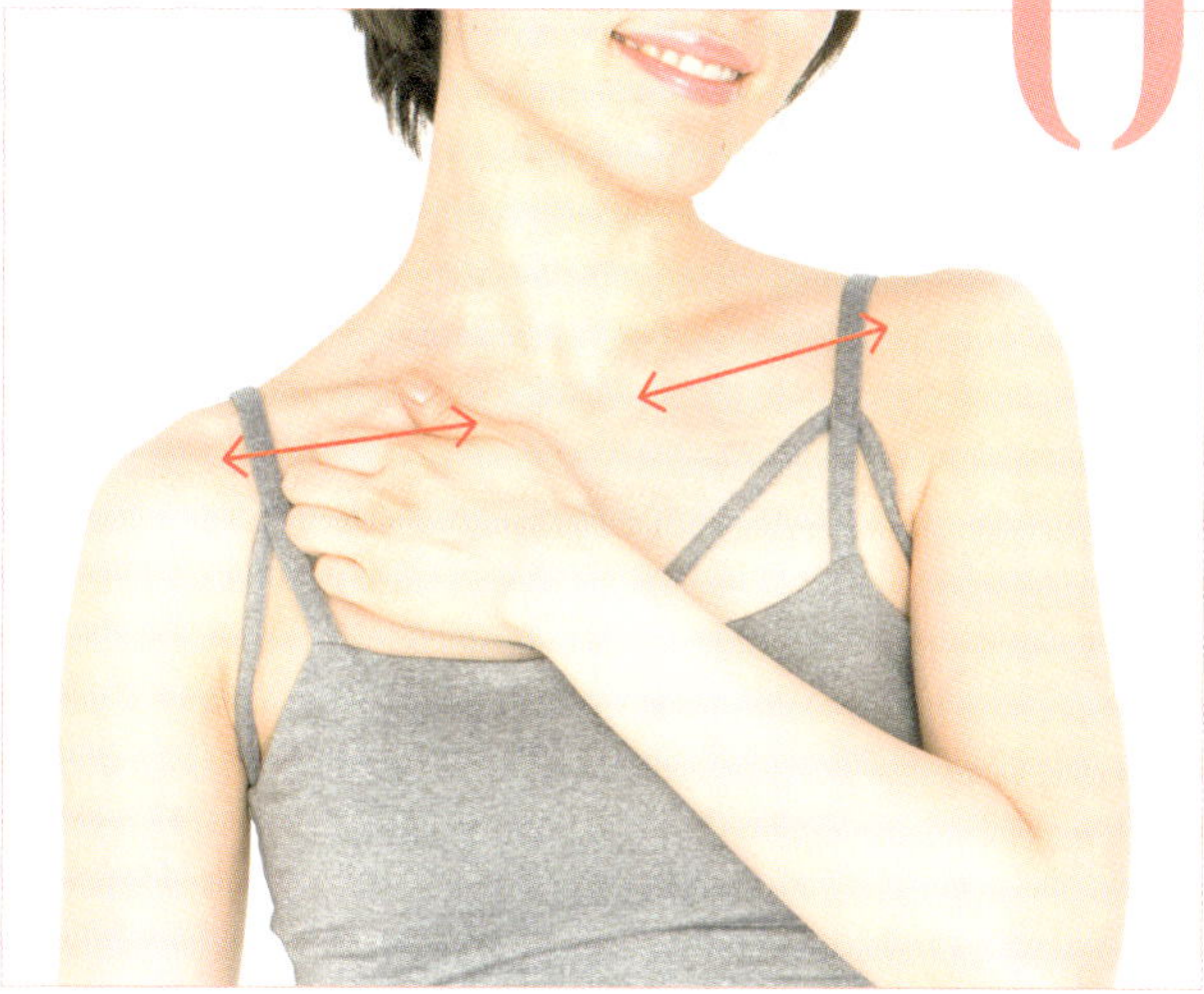

デコルテをほぐす

ネコの手の指の背を使って、デコルテの外側と内側を往復しながらほぐす。外側のほうがこりかたまりやすいので、際までしっかりと。

ぽかトレ・マッサージ……10

顔
温まると表情も明るくなる

顔は常に外気に触れ、冷えやすい場所。細かい筋肉も多いです。毎日スッキリしたベストコンディションの顔に整えるためにも、たまりやすい目のまわりや輪郭のケアを行ってあげてください。目やほおのまわりは、骨に沿わせてほぐすのがコツ。

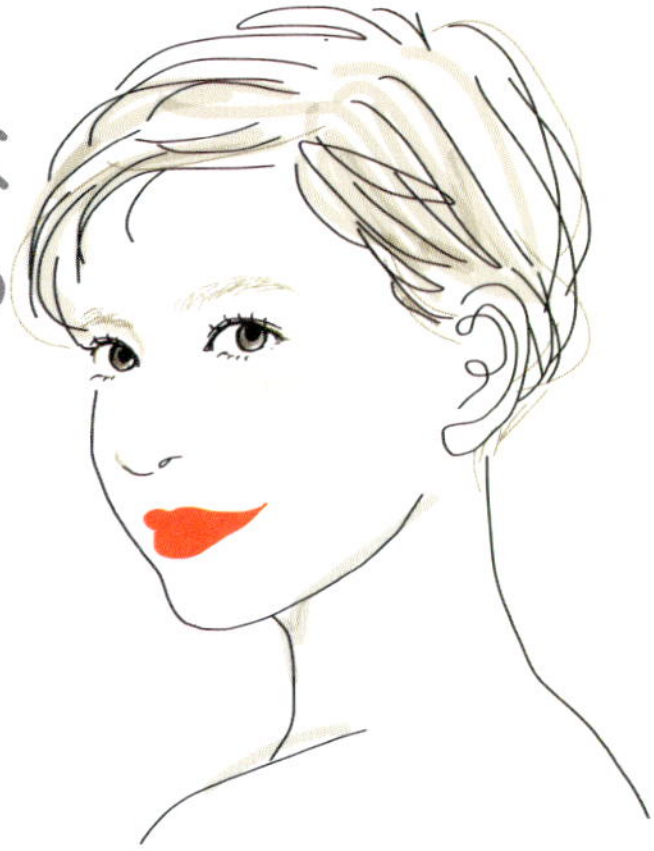

01

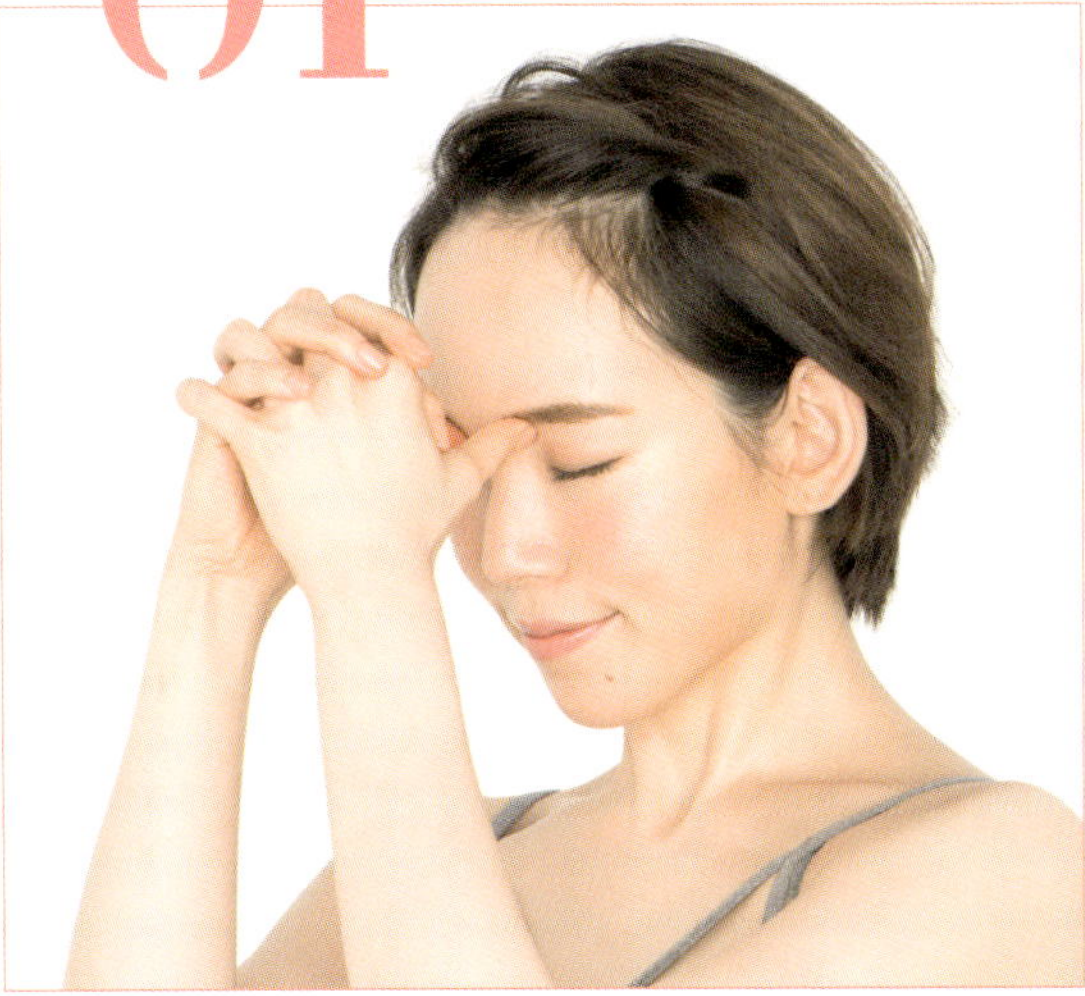

こめかみを押す

両手を組み、親指だけ伸ばしてこめかみを押さえ、ぐーっと押す。机にひじをついて、頭の重さを使って押すとラクにできますよ。

たまりやすい場所

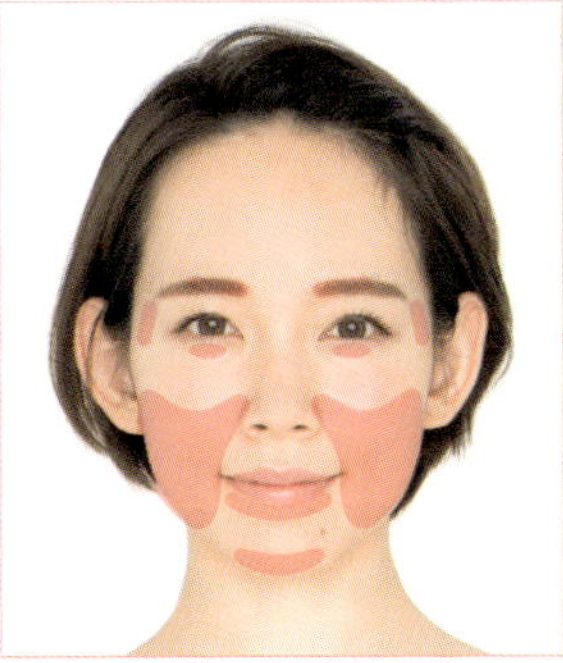

気になったときにマッサージ

お肉がつきやすかったり、滞りやすいポイントは、鏡を見るたびにほぐしてみて。

TRAINING 1 MASSAGE
TRAINING 2 POSITION
TRAINING 3 LIFESTYLE
TRAINING 4 FOOD

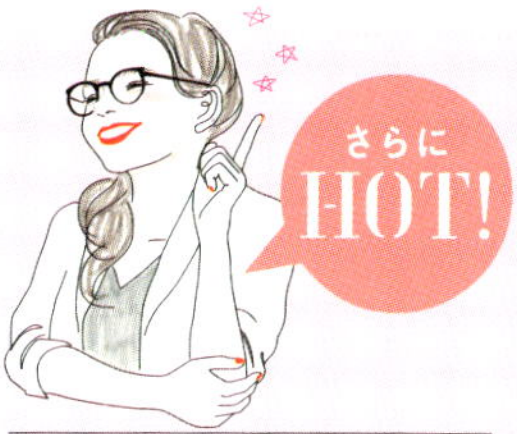

引っぱるだけ！耳ストレッチ

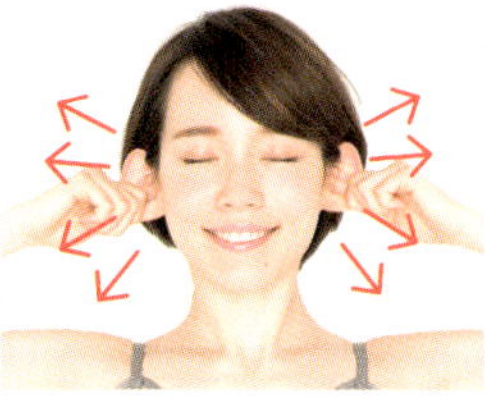

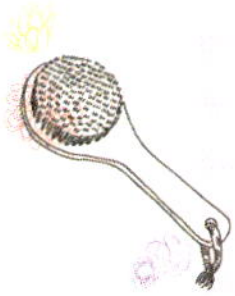

時間がないときは、耳をつまんで引っぱり、ぐるぐるまわして。これだけで顔の血流がよくなりすっきり。表情も明るくなります。

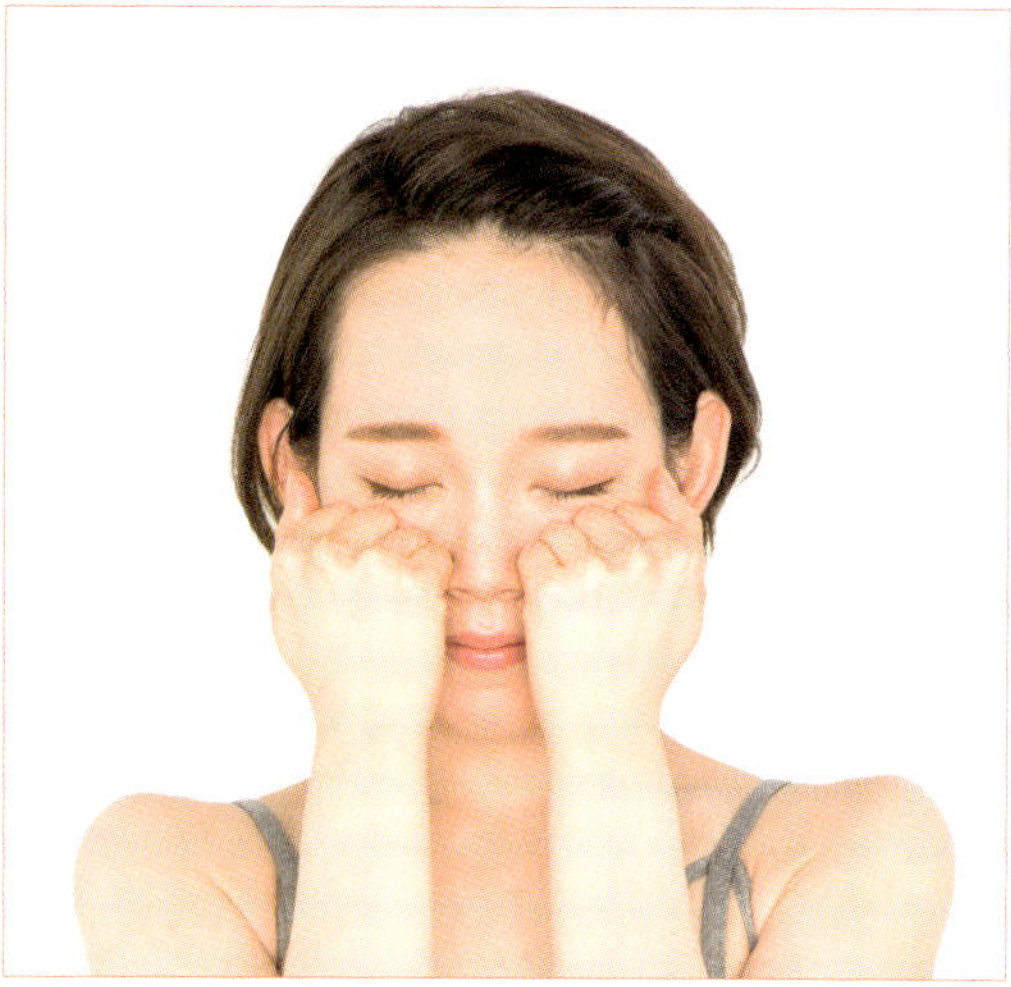

02 目の下を指の背で押す

目の下にグーをあてて、指の第二関節で上下左右に細かくまわして。

03 ほお骨の下もほぐす

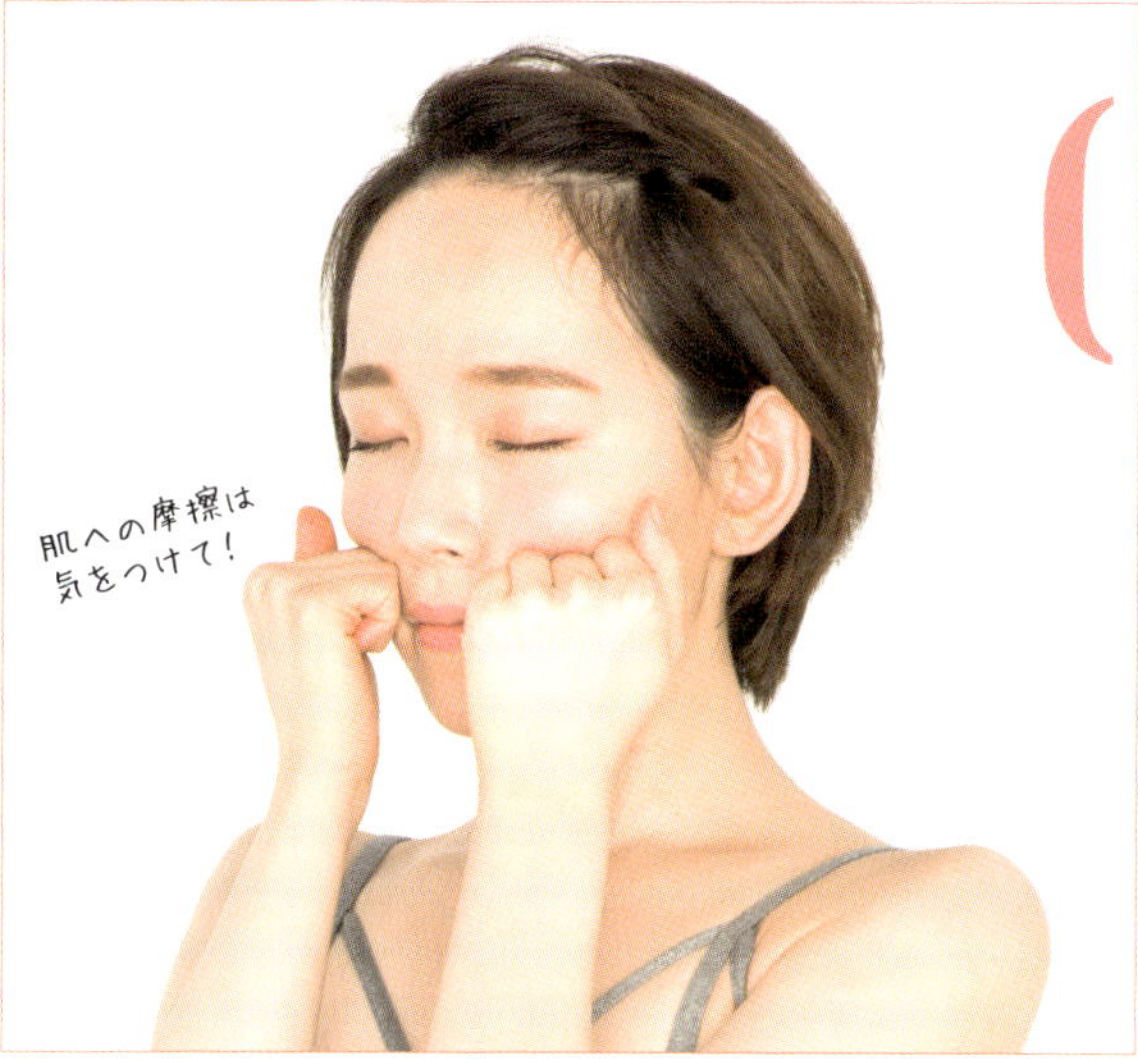

ほお骨の下に第二関節をセットするように沿わせて、上下左右に30秒ほどゆらしてほぐすと、ほお骨の位置が上がるのでオススメ。

POKA POKA MASSAGE

ぽかトレ・マッサージ……11

口角・口

魅力的な笑顔になる

血色のいい唇。きゅっと上がった口角は、魅力的な笑顔を作る大切なパーツ。口角の位置次第で、相手に与える印象もまるで違います。冷えていると表情もかたくなりがち……。口と口角をしっかり動かす練習をすると、よりやわらかくなりますよ。

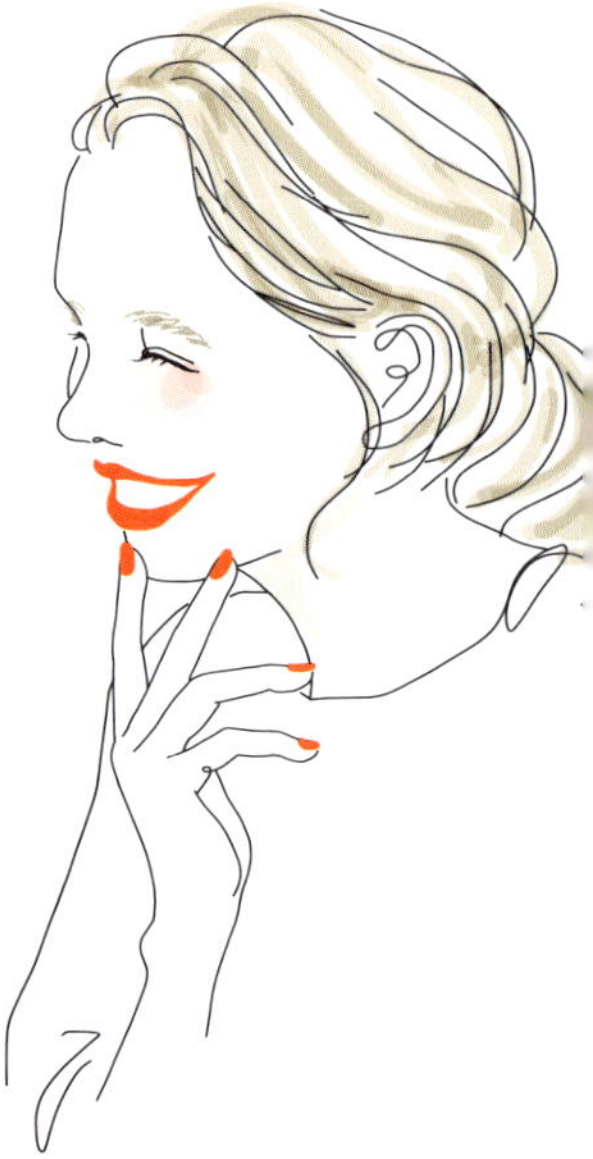

01

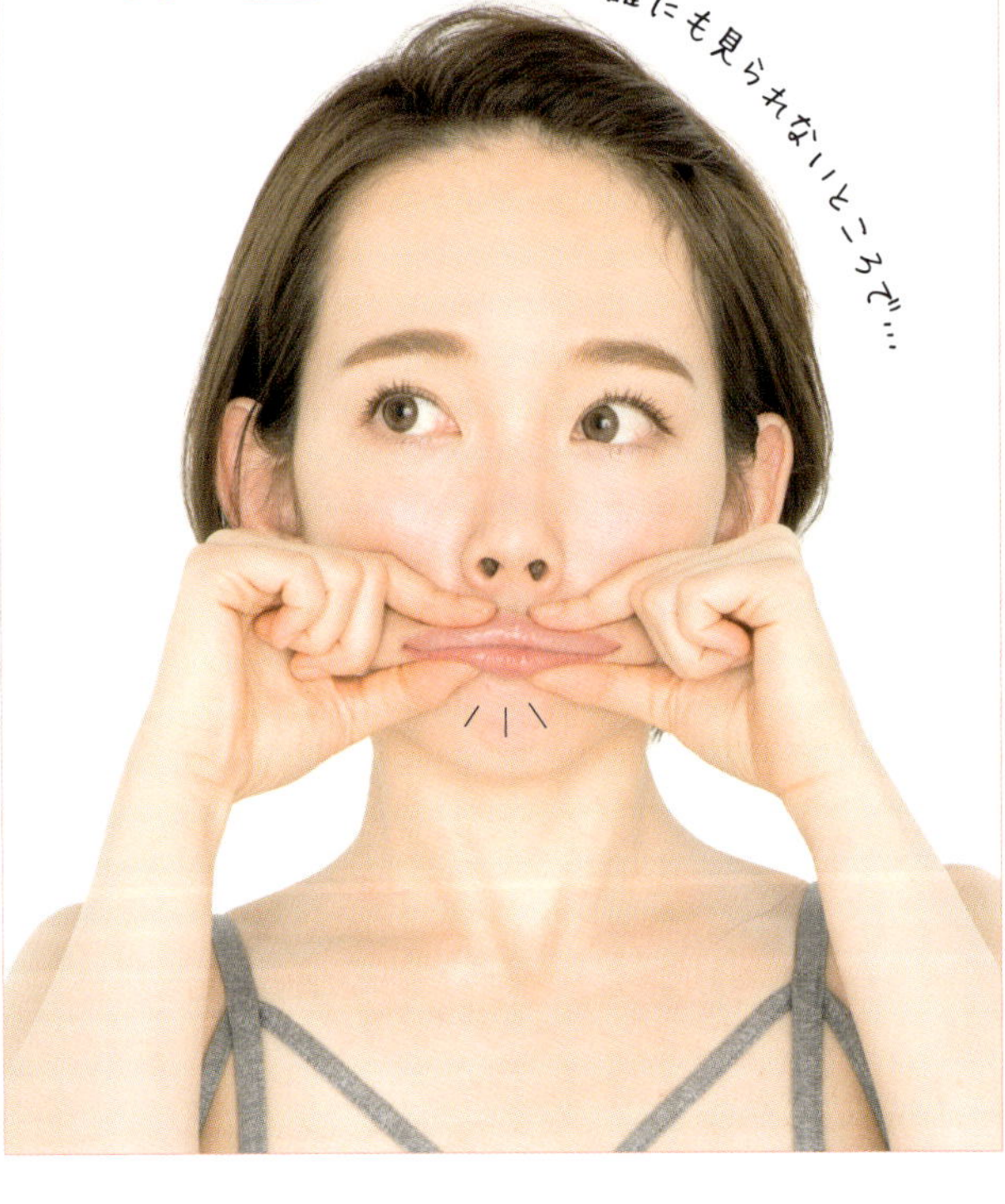

唇をはさむ

唇を両手ではさんでもみもみ。力を入れすぎないようにやさしく血行促進を。唇のまわりの筋肉もやわらかくなります。

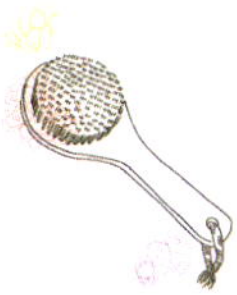

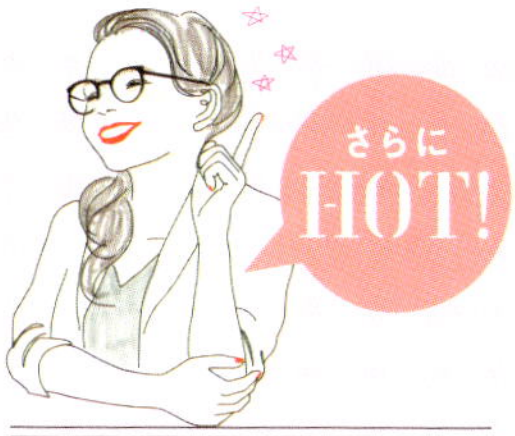

笑顔作りが苦手なら片方ずつトライ

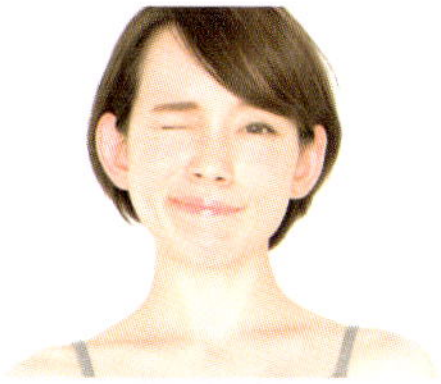

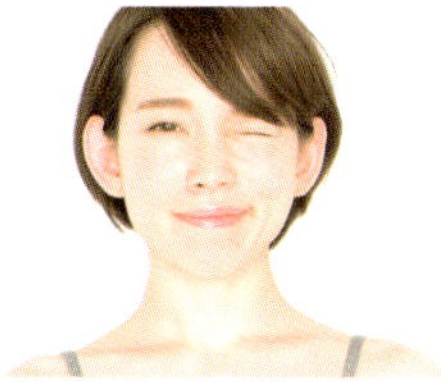

口を閉じて左右片方ずつ口角をぐっと持ち上げる。やりにくければ筋肉が衰えているサイン。左右差が出ないようバランスよく鍛えて。

02

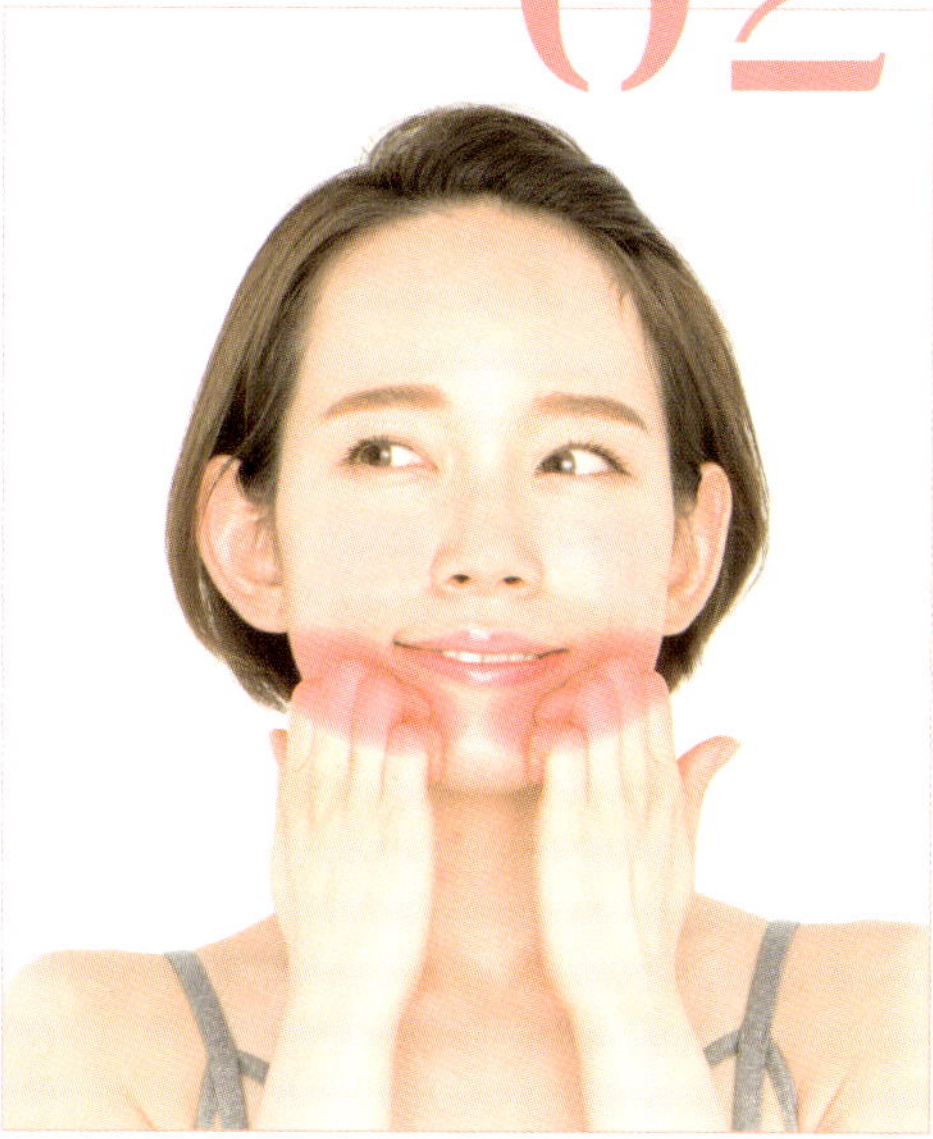

口の下をほぐす

口の下から伸びている筋肉に第一関節を添え、肌に固定しグリグリする。ここがこっていると口角が下に引っぱられやすくなるので、やわらかくしてあげてみて。

03

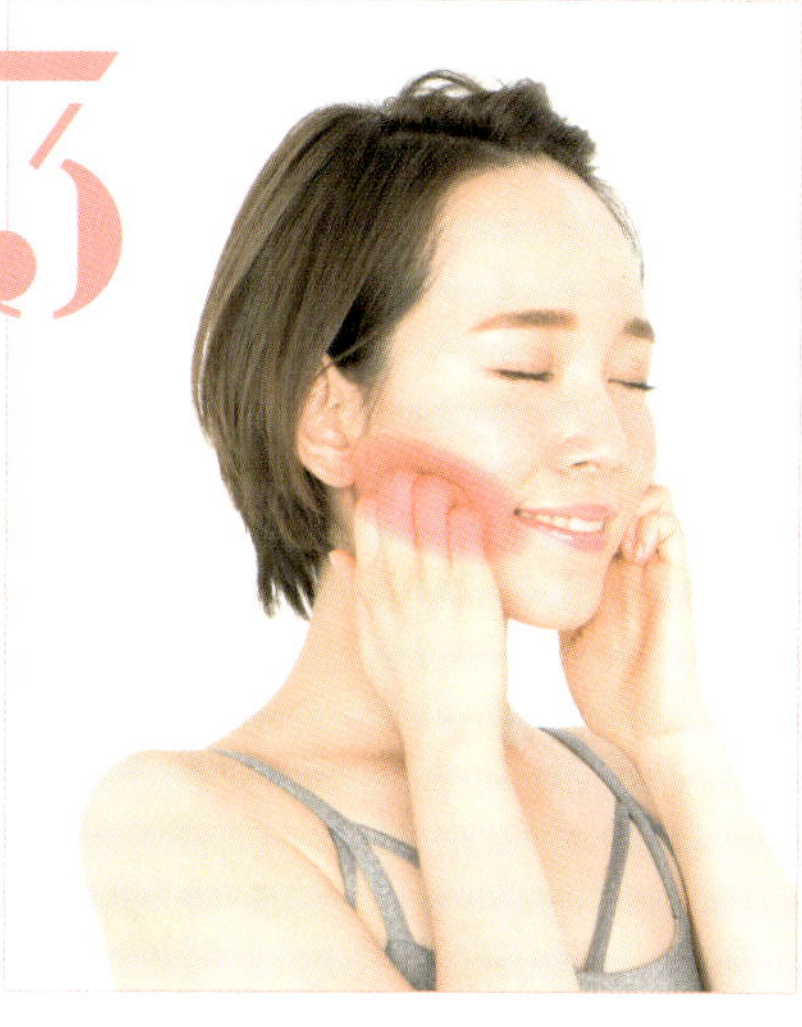

口角の筋肉もほぐす

同じように、口角の先にある骨のあたりも第一関節をあててほぐす。

頭
顔のリフトアップ効果も

一日中フル活動の頭はこりもたまりがち。しっかりほぐせば気分もスッキリ！　頭皮がかたいと眉間、冷えて血の巡りが滞って栄養も十分に行き届かなくなってしまいます。まず土壌をやわらかくしてあげるためにほぐしましょう。リフトアップも頭皮からがオススメ！

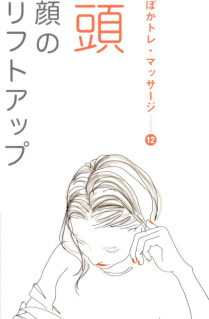

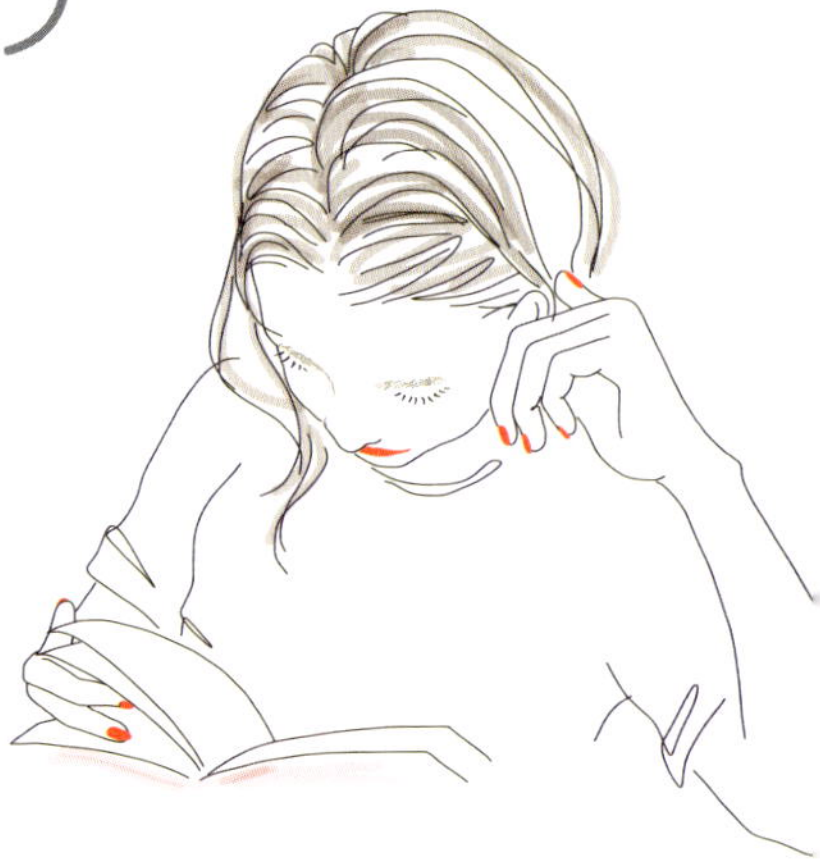

01

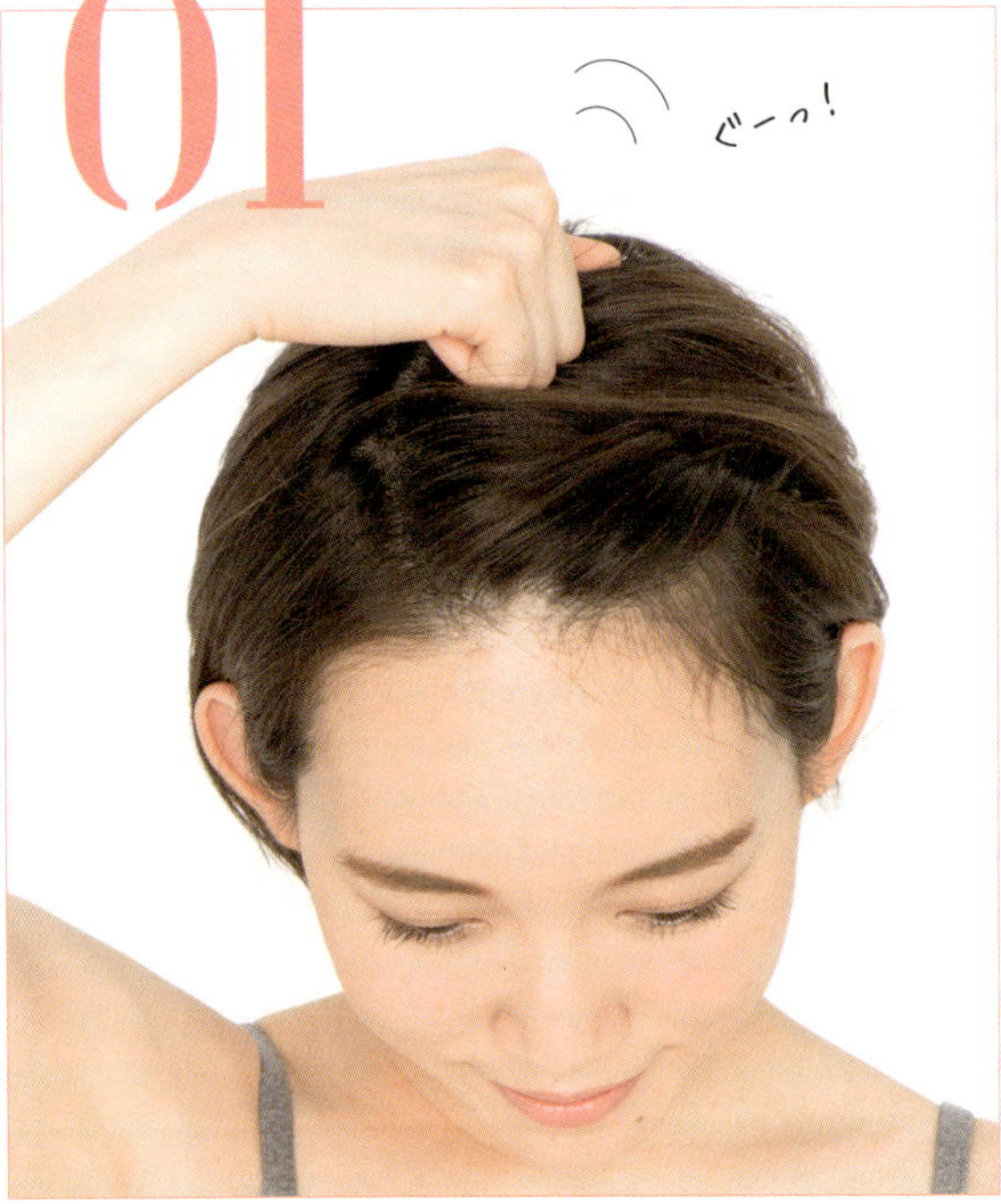

頭のツボを押す

頭のてっぺんにあるツボ・百会を押す。イタ気持ちいい程度に。百会は、「経絡が百出会う場所」。全身や心のバランスを整える万能なツボ！　生理前やストレスがたまったり、安心したいときにもおすすめ。

百会《ひゃくえ》

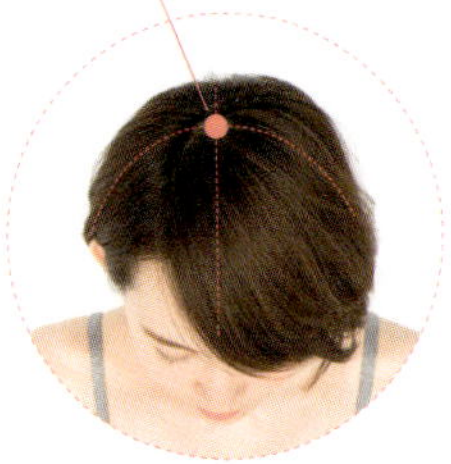

耳のラインと眉間の交差点。

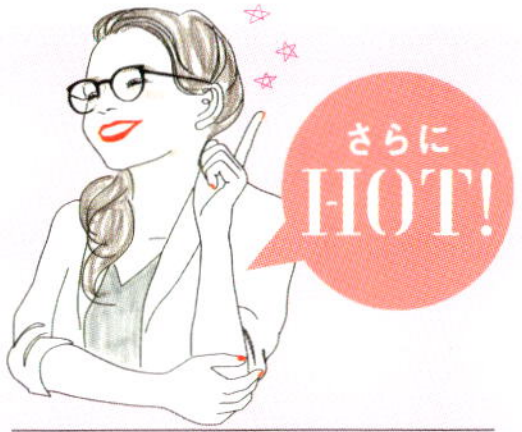

首をしっかり温めること

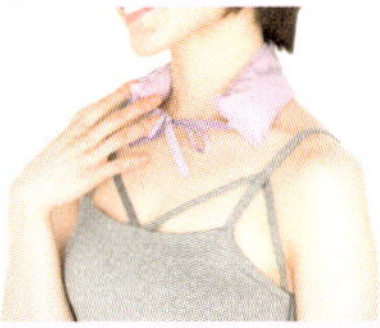

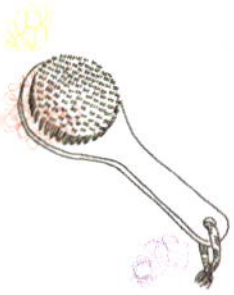

首は頭と体をつなぎ、熱を運ぶ大きな通路。首を温めると血行が促進され、頭スッキリ！　手首や足首など「首」がつく部分は温めポイントです。

CHECK!

偏頭痛はありませんか？

コリが原因となり、頭の神経を収縮させてしまうと偏頭痛になることも。ふだんから頭の血流をよくしてあげることも不調予防＆ケアになりますよ。

02

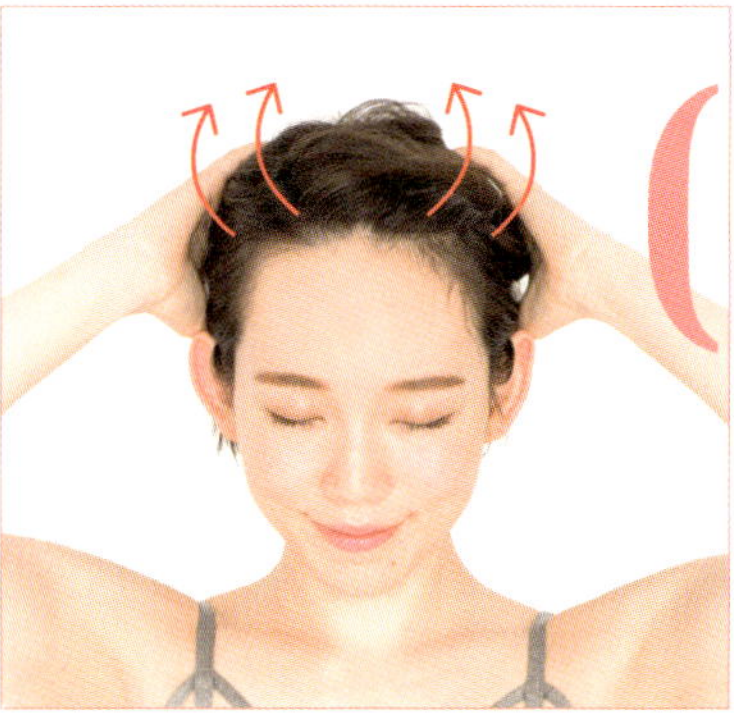

頭皮をやわらかくする

生え際に指をセットし、指圧を加えながら後頭部に向かって流す。

03

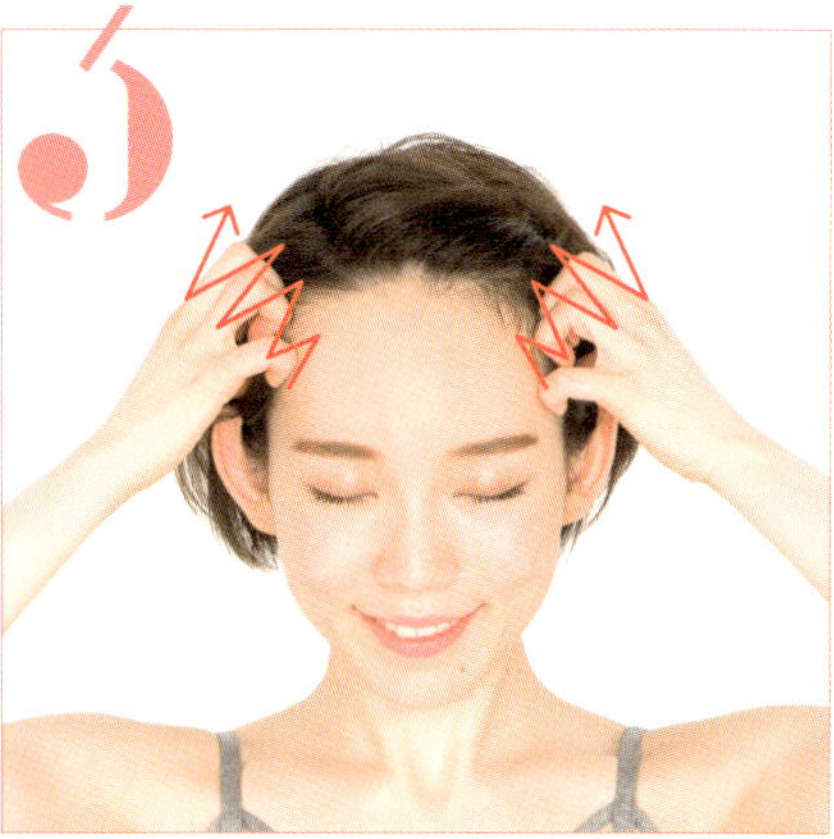

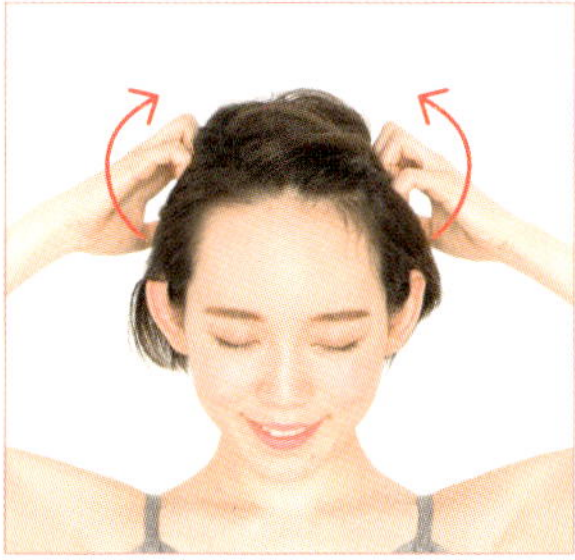

頭をほぐす

こめかみからのラインをねこの手でギザギザとマッサージ。生え際から後頭部までしっかりほぐして。

COLUMN 1

体の芯を温める 燃焼ツボ

「血・水・気」のバランスがとれている状態が理想。どれか一つでも不足すると、体のどこかに不調が出てくる。

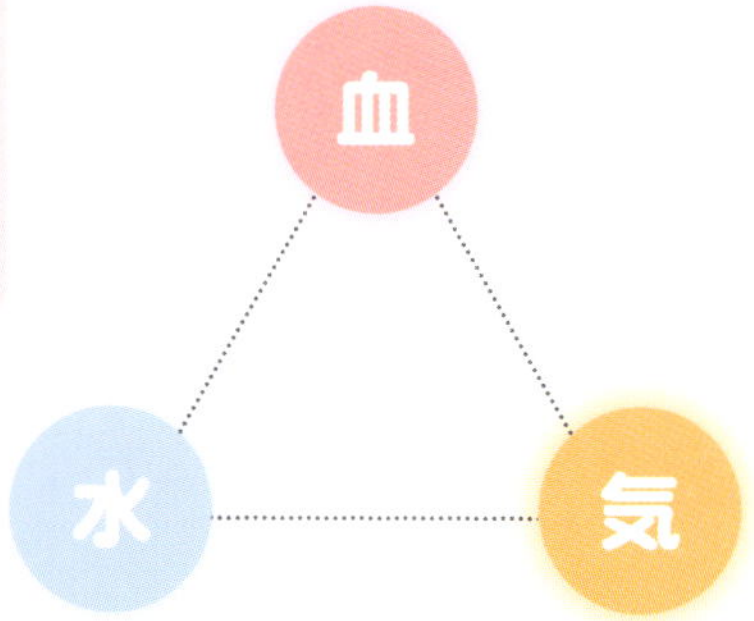

全身に点在するツボは冷え解消の近道！

東洋医学では、私たちの体の中は「血・水・気」が巡っていると考えられています。「血」は全身に酸素・栄養・エネルギーを運び、「水」は体を潤し、「気」は気力を生み出すもの。そして、この「血・水・気」が巡る道を「経絡」といいます。

「血・水・気」が、全身をスムーズに巡っていれば、熱の循環もよく代謝もアップ。でも、日常のさまざまな動作や姿勢によって体はどうしてもねじれ、経絡までねじれてしまう……。するとあちこちに「血・水・気」の停滞ポイントが生まれます。

そこがツボです。

「ぽかトレ」では、このツボをやさしく刺激し、全身の巡りをスムーズに。体の芯から、冷えない体を目指しましょう。

顔の燃焼ツボ

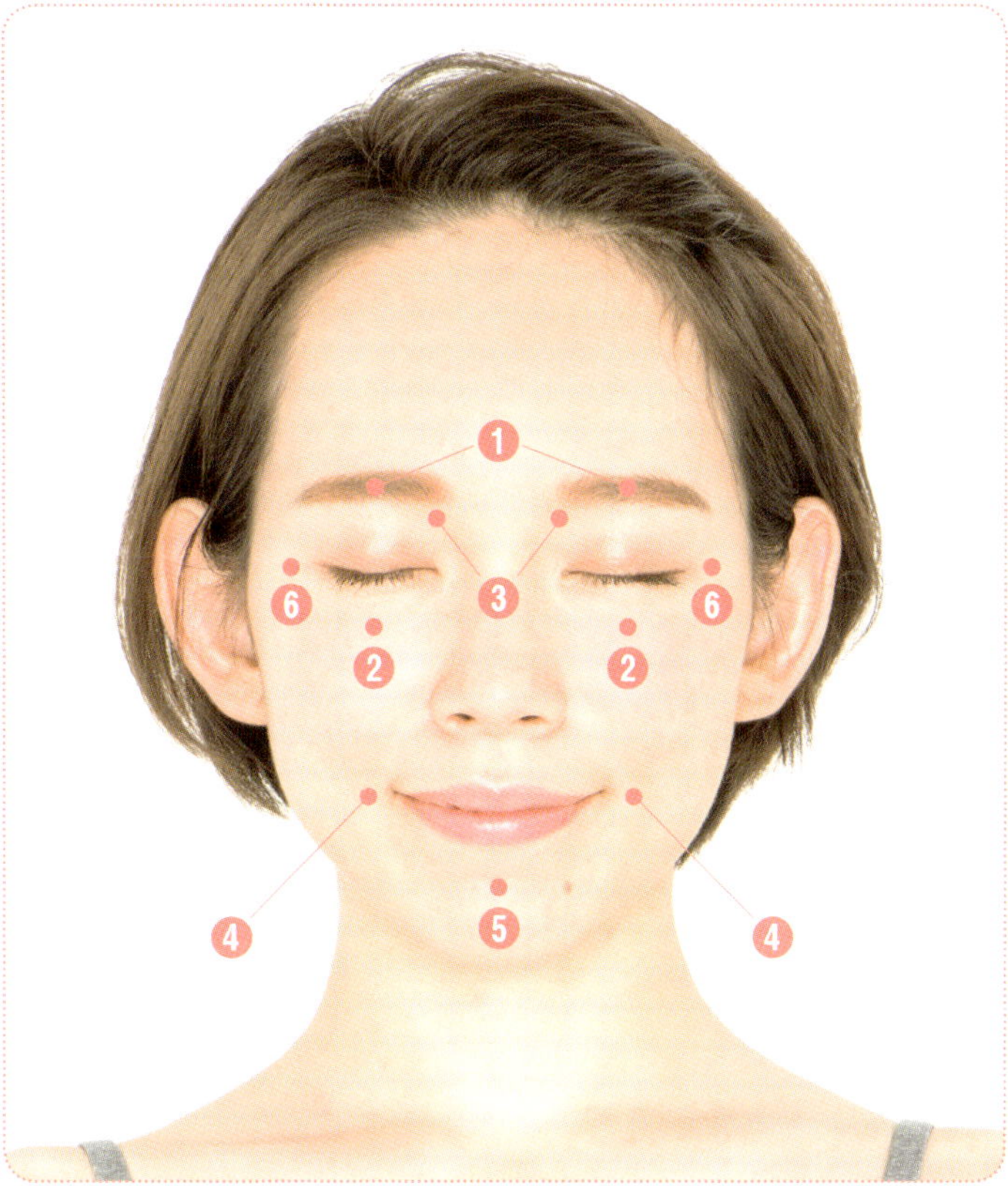

1 魚腰《ぎょよう》

眉毛の真ん中あたり。まぶたの血行を促進。むくみを解消しやすくしてくれる。

2 四《し》白《はく》

瞳の真下のくぼみから、約1cm下のあたりにある。顔全体の血流をよくし、くすみケアにも。

3 攅竹《さんちく》

眉頭の端にあるくぼみ。目のまわりの血流を促進し、頭痛や疲れ目に効果的。

4 地《ち》倉《そう》

口角の外側にある。「気」の巡りをよくして、熱の巡りを促進。口角アップ効果も。

5 承《しょう》漿《しょう》

下唇の下のくぼみから、もう少し下あたり。顔や首のむくみを解消してくれる。

6 瞳子髎《どうしりょう》

目の疲れやむくみなどを感じるときに押す。頭痛やかすみ目にも。

上半身の燃焼ツボ

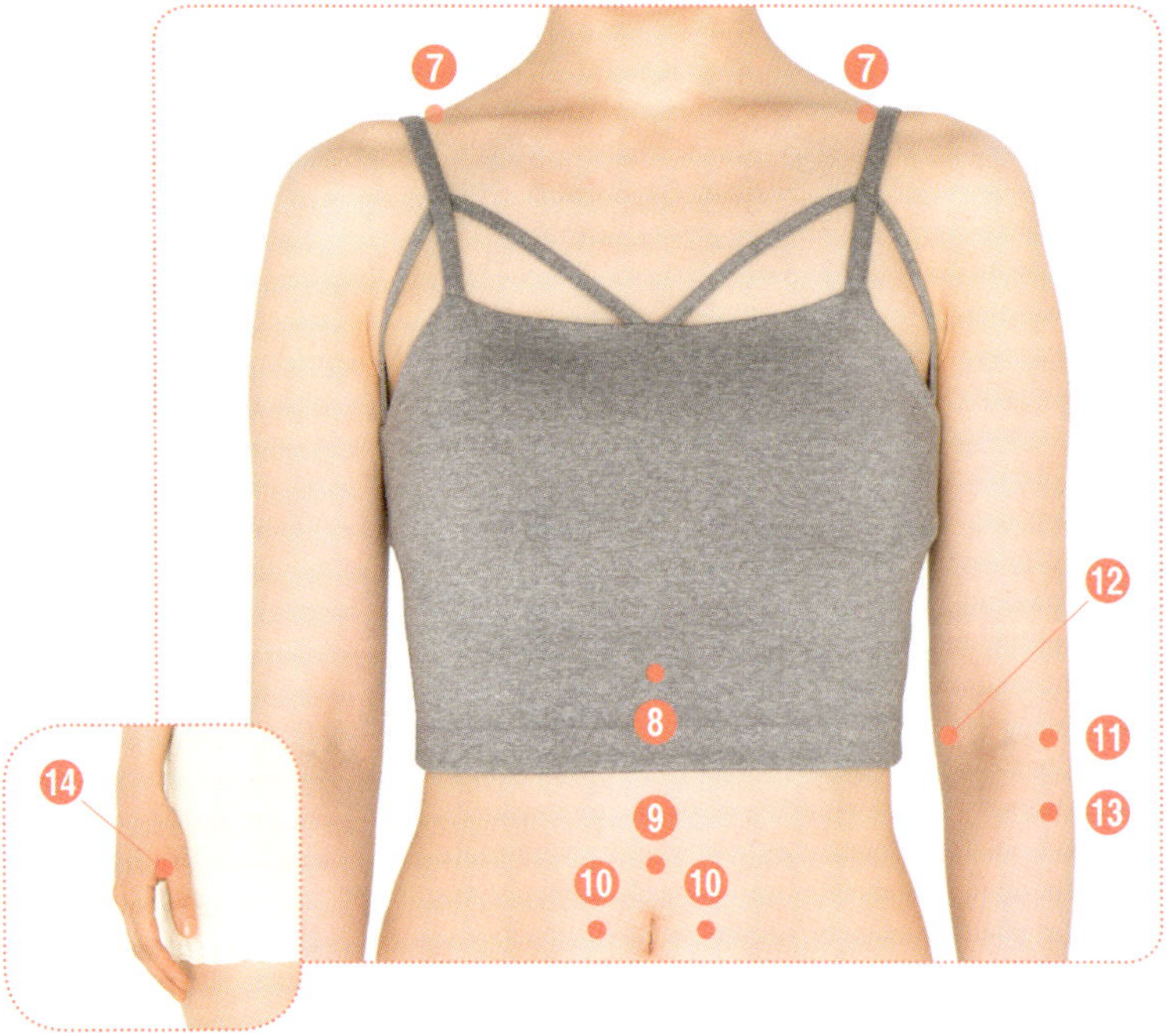

7 肩井《けんせい》

首のうしろにある出っ張った骨と、肩先の骨を結んだ線の真ん中あたり。血行を促進し、冷え性に効果的。

8 中脘《ちゅうかん》

みぞおちとおへそのほぼ中間点にある。体内を巡る水の流れを改善。代謝アップ・脂肪燃焼にも効果的。

9 水分《すいぶん》

おへそから指1本分上がったところ。余分な水分を排出する働きがあり、むくみに効果的。

10 天枢《てんすう》

おへその両わきを外側へ指3本ずれたところ。冷えを改善し、体を温める。

11 曲池《きょくち》

腕を曲げたときにできるしわの外側の端。胃腸の働きを改善し消化を促す。代謝アップ・脂肪燃焼の働きがある。

12 少海《しょうかい》

腕を曲げたときにできるしわの内側の端。肩から背中、首などの血行を改善し肩こり改善に効果的。

13 手三里《てさんり》

腕を曲げたときにできる横じわから手に向かって指3本分のところ。肩まわりの緊張をほぐす。

14 合谷《ごうこく》

水の流れを改善し、むくみを解消。気の巡りも促進し万能ツボとされる。肩こりや生理痛など、痛みを和らげる。

下半身の燃焼ツボ

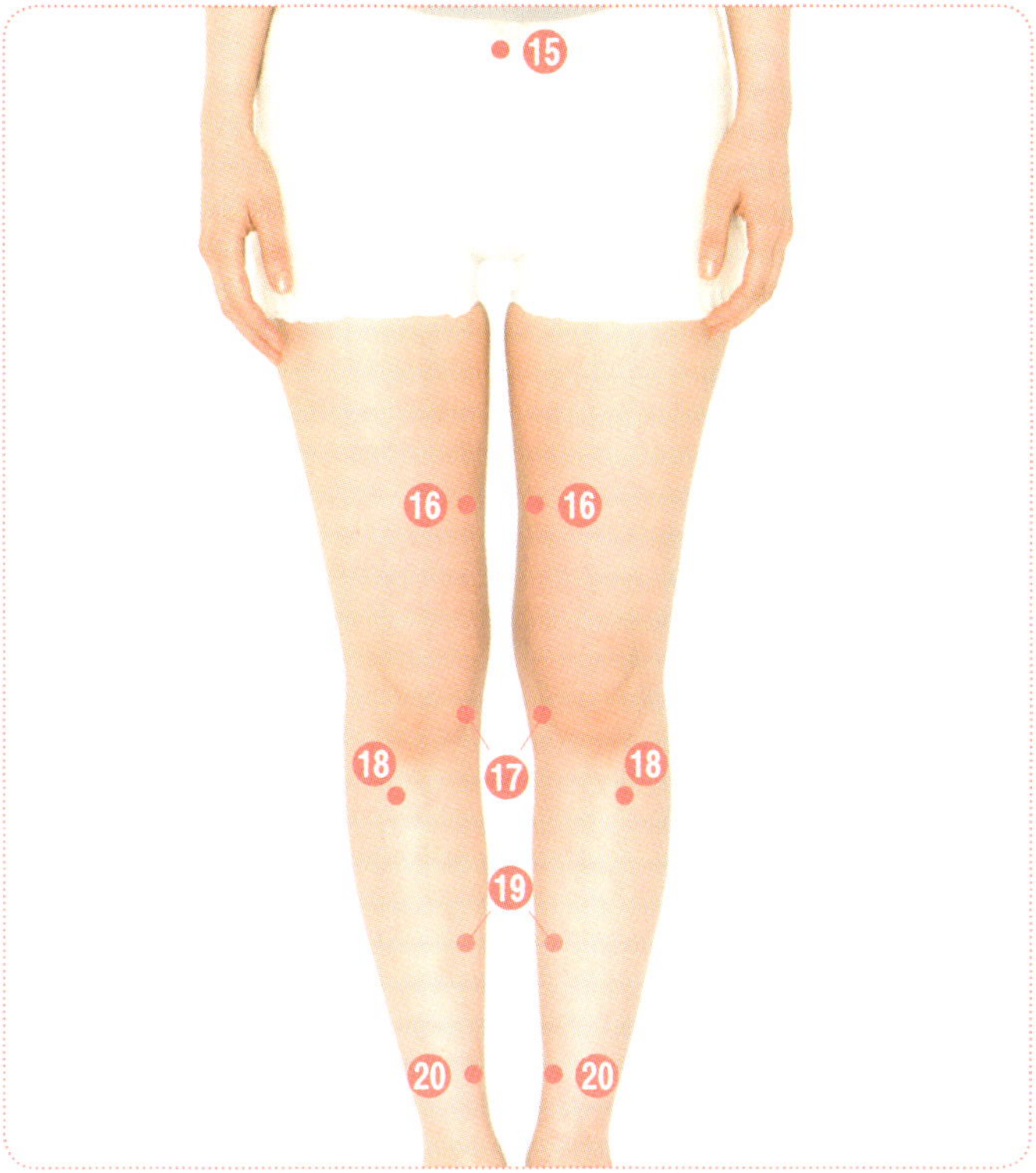

15 関元《かんげん》

おへそから指4本下がったところ。疲労回復、免疫機能を高める働きがあり、全身の血流をアップ。

16 無名穴《むめいけつ》

内もも内側の中央。下半身のデトックスに効き、太ものマッサージにはぜひ押してほしいところ。

17 陰稜泉《いんりょうせん》

すねの内側を下からひざに向けてたどって、骨のでっぱりに当たってとまるところ。疲れやむくみに。

18 足三里《あしさんり》

ひざ下の外側にあるくぼみから指4本分下がったところ。余分な水分の排出をうながしむくみ改善効果がある。

19 築賓《ちくひん》

ひざとくるぶしの中間あたりのふくらはぎ内側。下半身全体の血流アップ。冷え、腰からくる神経の緊張緩和にも。

20 三陰交《さんいんこう》

内くるぶしから指4本分上がったところ。むくみや冷え、生理痛など女性特有の悩みに効果的。

足の燃焼ツボ

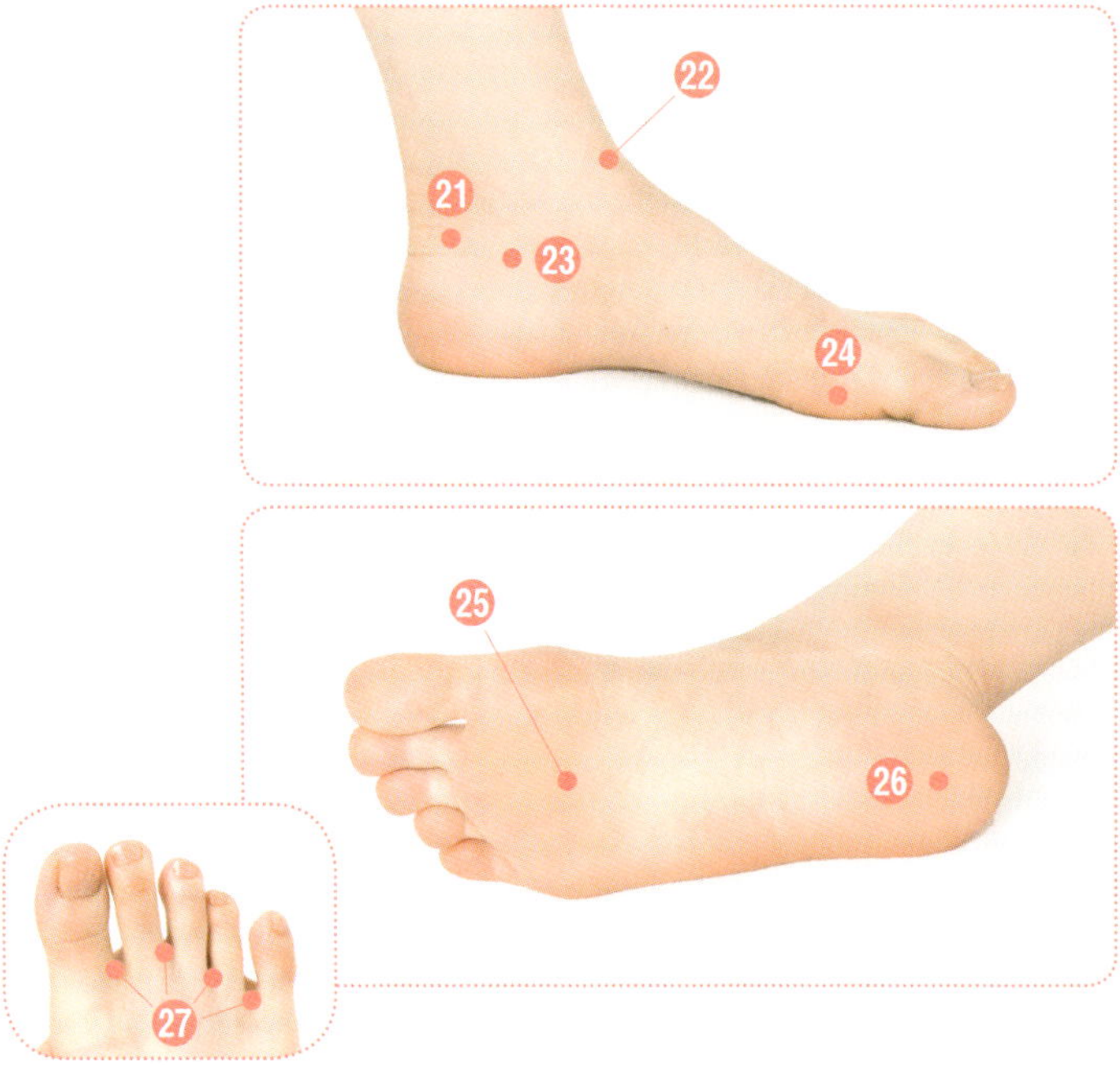

21 太渓《たいけい》

内くるぶしとアキレス腱の間のくぼみ。腎機能を回復させ、冷えが原因ののぼせの改善に効果的。

22 解渓《かいけい》

足首を上に曲げたときに出てくるくぼみ。冷え性に効果的なツボ。

23 照海《しょうかい》

内くるぶしの下にあるくぼみ。体のゆがみを改善し、むくみを解消。

24 太白《たいはく》

親指の側面、親指の付け根にある。出っ張った骨のすぐ下のくぼみ。消化器系統を元気にし、弱った胃腸を健康に。

25 湧泉《ゆうせん》

足でグーをしたときに足裏で一番へこんだところ。全身に気を巡らせ新陳代謝アップ。冷え改善に効果的。

26 失眠《しつみん》

かかとの中央あたり。ストレスを解消する働きがあり、上質な睡眠に導く。十分な睡眠は代謝のいい体づくりに必須。

27 八風《はっぷう》

片足4か所ずつ、足指の股にある。末端の冷えに効果的。ペンで押したり、指でつまんだり、足指セパレーターで刺激するのもオススメ。

足裏で不調をチェック！

ある部分を押すと痛かったり、角質や魚の目ができやすい場合は、不調のサインかも。日頃のケアのヒントになります！

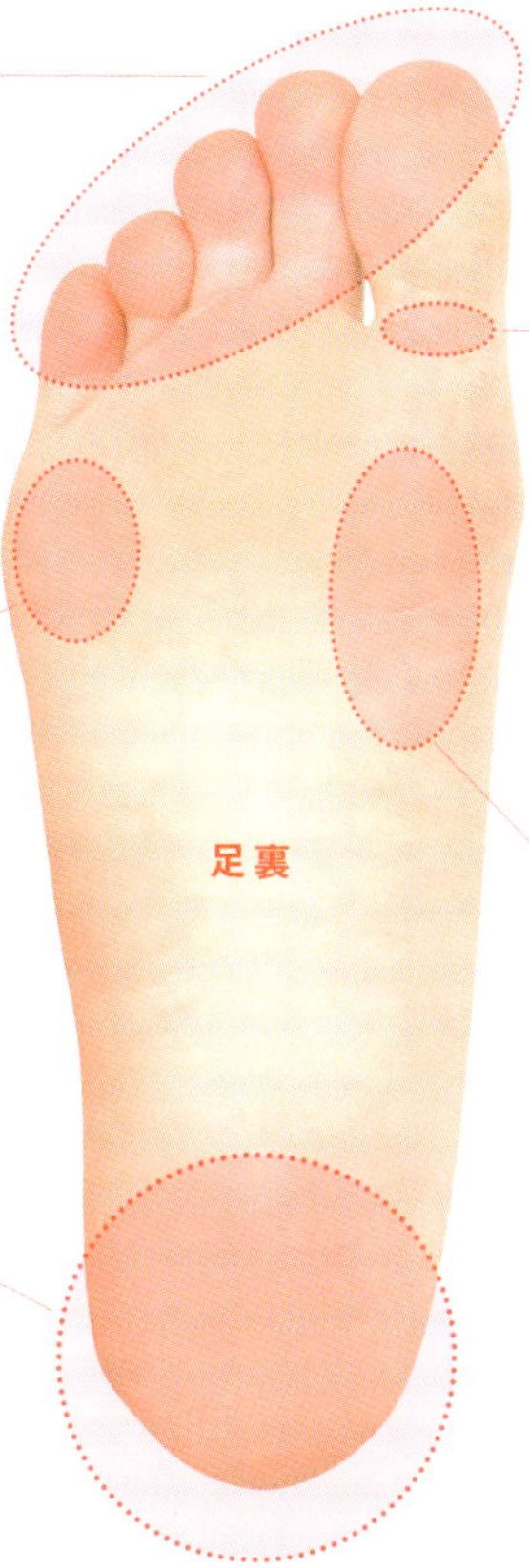

指先

指の爪の間付近に、かたい角質ができていませんか？ アレルギー性鼻炎など、鼻の粘膜に問題があるかも。

小指下

肩こりがつらいときに、痛みやすい。P66～参考に、姿勢の改善やストレッチをしてみると、改善されるでしょう。

かかと

骨盤や膣内のトラブル、それによる便秘や冷えの可能性があります。P74～骨盤リセットストレッチをしましょう！

親指付け根

ここが痛いと、首の付け根のこりが気になるかも。心に余裕を持てるように、気分転換やリラックスタイムを作って。

親指下

のどぼとけ下の、甲状腺機能のバランスが乱れているかも。ストレスケアや生活習慣を整えてみて。

COLUMN

2

これで簡単！
マッサージアイテム

身近にあるアイテムを活用すれば、マッサージを効率よくできるようになります。

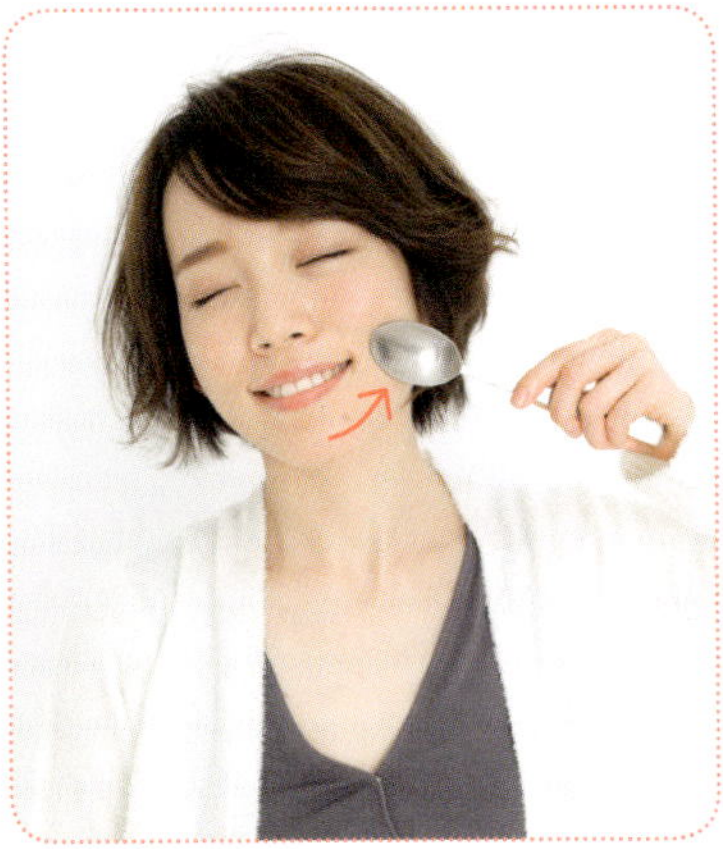

スプーンかっさ

スプーンを「かっさ」代わりにします。スプーンの腹の部分を使って顔の血行を促進。あごのお肉をかき出すのにも便利です。お湯につければ、ホットマッサージも。お風呂に入りながらやれば楽チン！

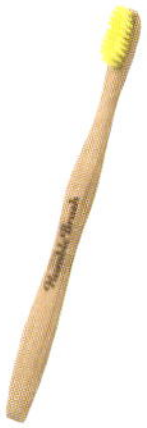

歯ブラシ

歯ブラシの柄の部分は、腕や足などをマッサージするときに便利。ツボを押したり、血流を促すように押しなでたりして使ってみて。ペンなどでもＯＫ。

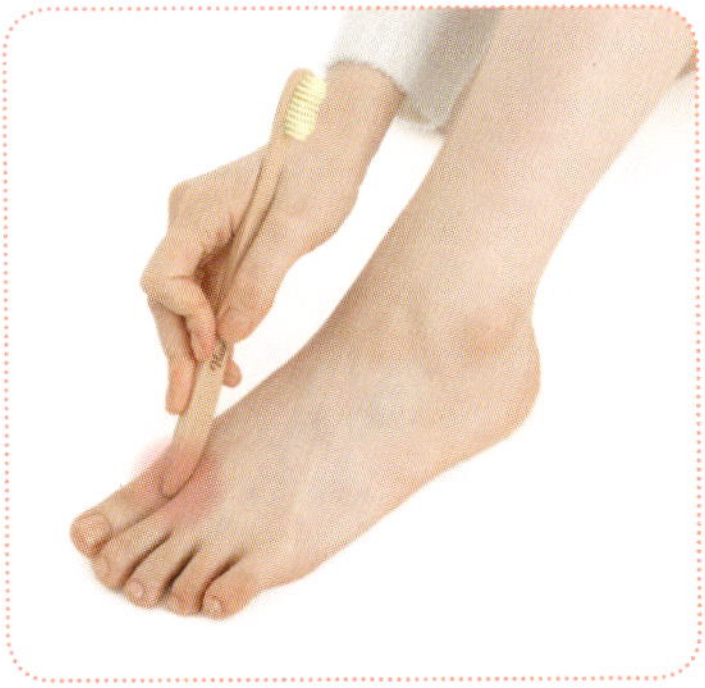

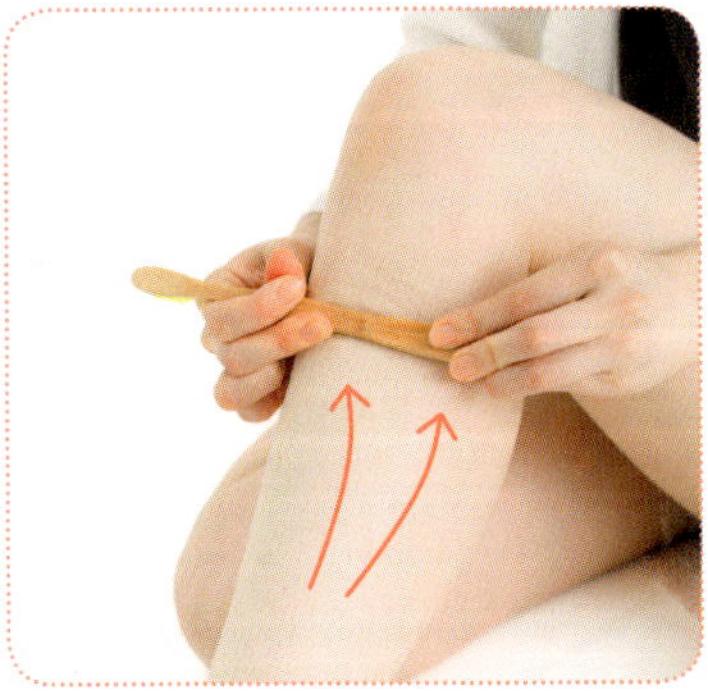

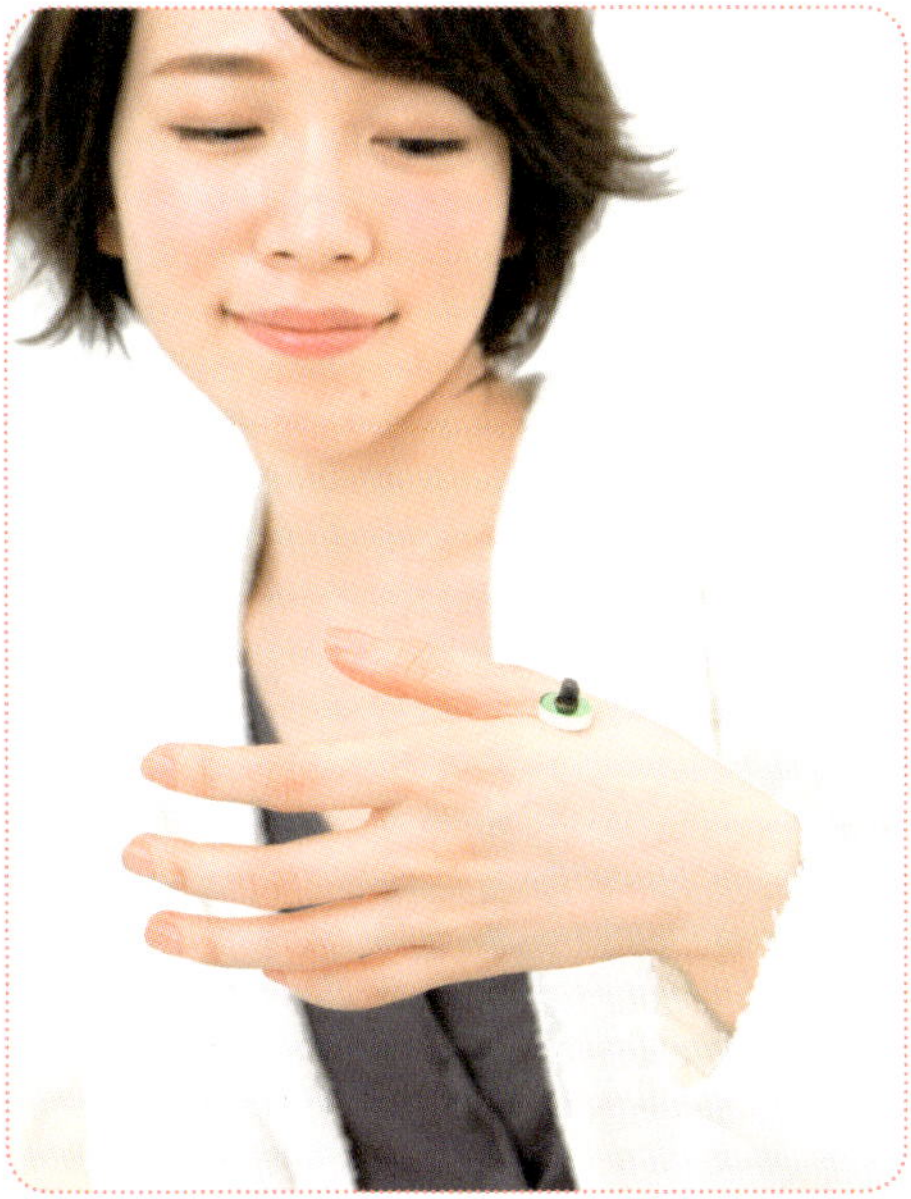

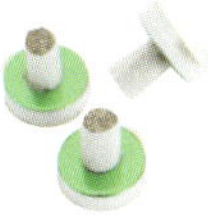

お灸

お灸はツボを刺激するだけでなく、体に直接「熱」を届けてくれるアイテム。初心者には体に燃焼部分が触れない台座灸がおすすめ。ドラッグストアなどに売っているので気軽に試せます。

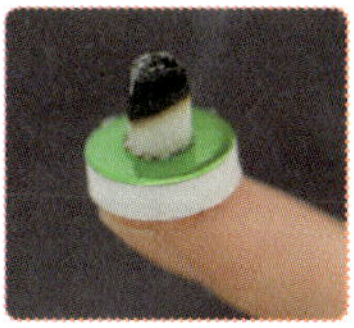

1. ライターなどで火をつける。

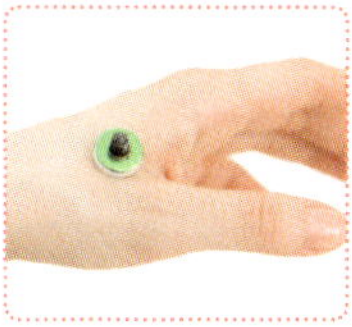

2. ツボに置いて2〜3分。あったかくて気持ちがいい！もし熱ければツボが外れているので、やけどに注意して外しましょう。

ペットボトル温灸

ホットドリンク用のペットボトルに、70〜80℃のお湯を入れて温灸に。股の間にはさむと下半身の血管が温まり、たまった水分がデトックスしやすくなる。

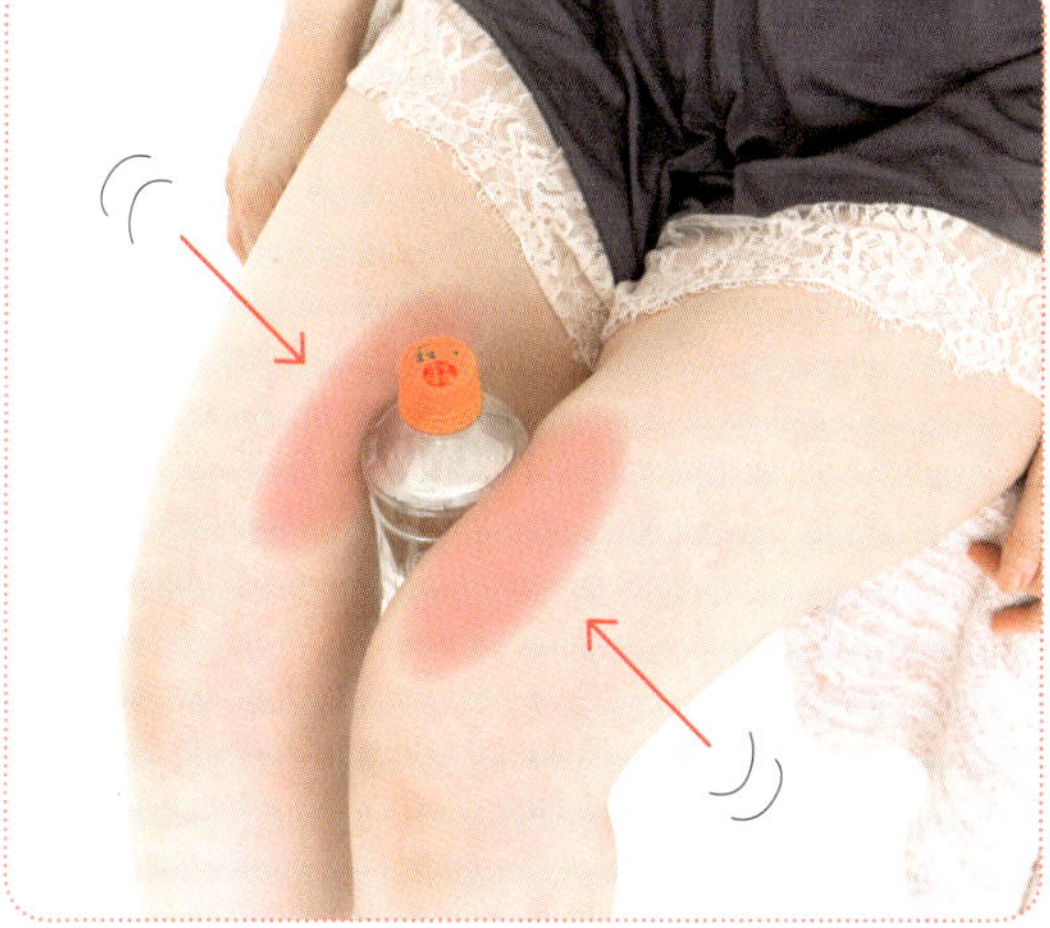

POKA TRAINING
ぽかトレ

2 POSITION

姿勢＆骨盤リセット

で巡りを整える

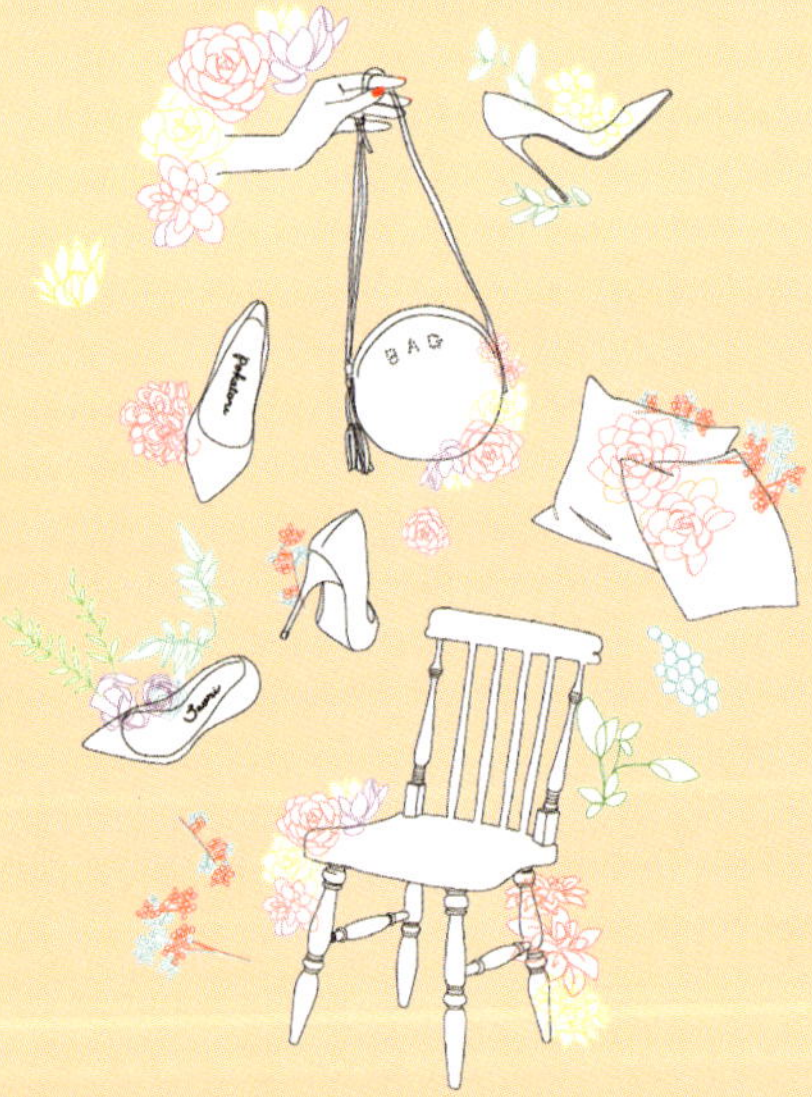

私たちの体は、骨と筋肉があることで、まっすぐ立つことができています。体の中心にある「骨盤」、支柱である「背骨」、そしてそれを支えている「筋肉」が、冷えにも大きくかかわっていることを知っていますか？　ゆがんでバランスがくずれると、圧迫されて緊張状態に。血行不良となり、冷えて、脂肪がたまりやすい体になる原因にも。

[目的と効果]

1

いい姿勢は熱を作りやすい!

姿勢が正しくなると、「座っている」「歩いている」だけで、体幹を使った生活に変わって、熱を生み出しやすい体になります。いい姿勢なら自然と、移動時間だって“ながら”トレーニングになりますよ。

2

骨盤ケアで全身の巡りがUP

そけい部(太ももの付け根あたり)のリンパが刺激されることで、上半身と下半身の血液や熱が循環しやすくなります。P76～骨盤リセットストレッチを毎日少しずつ続けて、正しい位置に整えやすい体作りを。

3

不必要な部位に肉がつきにくくなる

正しい筋肉や骨を動かせるようになると、前ももやふくらはぎ、おなかにも、変にお肉が付きづらくなります! すっきり女性らしいボディラインは、骨盤や姿勢も整っています。

4

勝手に「ぽかぽか」する体質に

骨や筋肉が正常な位置に整うと、緊張やそれによる滞りが減り、巡りのいい体になっていきます。骨盤に守られている子宮や、ホルモンバランスにも変化があることも! もちろん肩こりや腰痛などの予防にも◎

背筋を伸ばして、さらに燃焼！

姿勢を整えれば、体はどんどん温まる

巡りのよい体になるためには、全身のバランスも大事です。姿勢や骨盤がずれていると、そこが圧迫されたり、緊張して滞ったりして、「冷える体」を作ってしまいます。

全身のバランスの要になるのは、上半身と下半身をつなぐ中心の骨盤と、軸になる姿勢。わたしも以前、いくらトレーニングをしてもなかなか効果が出ず悩んでいた時期がありました。でも、体の軸を意識して姿勢をよくしてから、お尻の上がり方やボディラインがみるみる変化。

特に女性はホルモンバランスや出産、ヒールの高い靴を履くなど……さまざまな理由で骨盤がゆがみやすいもの。日頃から、ゆがみを予防してリセットしてあげられる骨盤ケアをぜひ取り入れてみてください。

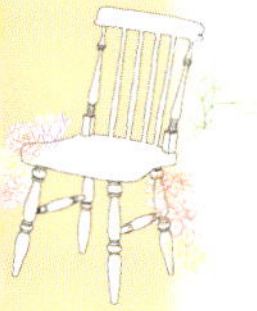

知らないうちにしている？

要注意な姿勢のクセをチェック！

次のようなクセがある人は、姿勢がわるくなっている可能性があります。重心が外側へ流れてしまい、体全体がたるみ気味……。3つ以上ある人は、冷えを招きやすいので要注意！

- □ かばんを持つ手がいつも同じ
- □ 座ったら、つい足を組んでしまう
- □ 靴の底に、極端なすり減りがある
- □ 立ったとき、片方の足にだけ重心をのせてしまう
- □ 長時間スマホをさわっている
- □ パソコン作業が多く、同じ姿勢が続く
- □ ヒールの高い靴を履くことが多い
- □ 太ももの前がとくに発達している自覚あり

POKA POKA POSITION

ぽかトレ・姿勢……1

立ち方

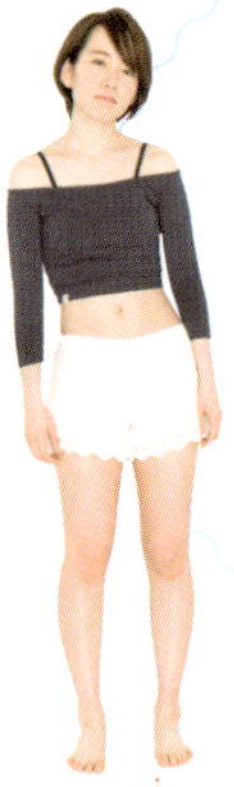

NG!

片方の足に体重をかけて立っていませんか？体がおのずと曲がり、お尻もたれてラインが崩れる原因に。

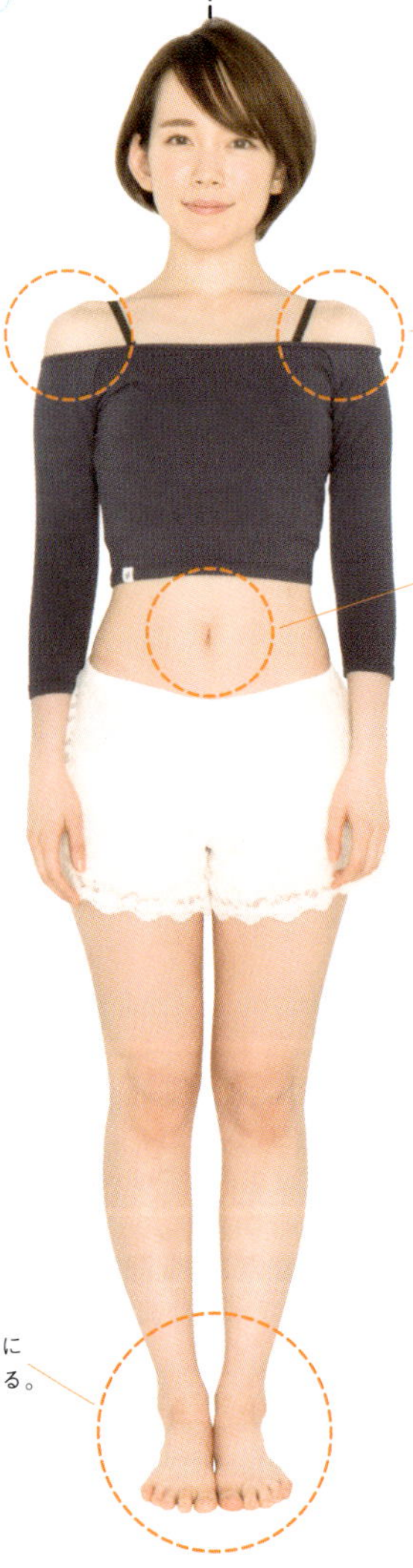

OK!

内側に重心を

内側に力を入れるように立ちます。肩が上に上がらないよう、自然とふっと力を抜いてひとつうしろに落とし、ブラのホックあたりをきゅっと寄せます。姿勢がよくなると呼吸も深くなり、全身の血流もアップ！

肩をうしろにひとつ落とす。頭を糸で吊られている感覚で。

骨盤を立てて、おなかを凹ませるように。

重心がどちらか一方にかからないようにする。

CHECK!

お尻が出て極端に前やうしろに出ないように。横から見たとき、かかとより肩が前にこないように意識を。

POKA POKA POSITION

ぽかトレ・姿勢……2
歩き方

NG!

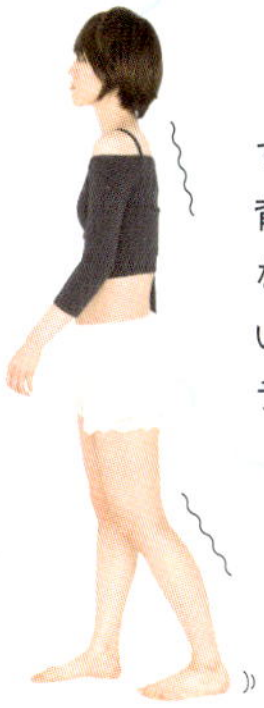

すり足で小股。さらに猫背……。正しく歩けていないということは、正しい位置に筋肉もつかず、ラインくずれの原因に。

高いヒールを履くときも、ひざを曲げて歩かないように。

TRAINING 1 MASSAGE
TRAINING 2 POSITION

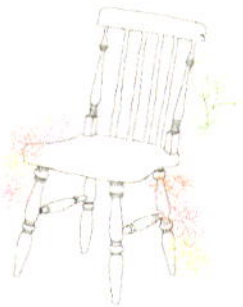

TRAINING 3 LIFESTYLE
TRAINING 4 FOOD

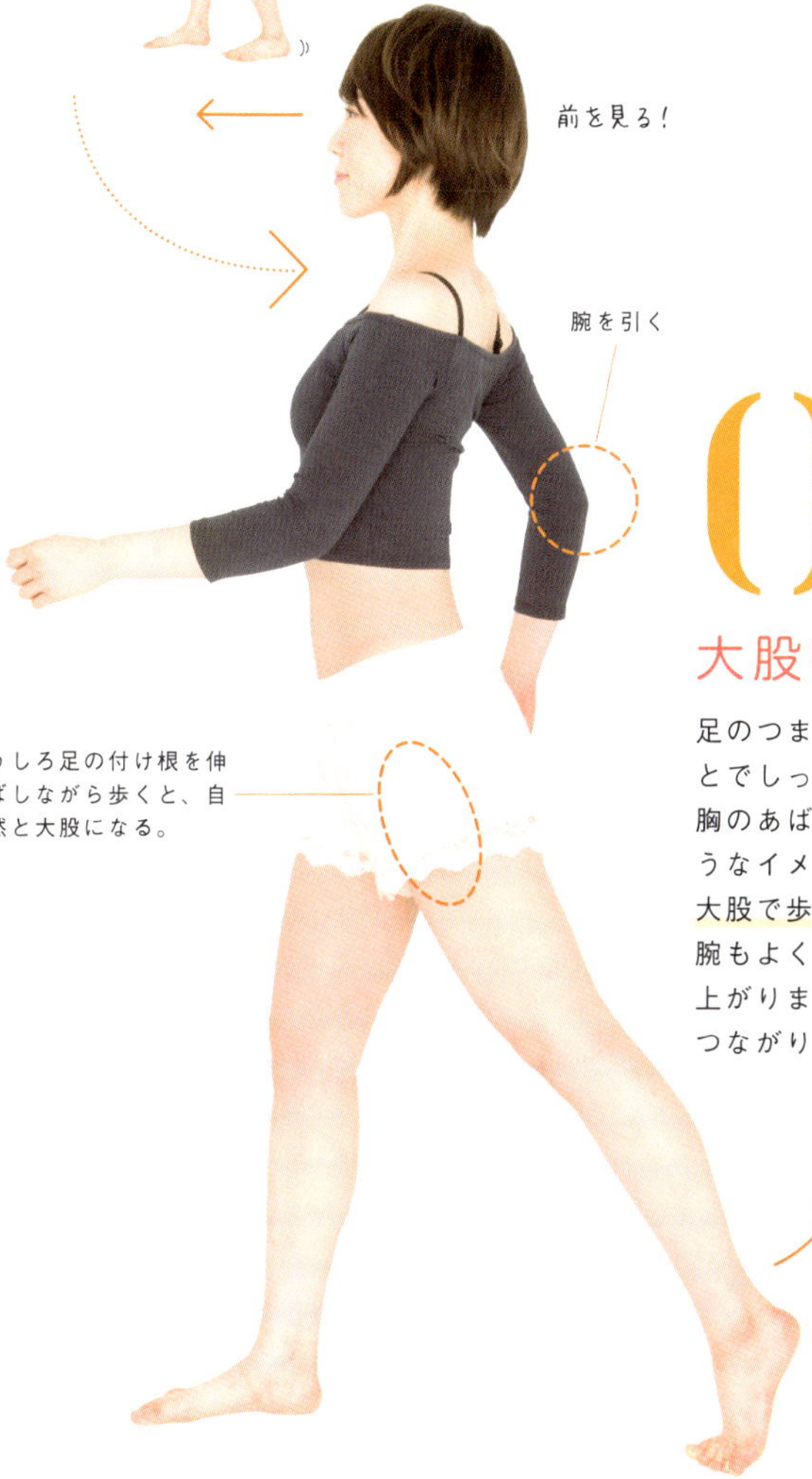

OK!

大股を意識して

足のつま先で地面を蹴り、かかとでしっかり着地しながら歩く。胸のあばらを真ん中から開くようなイメージで姿勢を正して。大股で歩けば、肩の関節も動き腕もよく動き、脂肪の燃焼率も上がります。ヒップアップにもつながりますよ。

うしろ足の付け根を伸ばしながら歩くと、自然と大股になる。

しっかり足を引くと、お尻が上がりヒップアップのトレーニングに！

POKA POKA POSITION

ぽかトレ・姿勢……3

座り方

NG!

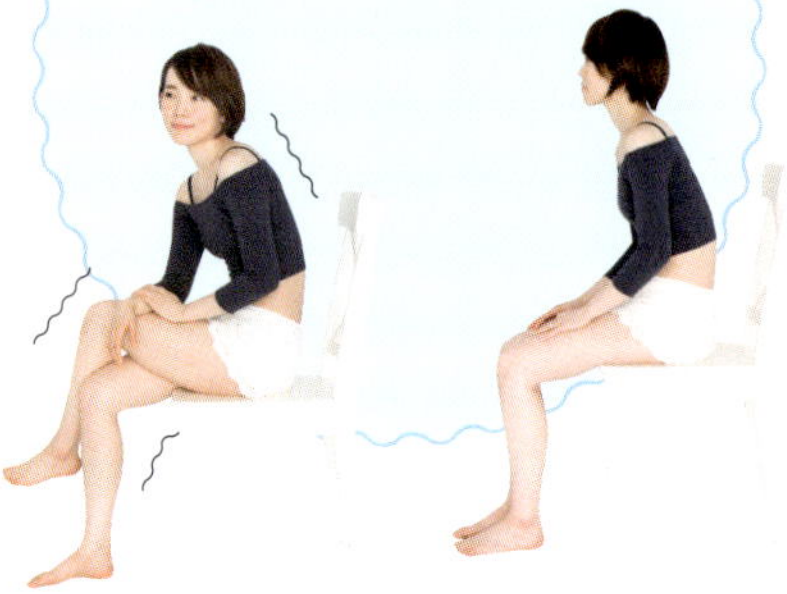

足を組み、体がねじれている。

前かがみで猫背。下腹が出ている。

OK!

おへそをまっすぐ

足をしっかり床につけ、背筋を伸ばして座る。机に対して、おへそがまっすぐ向くのが理想。あばらを少し開くようなイメージで姿勢を正して。腰への負担も少なくなります。

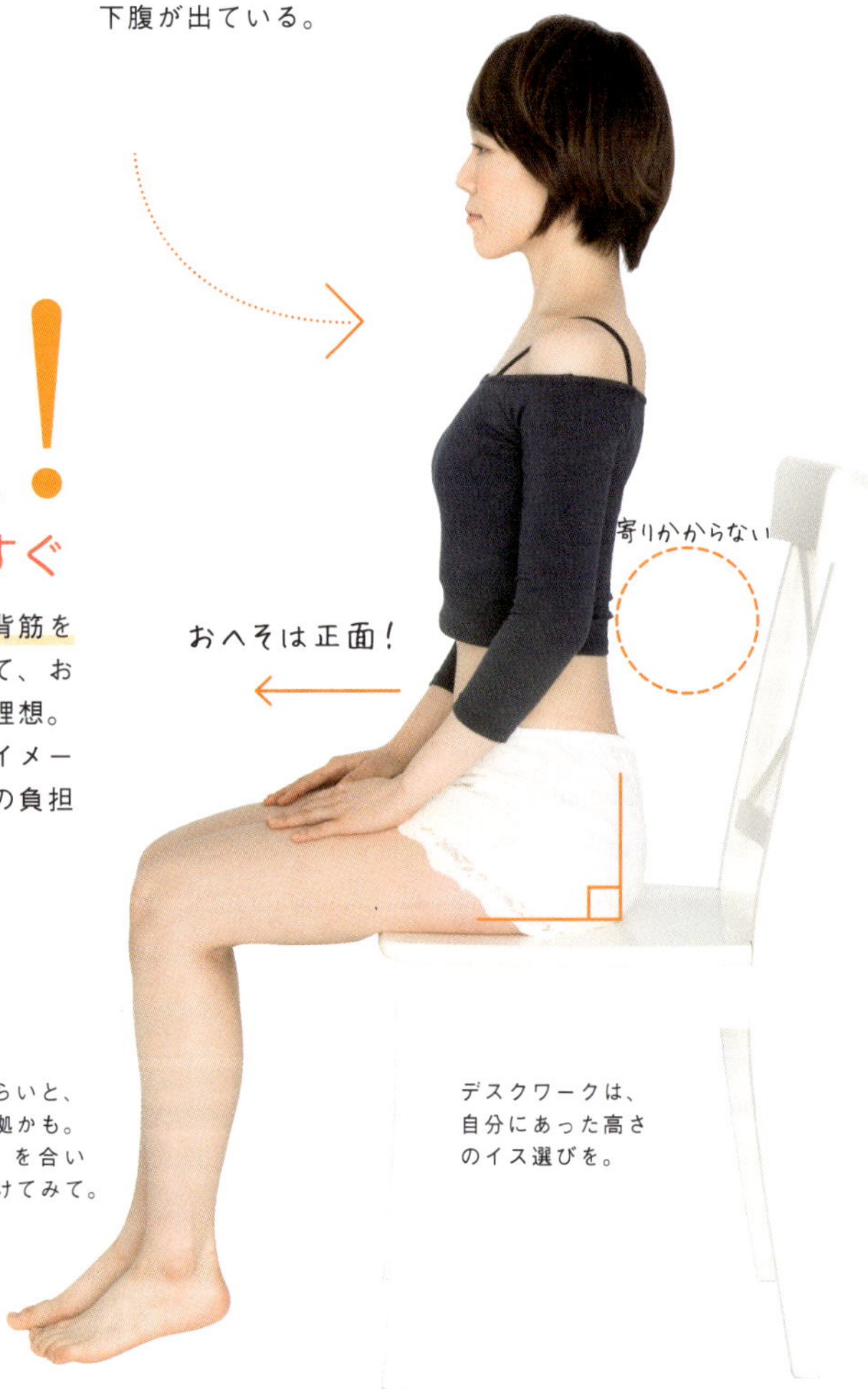

この姿勢がつらいと、体幹が弱い証拠かも。「おへそは前」を合い言葉に習慣づけてみて。

デスクワークは、自分にあった高さのイス選びを。

ぽかトレ 2　姿勢 & 骨盤リセットで巡りを整える

TRAINING 1 MASSAGE
TRAINING 2 POSITION
TRAINING 3 LIFESTYLE
TRAINING 4 FOOD

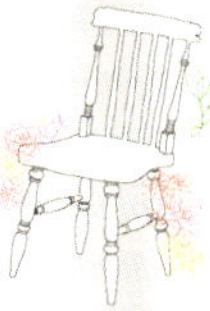

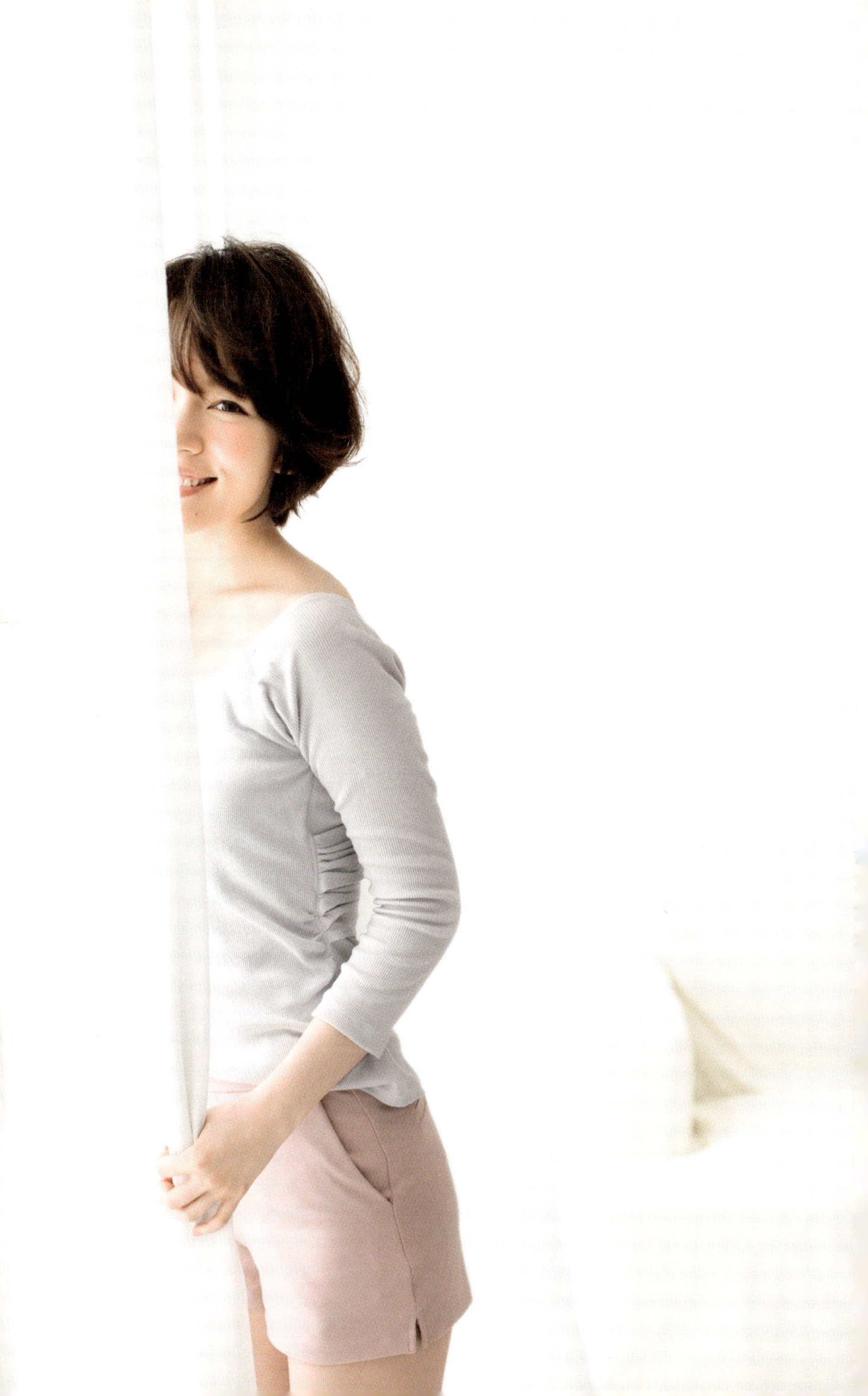

下半身を鍛えて、ヤセ体質になる！

骨盤リセットで、下半身太りを解消

下半身には、体全体の約70％の筋肉が集まっています。下半身の筋肉が衰えると、全身に血液を巡らせる力が落ち、冷えやすい体になってしまいます。

下半身の筋肉を鍛えるときにカギとなるのが「骨盤」です。骨盤のゆがみをリセットするには、骨盤まわりの筋肉を定期的にゆるめたり、伸ばしたり、鍛えたりすることが大切です。

この筋肉は、骨にいちばん近い「インナーマッスル」と呼ばれています。インナーマッスルを伸ばしたり縮めたりしてやわらかく動きやすくすると、骨も自然と動く。下半身の可動域が広がって姿勢もよくなり、運動量も大幅にアップします。

ちょっとした習慣に表れる

骨盤のゆがみチェック

どんな人でも骨盤はどうしてもゆがむもの。だからこそ、こまめにリセットすることが大切。あてはまる項目が多い人はかなりゆがんでいます。骨盤リセットを習慣化して！

- □ 長く座っていられない
- □ 座っているときに、おへその位置がどちらかの方向を向いている
- □ 歩いていると、スカートが片方に回る
- □ 横座りをすることが多い
- □ 便秘や生理痛がひどい
- □ 出っ尻なほうである
- □ 仰向けのとき、足の開き方に左右差がある

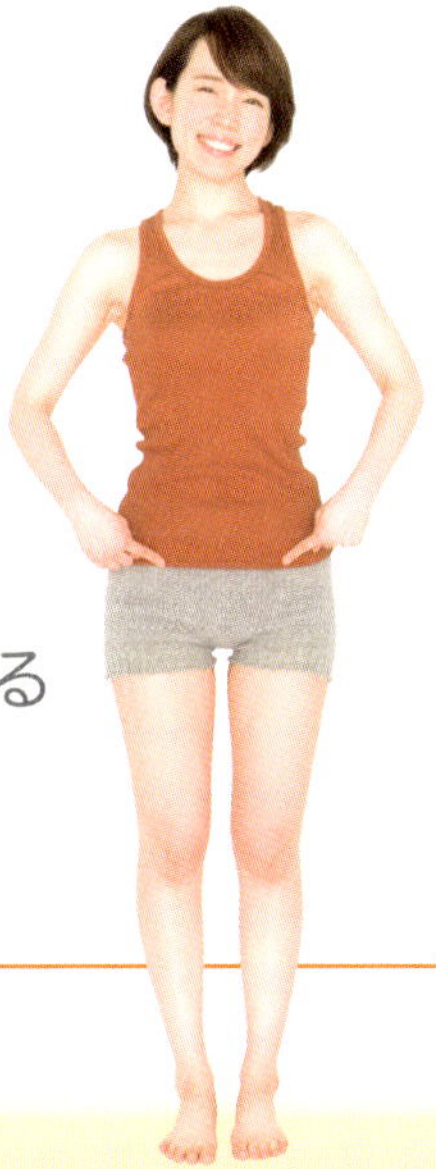

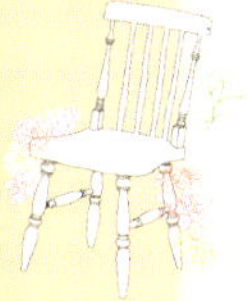

骨盤リセットストレッチ……1

股関節まわし

動かしやすくウォーミングアップ

骨盤がゆがむと股関節の可動域が狭まりがち。股関節をまわして、本来の可動域を取り戻して。まわりの筋肉をまんべんなくストレッチ。

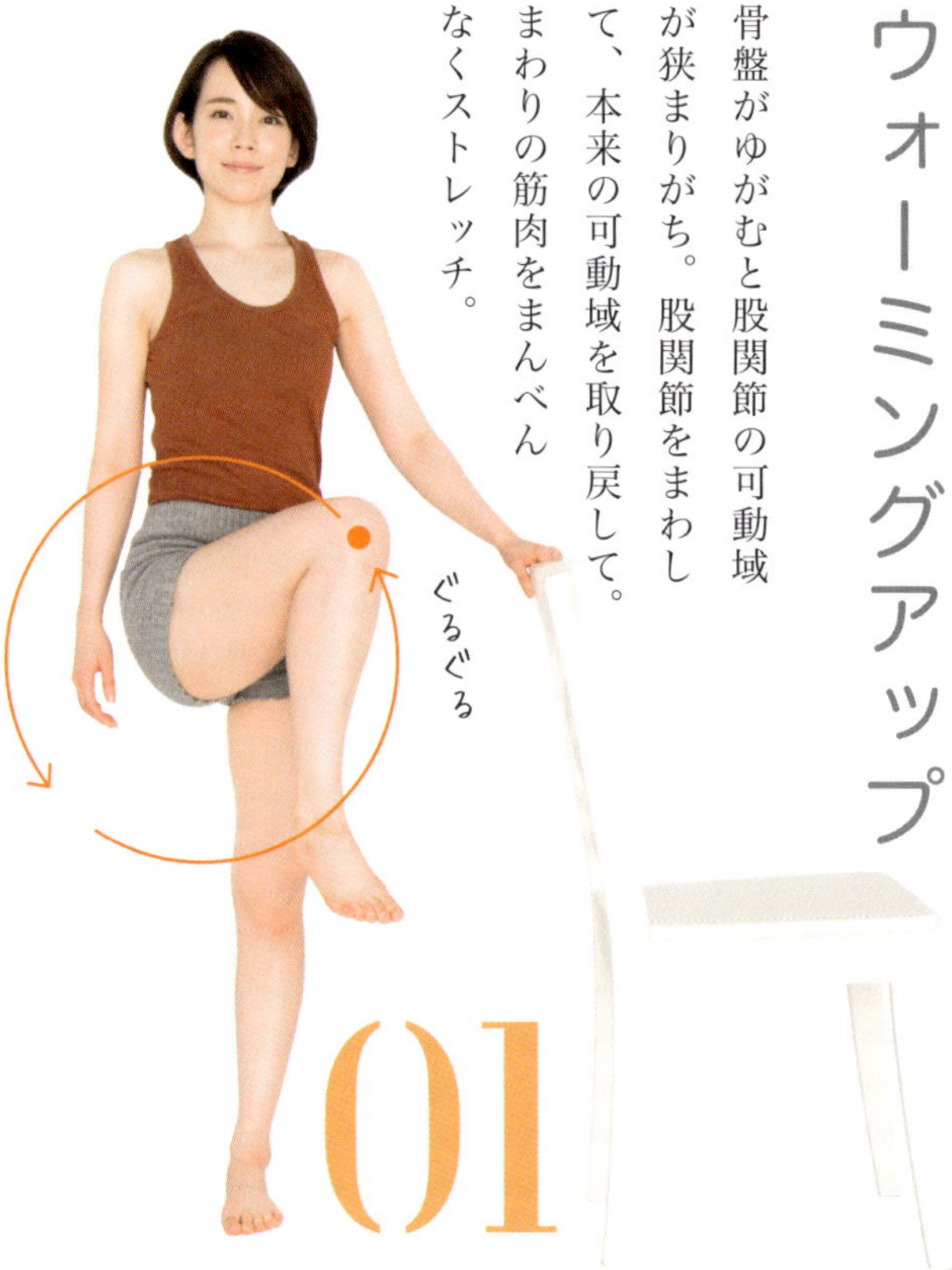

01

姿勢をキープしてゆっくりまわす

イスを支えにしてまっすぐ立ち、内側から外側にゆっくりまわす。ひざをしっかり上げるのがポイント。姿勢が崩れないよう注意。

02

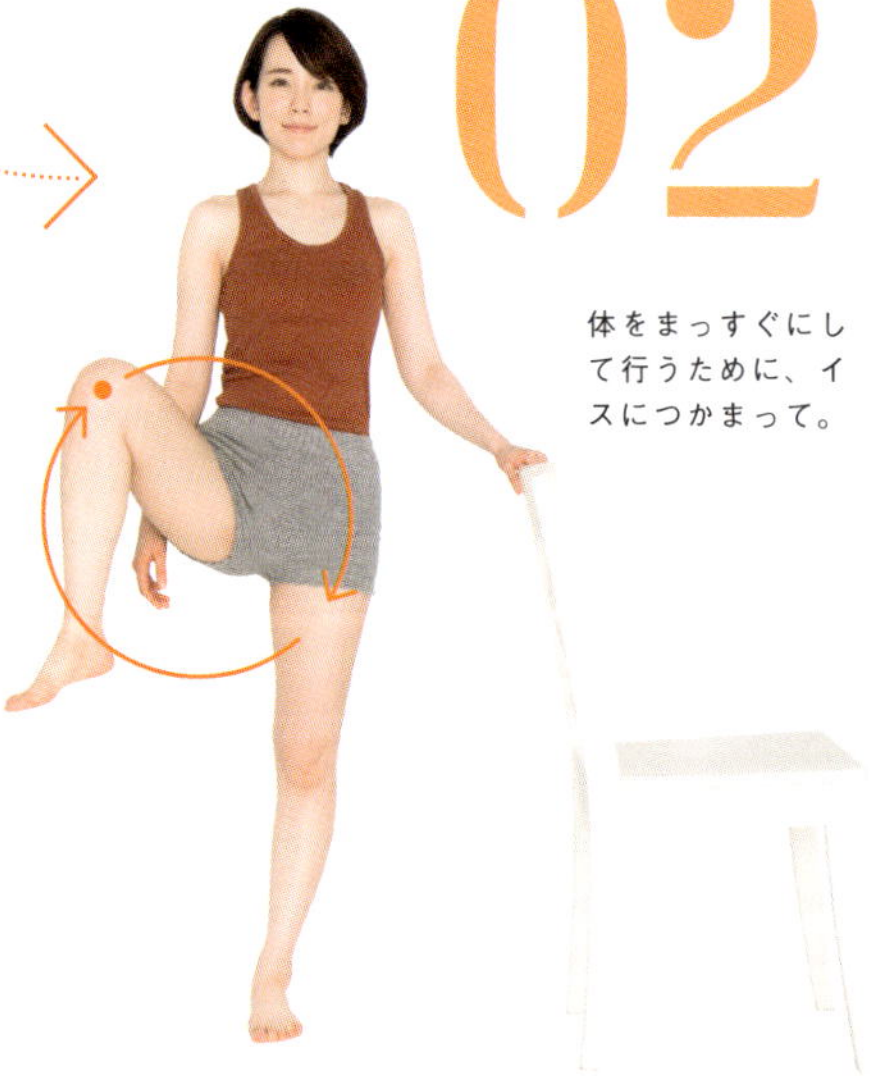

体をまっすぐにして行うために、イスにつかまって。

反対側もまわす

大きく回してあげることによって、そけい部のリンパの流れも促される。

POKA POKA POSITION

骨盤リセットストレッチ……2

股関節ゆるめ

リラックスさせる

骨盤まわりに無駄な力が加わっていると、股関節まわりの筋肉も緊張してかたくなっています。ゆるめてリラックスを。

CHECK!

骨盤底筋群をきたえる！

骨盤底筋群とは、恥骨・尾骨・坐骨にかけてついており、子宮や膀胱などの内臓を支えています。この筋肉が弱いと、骨盤のゆがみにつながってしまうのです。お尻をキュッと締めるようにするだけでも鍛えられるので、日常でもやることを意識してみて。

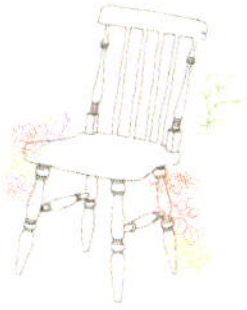

重力にまかせてペタンと開く

仰向けになり足の裏を合わせ、ひざを開く。重力を利用して開いていくのがコツ。このとき、腰が上に反ってしまわないよう床につけて。

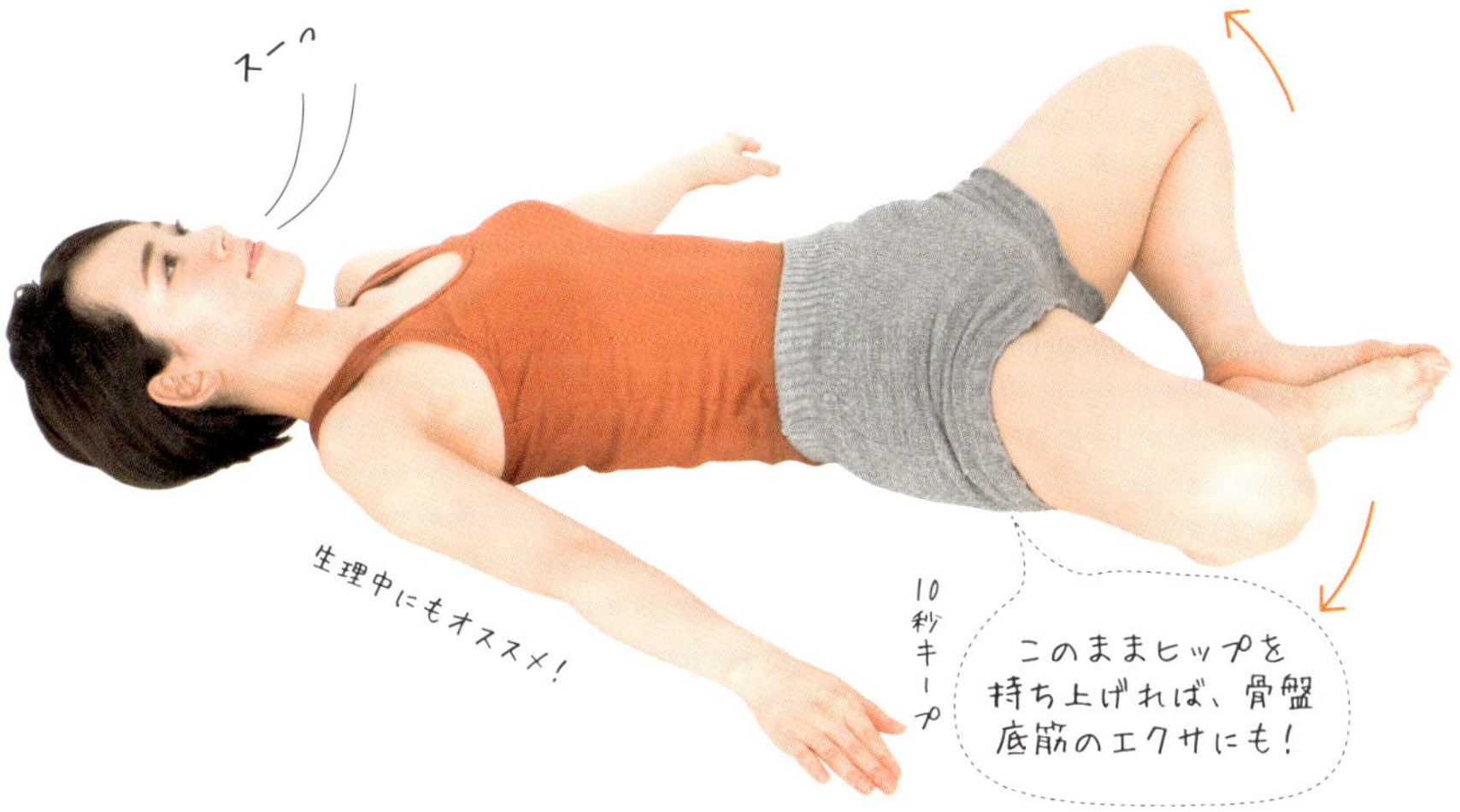
スー
生理中にもオススメ！
10秒キープ
このままヒップを持ち上げれば、骨盤底筋のエクサにも！

POKA POKA POSITION

骨盤リセットストレッチ……3

股関節伸ばし

ゆがみにくくする

股間接をよくのばし、骨盤を支える体幹の筋肉を鍛えます。体幹がしっかり安定すると骨盤がゆがみにくくなり、自然と正しい姿勢を作ることができます。

片足を大きく踏み込んでキープ

片足を大きく前に出し腰を下ろす、反対の足はうしろに引っぱる。体が前やうしろに引きながら、うしろ足の伸びを感じて。骨盤を支える筋肉があるので、そこがこりかたまらないようにこまめにやるのがオススメ。

01

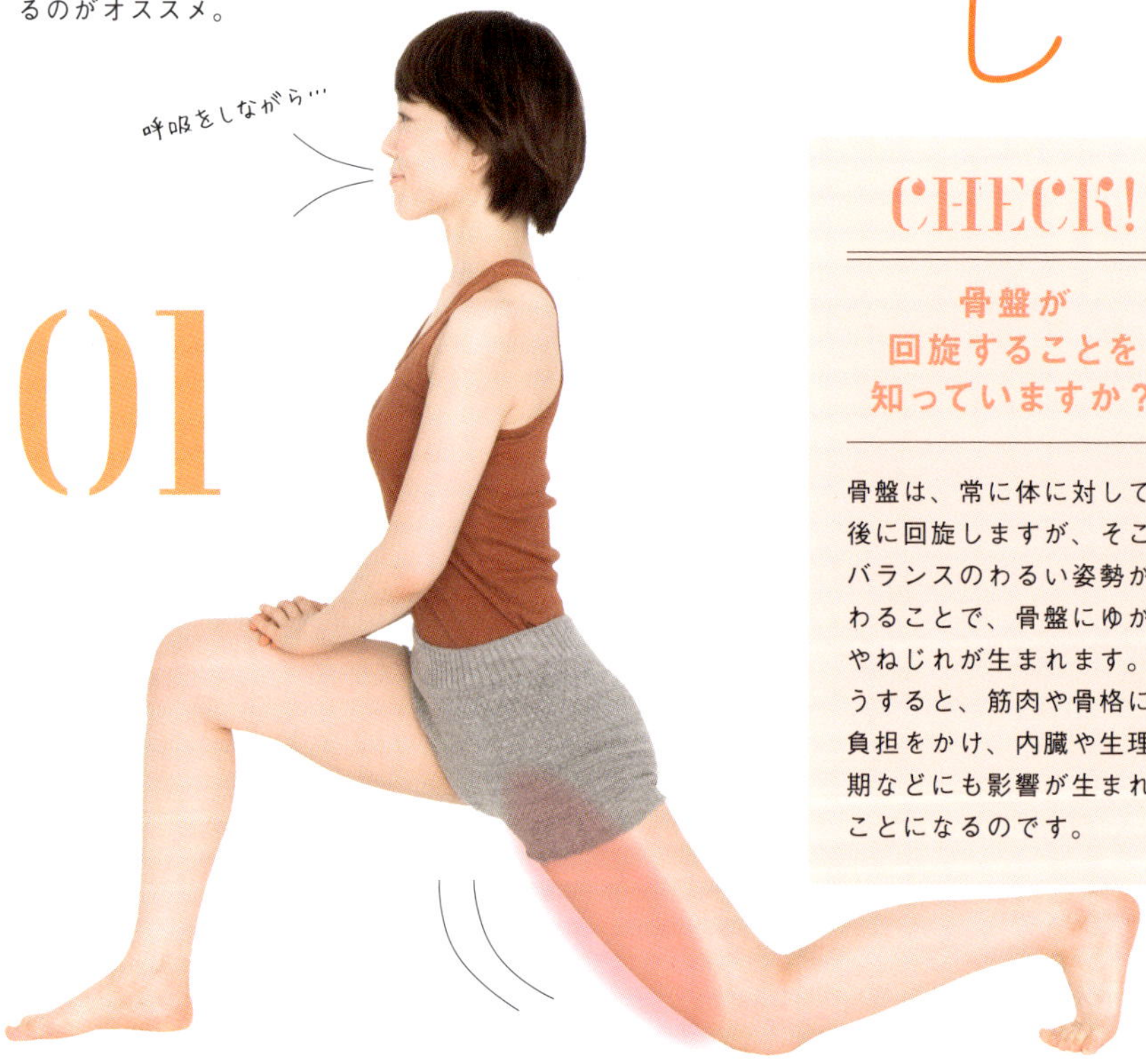

CHECK!

骨盤が回旋することを知っていますか？

骨盤は、常に体に対して前後に回旋しますが、そこにバランスのわるい姿勢が加わることで、骨盤にゆがみやねじれが生まれます。そうすると、筋肉や骨格にも負担をかけ、内臓や生理周期などにも影響が生まれることになるのです。

02

大股でウォーキング

足をいっぱいまで開いて歩く(歩きやすい靴で!)。股関節の可動域が広がり、自然と肩も動いて首まわりの違和感も解消されます。

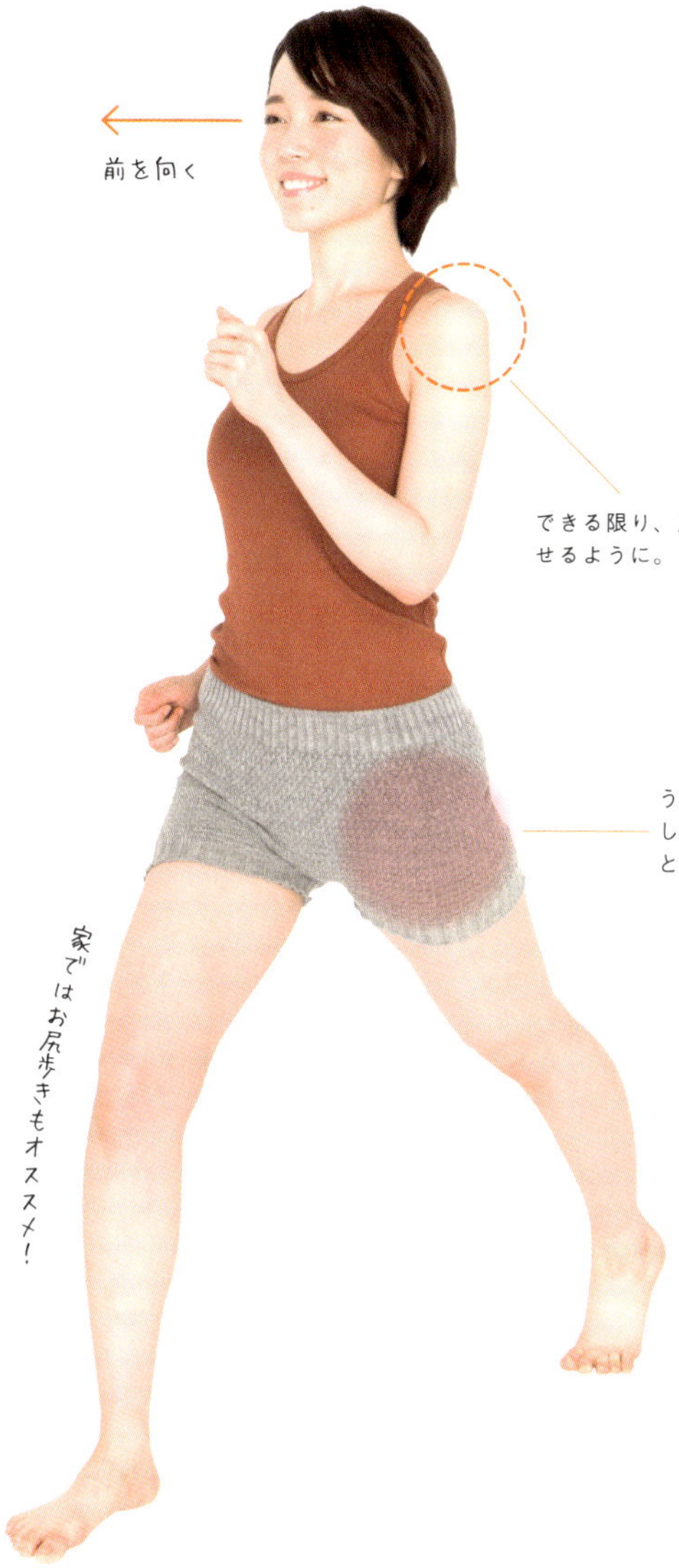
背筋ピーン
前を向く
できる限り、肩を動かせるように。
うしろ足の伸びを意識しながら歩くと、自然と大股で歩けます。
家ではお尻歩きもオススメ!

CHECK!

歩きながらでも伸ばせる!

万歩計で、1日の歩数を計ったことはありますか?女性の1日の平均は約6000歩と言われていますが、大股で1日8000~1万歩歩ける日が増えるといいかも。でも、まずは歩く量より、質を整えることが大切です!大股ウォーキングは骨盤まわりの筋肉を伸ばせるので、骨盤を支えられる体作りにつながりますよ!

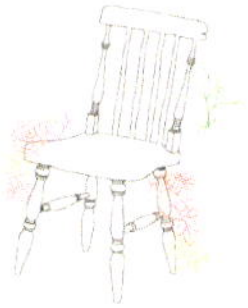

POKA POKA POSITION

骨盤リセットストレッチ……4

お尻伸ばし

ゆがみにくくする

骨盤まわりの筋肉をしっかり伸ばして血流をスムーズに。ポイントは、自分の体重「自重」を使って無理なく伸ばしていくことです。

01

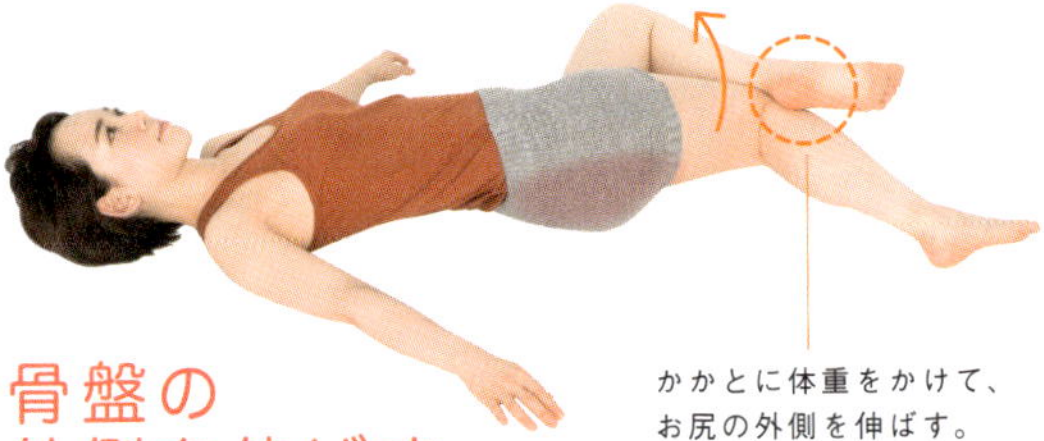

かかとに体重をかけて、
お尻の外側を伸ばす。

骨盤の外側を伸ばす

左足首で右ひざの外側を押さえ、右足を内側に倒す。骨盤の外側の筋肉を、自重を利用してしっかり伸ばしていく。

ひざの上に引っかける。

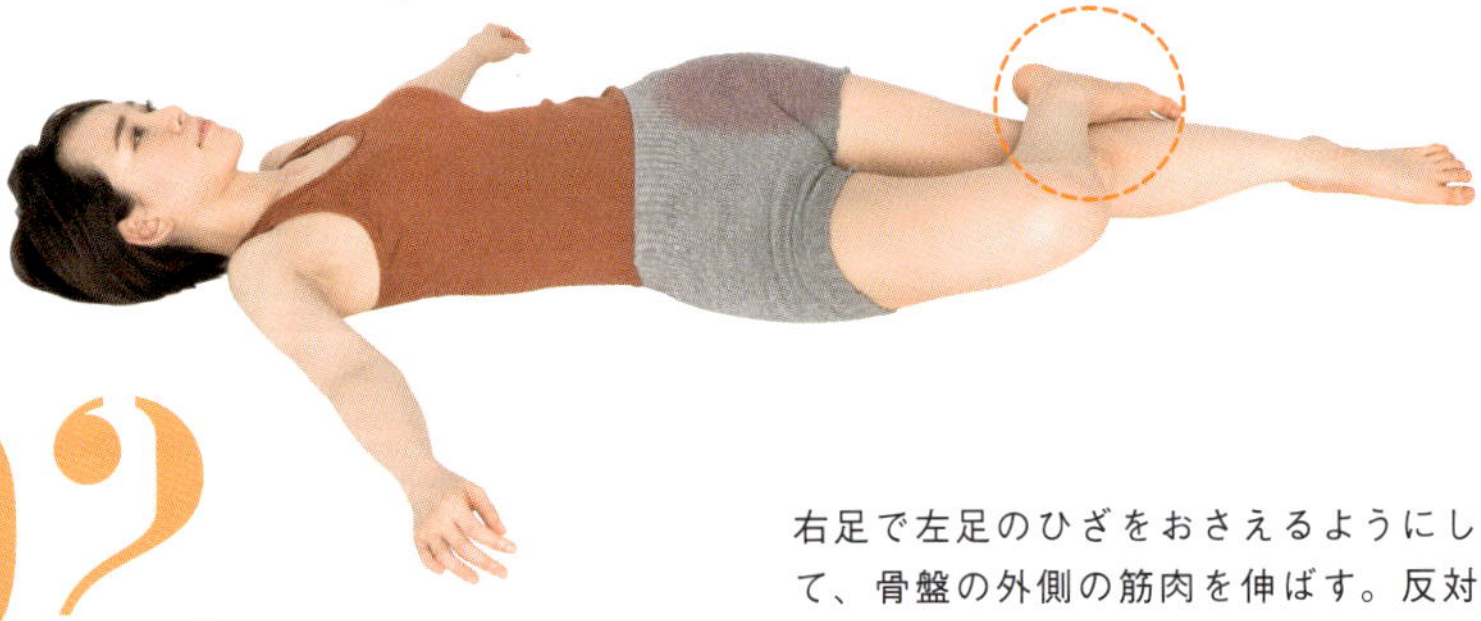

02

右足で左足のひざをおさえるようにして、骨盤の外側の筋肉を伸ばす。反対側の足も同様に行う。

POKA POKA POSITION

骨盤リセットストレッチ……5

壁スクワット

簡単骨盤リセット！

私が歯磨き中に取り入れている壁スクワット。日中のさまざまな動きによって、ゆがんでしまった骨盤をリセットするイメージです。

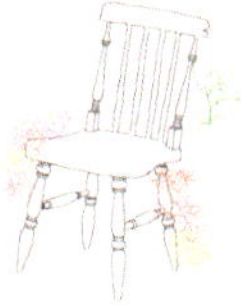

01

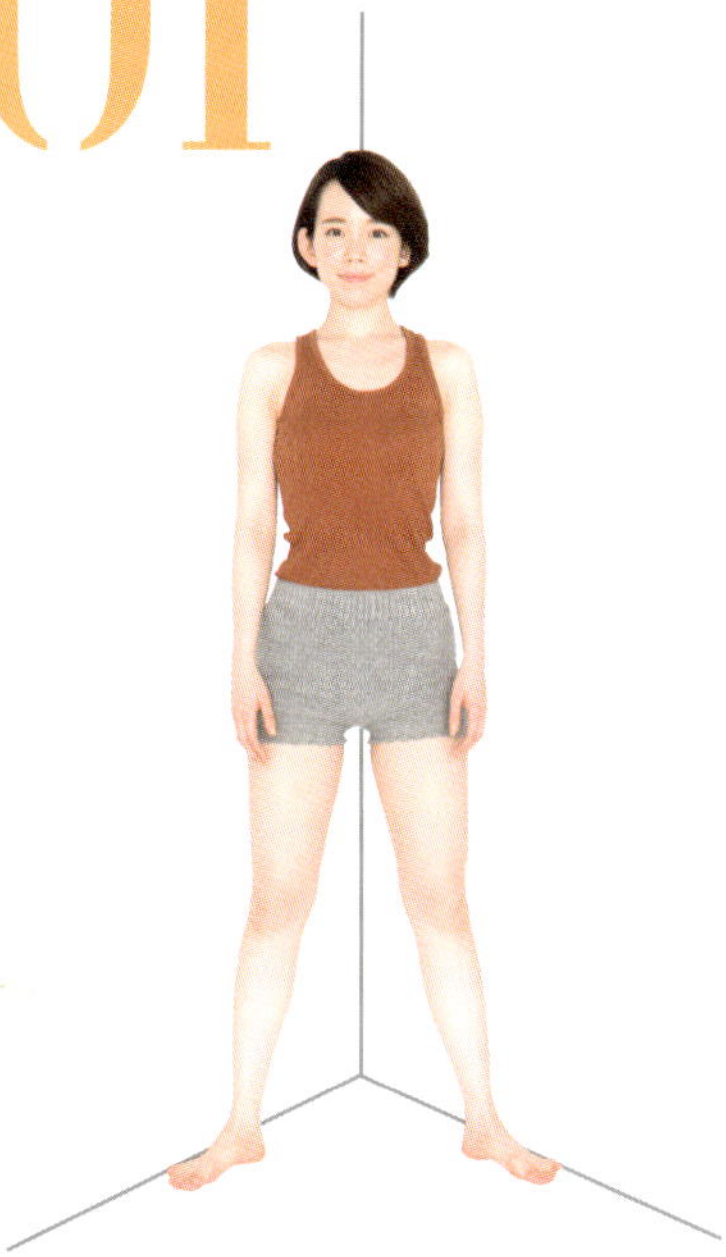

壁の四隅の前に立つ

壁の四隅に立ち、両壁のラインに足を合わせる。

02

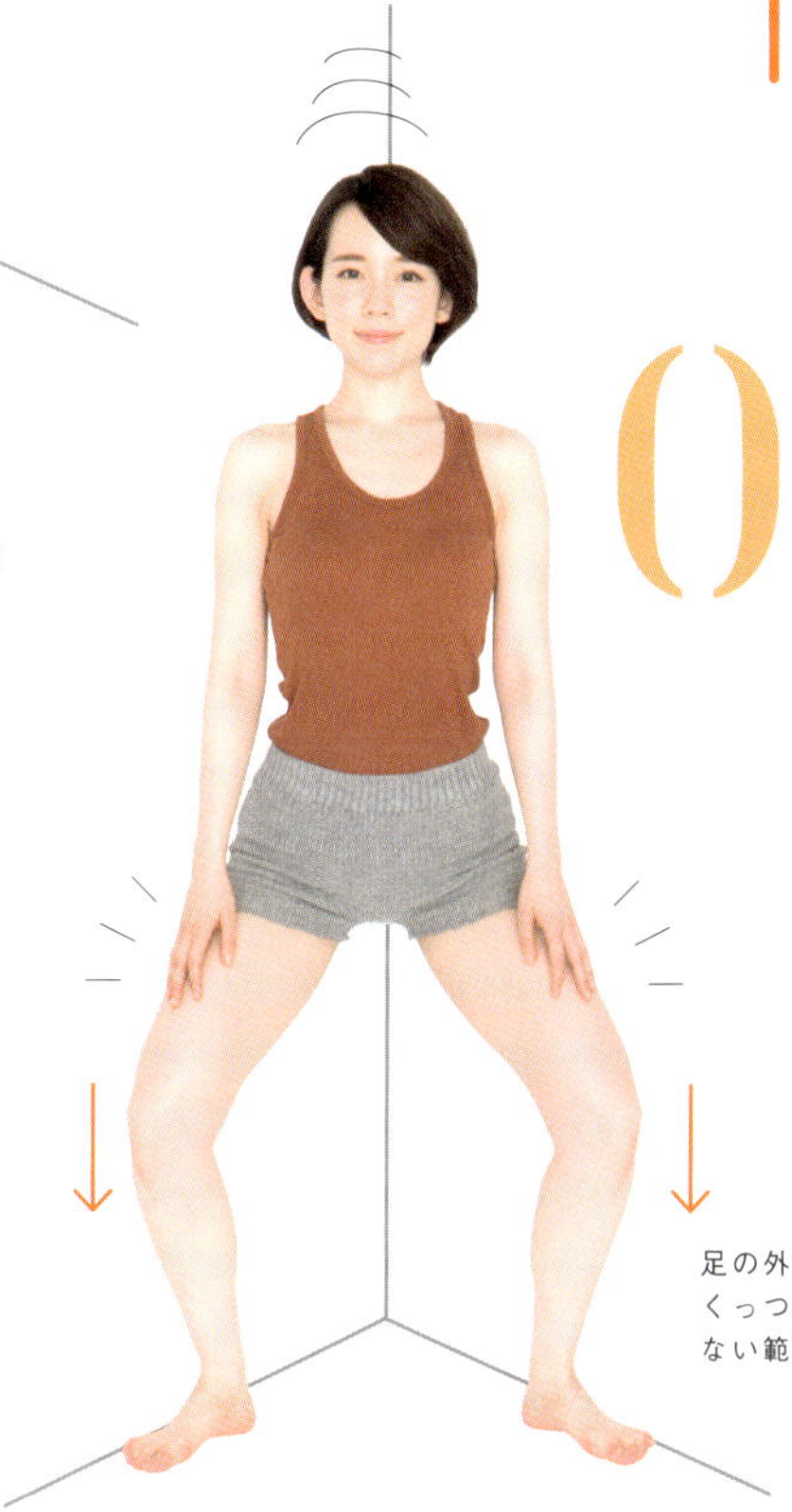

腰を下ろしてスクワット

無理のない範囲で腰を下におろす。ゆっくりめに繰り返して。

足の外側とひざを壁にくっつけるが、無理のない範囲で行って！

POKA TRAINING

ぽかトレ 3 LIFESTYLE

ぽかぽかする クセをつける 毎日の生活習慣

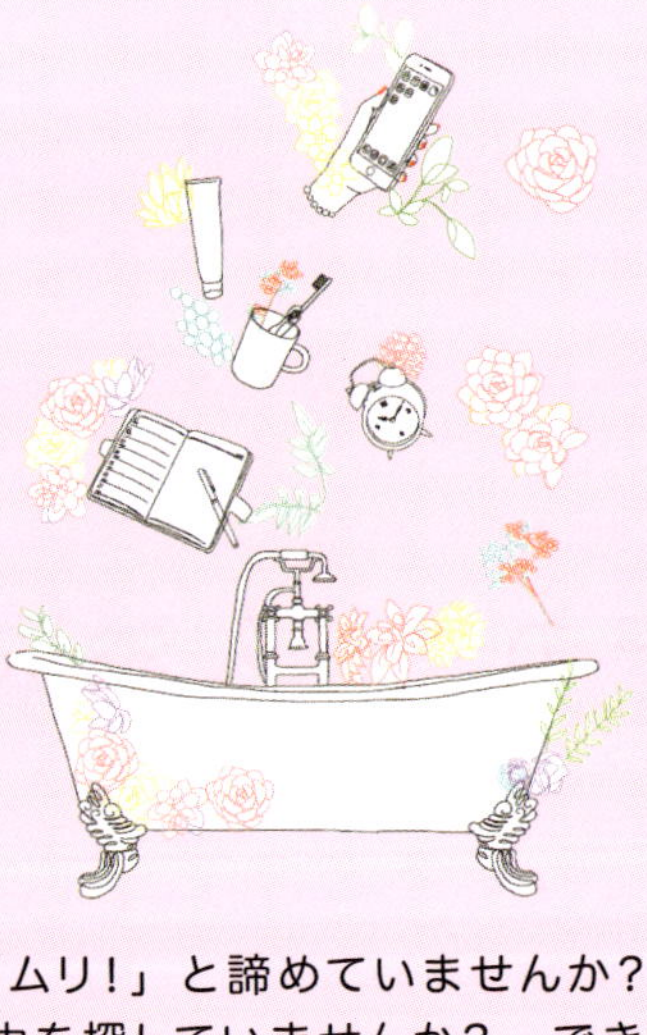

ダイエットは自分には「ムリ！」と諦めていませんか？　忙しさや環境、体質、年齢など、できない理由を探していませんか？　できないことよりも、その中で生活に取り入れられそうな小さな「できる」を集めてみました。毎日無理なく温める習慣を作りましょう。

［ 目的と効果 ］

1

忙しい人も温められる！

朝食や身支度など忙しい朝でも何かをしながら、すき間の時間にできること。昼間の仕事中でも“ながら”ぽかトレができます。特別な時間も必要なくて、始めやすいことばかり。楽しみながらぽかぽかと温めるクセがつきますよ。

2

体も心も軽くなっていく

無理したり、つらい食事制限をするのとは違って、いつもの生活を見つめ直して、できることを少しずつ加えていければOK。何かに追われることなく「ぽかぽかボディ」に近づけるので、体はもちろん、心も軽くいられるのかも大切に。

3

温め効果の高い入浴法を知る

ゆっくり湯船に浸かれなくても、簡単なウォーミングアップをすれば、発汗効果も高まり、代謝がアップします。また、入浴中にオススメのマッサージもすれば、ダブルでぽかぽかに！　短時間でより効率的に温めるテクをやってみてください。

平日も休日もストレスなく「ぽかトレ」を取り入れる

朝起きたら、ベッドの上で体を伸ばす。仕事中に、簡単なストレッチを取り入れる。寝る前に、お気に入りのアロマでリラックスする——。

じつはどれも、私が日々取り入れている「ぽかトレ」です。トレーニングといっても、温かい体になるための小さな練習みたいなもの。気軽にできて、体が心地よく感じるものばかり。

いつでもどこでも、ほんの少しからでいい。コツコツ続けて温めるのが「ぽかトレ」の大事なところです。

試してみて、続けられたから結果が出た。そんなオススメのぽかトレをご紹介します。

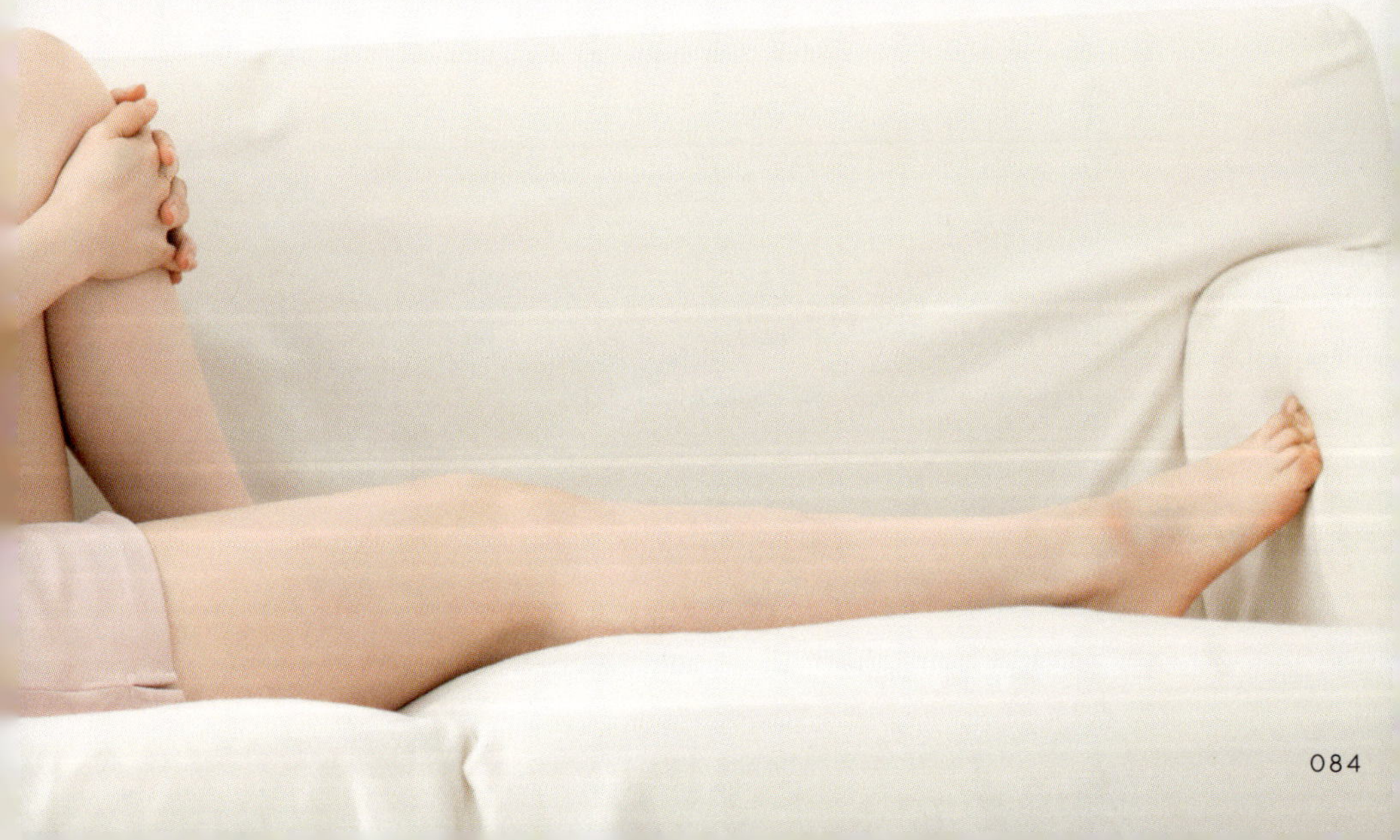

[タイムスケジュール]

■ 平日

7:00　起床・片づけ
7:15　歯磨き
7:30　朝食
7:45　支度
9:00　出勤
10:00　打ち合わせ
11:00　デスクワーク
（デスクワークのときはバランスボールを）
12:30　ランチ
13:30　デスクワークやSNS発信
（トイレのついでにエクササイズ）
15:00　おやつ
18:00　お迎え・買い物・夕食準備
19:30　夕食
20:00　お風呂・寝る準備
21:30　息子を寝かせる
23:00～24:00　就寝

■ 休日

休日も、基本的には起床時間は同じです。そのほうが睡眠リズムが崩れず、目覚めも寝つきもいい。休日は時間がある分、いつもより長めに湯船に浸かったり、マッサージする部位を増やしたりしています。

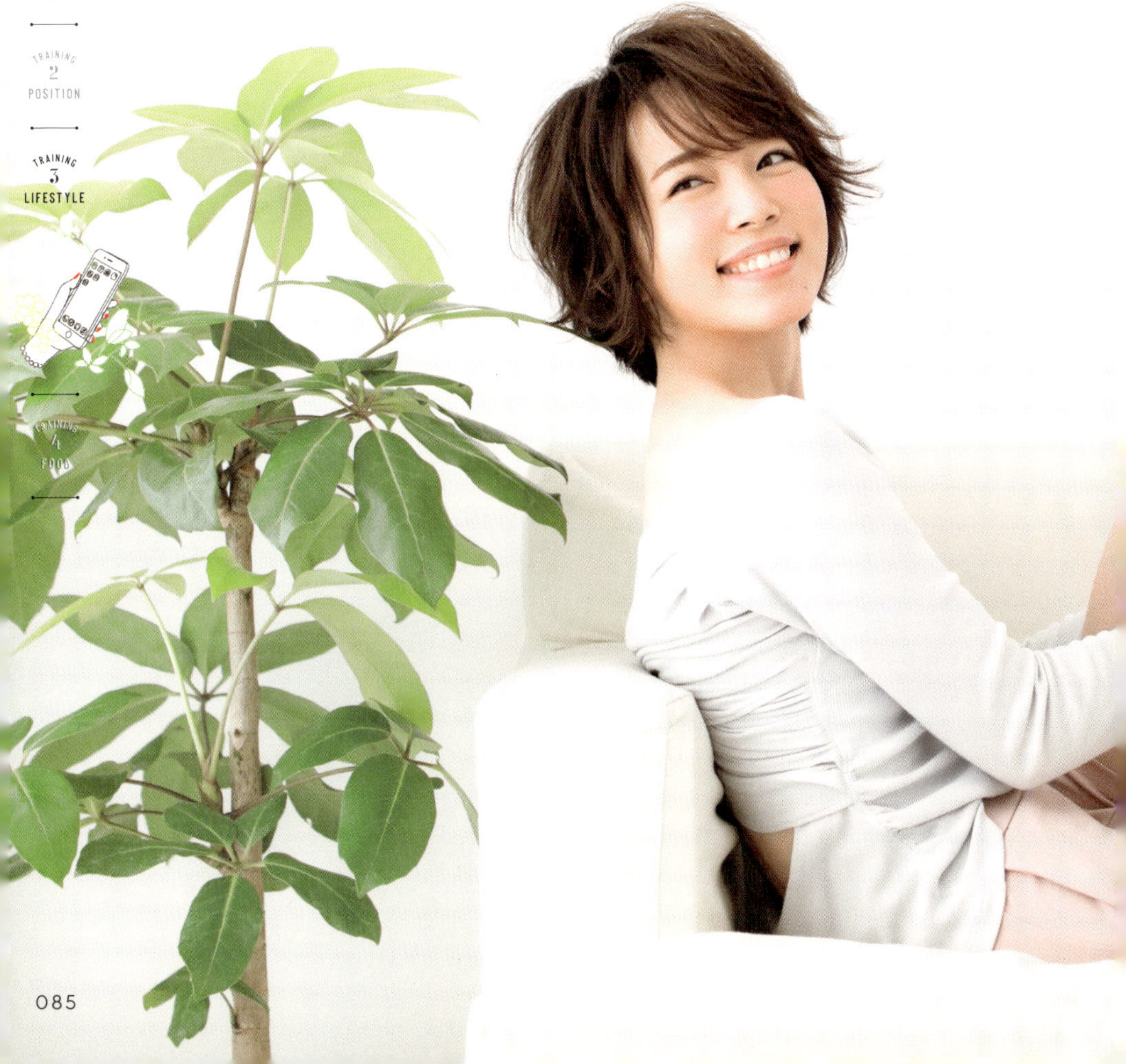

支度をしながら30分で温める

朝のぽかトレ

朝の小さな習慣が温めスイッチをオンにする

朝は、体もまだ眠い状態……。急に激しい運動をするより、少しずつ体を目覚めさせていきましょう。

朝起きたときの体は縮こまっているので、ゆっくり伸ばして血流を巡らせて。温かい飲み物をゆっくり飲むことで内臓が温まって活性化され、代謝スイッ

7:00 ［起床］

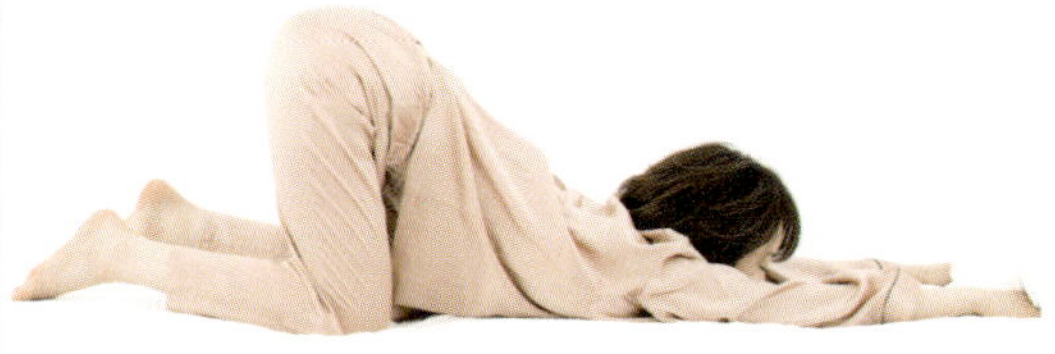

1分　起き抜けのねこポーズ

起きたら、ベッドの上でねこのように伸びを。縮こまっていた体が伸びて全身に血液が巡ります。

太陽の光をたっぷり浴びる　1分

太陽の光を浴びると、体の中の「目覚めスイッチ」がオンになります。私たちの体はそのスイッチが入った時間から14～16時間後に眠くなるよう睡眠リズムが作られているので、脳にしっかり「目覚め」を記憶させます。ホルモンバランスにも太陽の光はとても大切なので、日照時間が少ない冬こそ、カーテンを開けてたくさん光を浴びてみて。

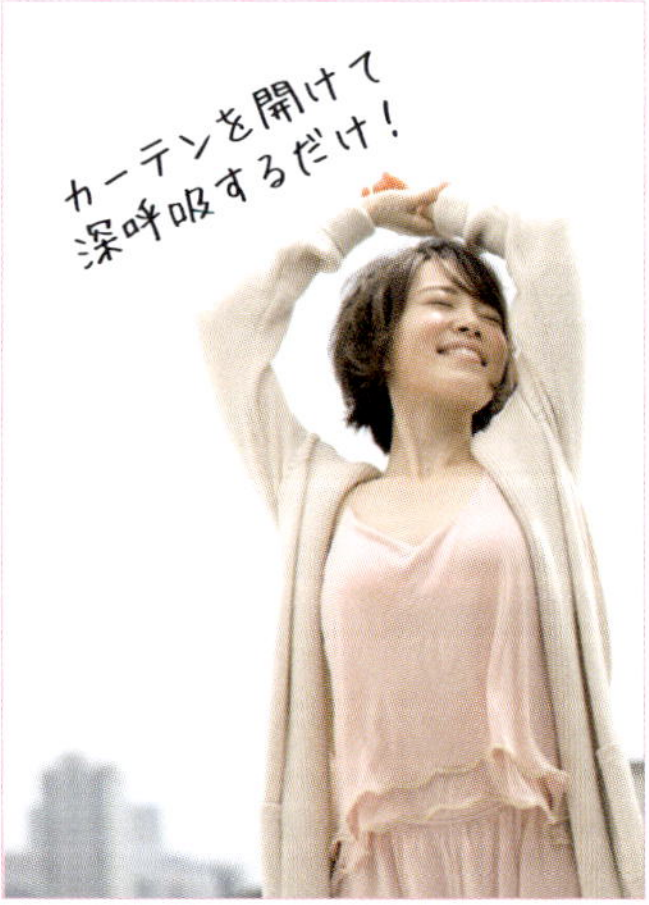

チがオン。

朝は、短い間に息子と自分の身支度、朝食の準備や家事などやるべきことがたくさんあって、忙しいですよね。でも、そんな朝でも取り入れられる温め方があります。

CHECK!

“ながらぽかトレ”で心もぽかぽか

“ながらぽかトレ”は、忙しくても気軽にできます。ストレスによるバランスの乱れは、冷えるもとになるので、「がんばりすぎない」をモットーに温めましょう。

7:15

［ 歯磨き ］

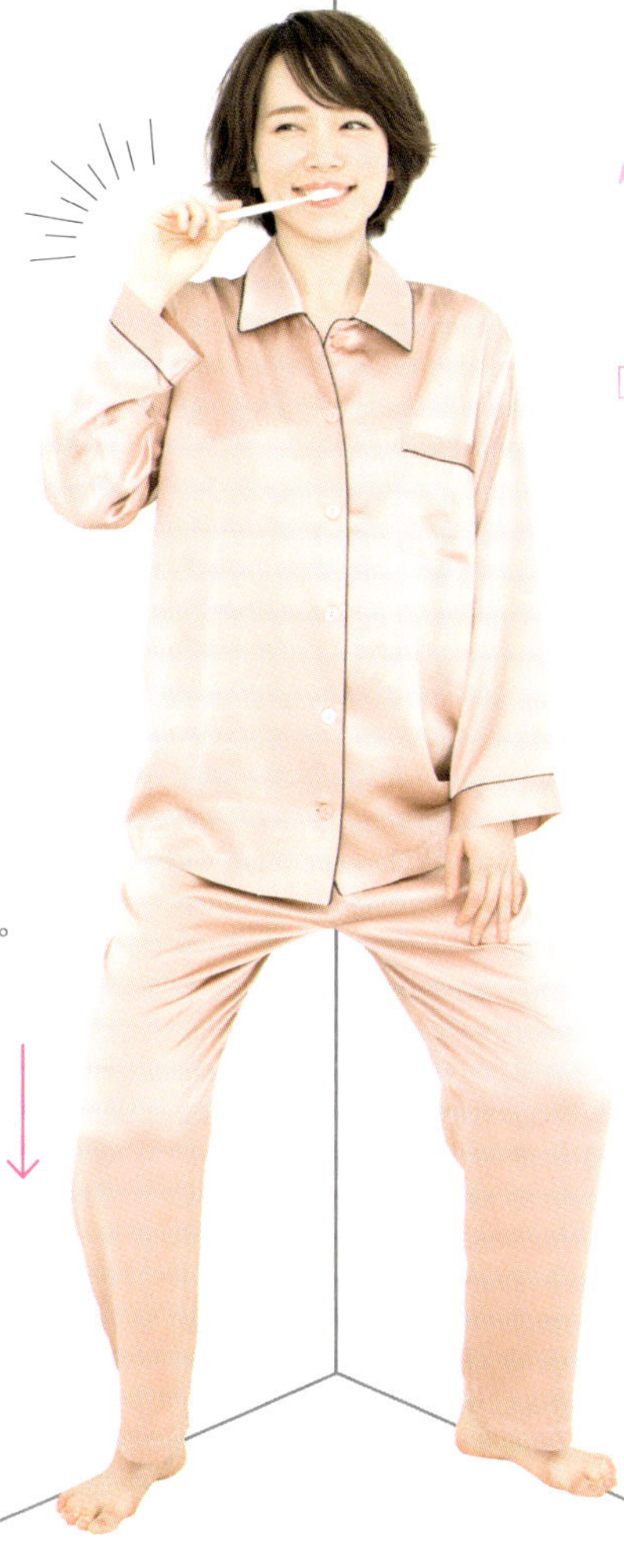

3分

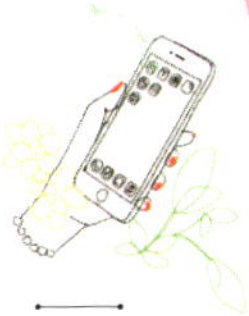

歯磨き中にスクワット

歯磨きをしながら「壁スクワット」を(P81)。下半身を動かすと、全身へ血液がたくさん送られてぽかぽかしてきます。

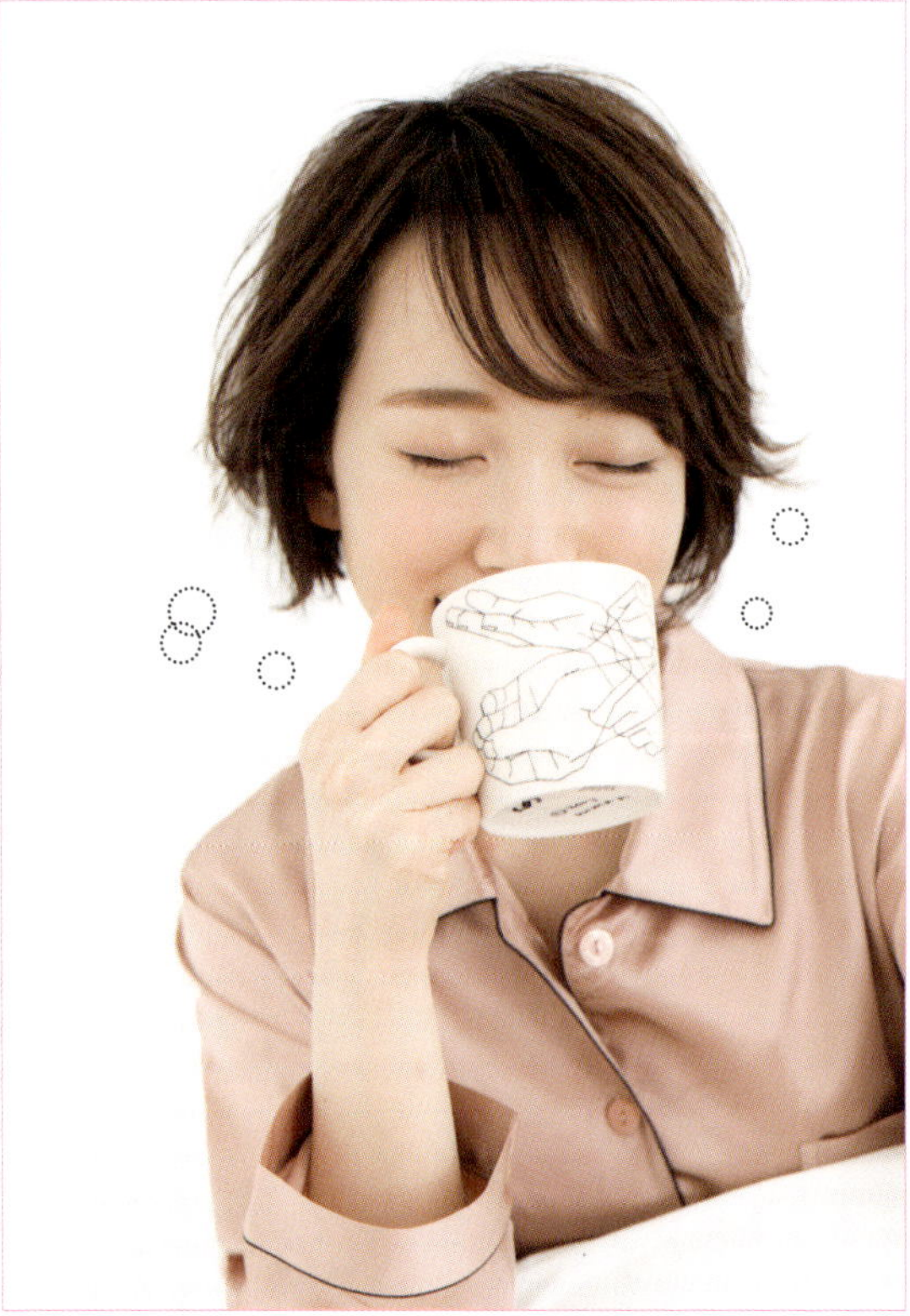

5分

白湯を飲む

朝は胃もまだ活発に動いていません。温かい白湯をゆっくり飲むと、胃も消化の準備ができて、体もしっかり温まります。水分のとり方はP106へ！

CHECK!

大切なトイレタイム

朝のトイレは、自分の調子を確認するための大事な時間！　毎日のデトックスができているか、しっかり確認してみて。

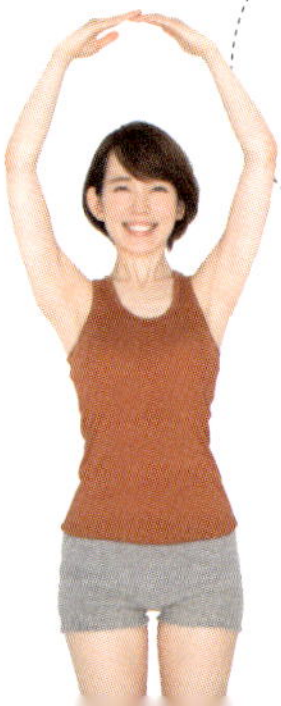

梅醤番茶や青汁にすることも。
起きたての体は酸性なので、
アルカリ性のものでバランス
をとると◎

7:30

［ 朝食 ］

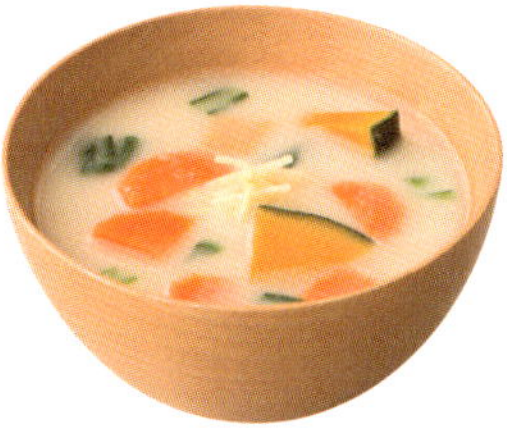

10分

朝食には具だくさんのみそ汁

冷えた体をしっかり温めてくれるだけでなく、体に必要な栄養素をしっかり補給できます。また、発酵食品も意識して食べるようにしています。テンペ、納豆、キムチ、漬物、発酵玄米など発酵食品であふれています。

10分

メイク前にマッサージ

朝のスキンケアを終えたら、そのまま顔のマッサージ(P52)をしましょう。化粧のりもよくなり表情も明るく。時間がないときは、耳(P53)や首(P92)のストレッチを。舌を歯の表面に伝わせて左右に30回ずつまわす「舌ストレッチ」も。

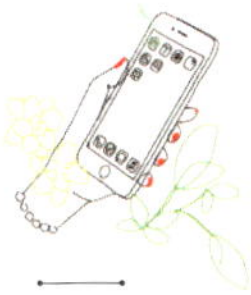

7:45

［ 支度 ］

デリケートゾーンには天然素材を選べばぽかぽか

デリケートゾーンは体内への吸収率が高いため、生理中はオーガニックコットンなどの天然素材のナプキンがおすすめ。最近は使いやすい商品(P120)も豊富です。私はにおいやムレ、経血の出方も変わったので、ぜひ試してみてください！

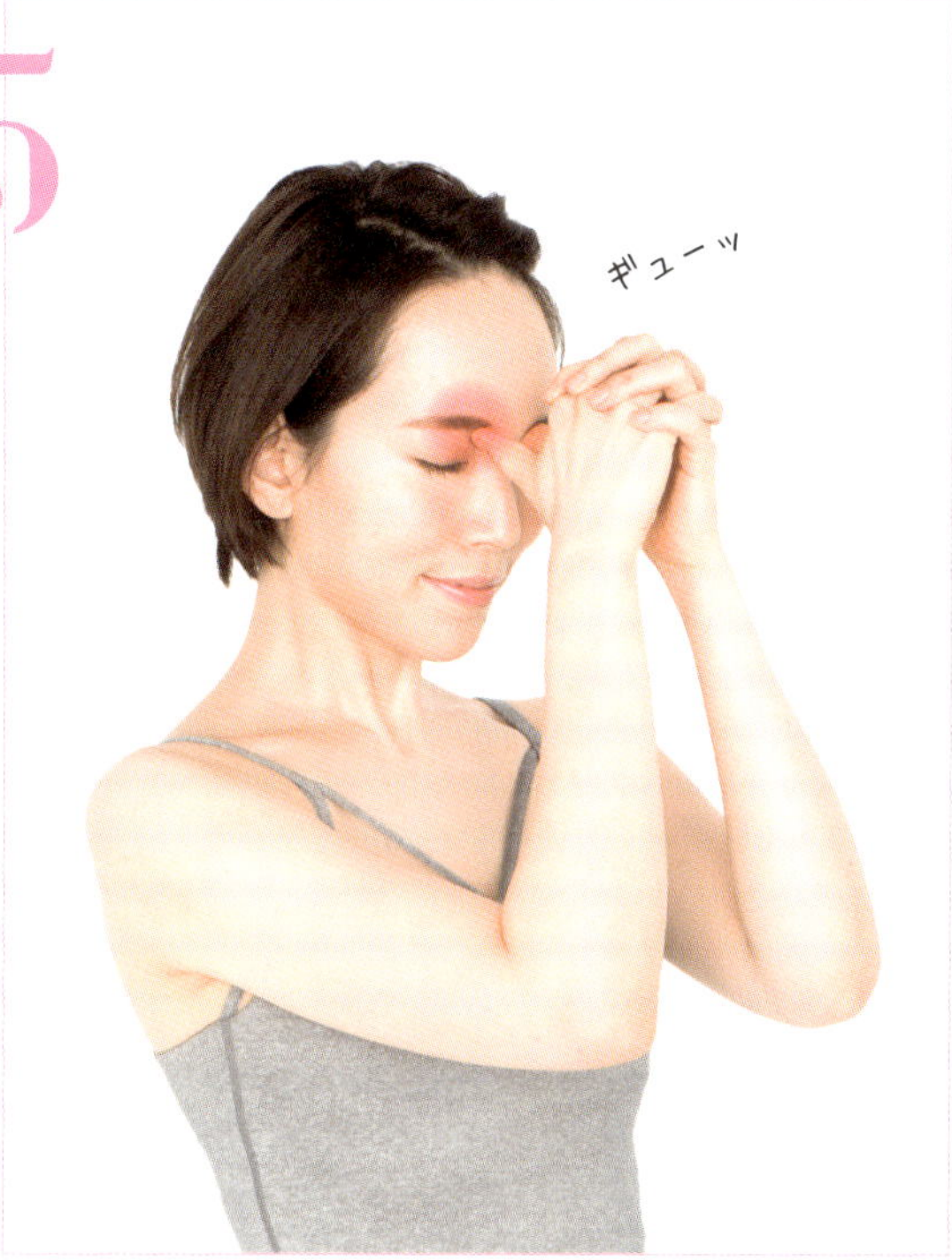

仕事に集中するための温め習慣

昼のぽかトレ

会社や出先でも温められるアイデア

仕事が始まると、体も活動モードに。でも、パソコン作業や立ち仕事など、同じ姿勢が続くと、せっかく巡っていた血流も徐々に滞ってしまいます。

座り方を変えたり、机の下でちょこちょこ足を動かしたり、少し面倒なことでも席を立つなど、ずっと同じ体勢にならないよう、こっそり「ぽかトレ」を

9:00 ［出勤］

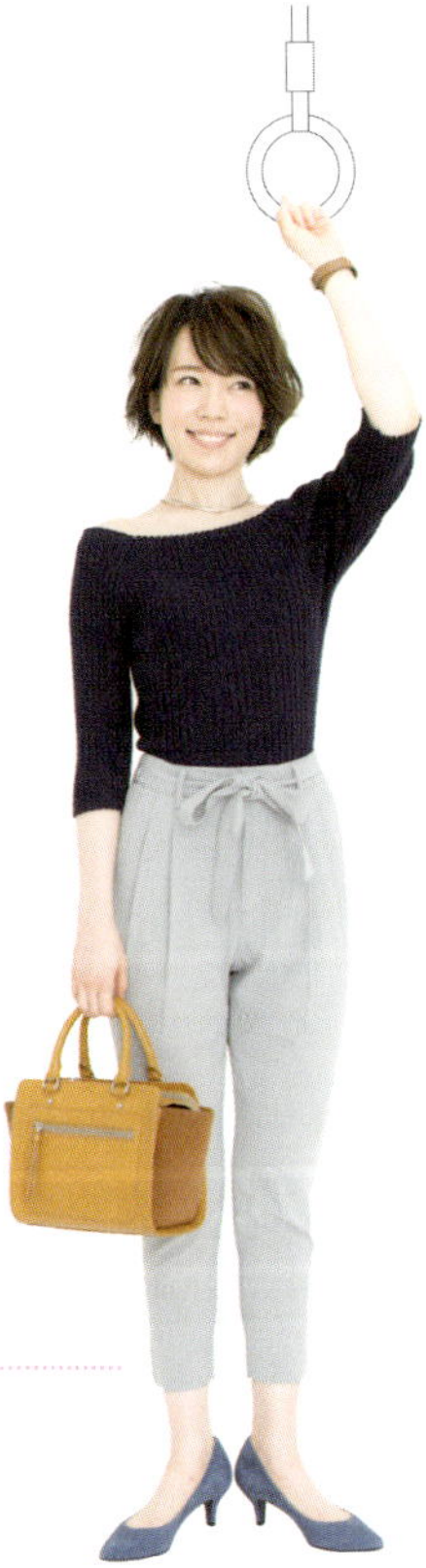

立ち姿のとき足先を広げて

吊り革を持ってバランスを取りながら、足元はちゃっかり骨盤リセット。かかとをつけて無理なくつま先を開きます。ひざをきゅっと閉めて立ってみて。

NG!

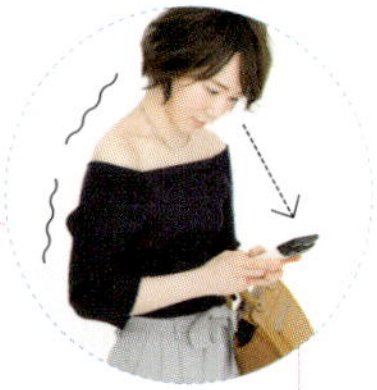

うつむいた姿勢は冷えのもと！

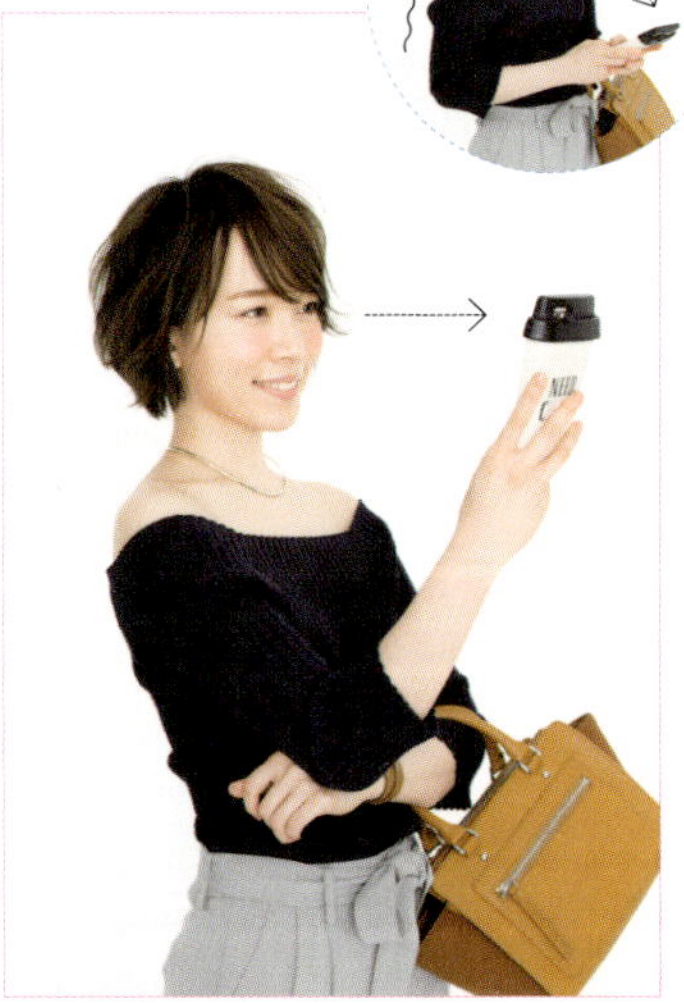

スマホ画面は目線がベスト

スマホをうつむいて見ていませんか？　スマホは目線の高さに上げて見ましょう。うつむいて見ると、無意識に肩が内側に入り、肩から首にかけて血流がわるくなりやすいので、片方の手でひじを支え、目線の高さまで上げて見るように。

するのがカギ。

体が温かいと自律神経も整いやすく、イライラすることも減り、仕事のパフォーマンスや集中力もアップ。大切な仕事や育児の時間を、頭痛やダルさなどの不調に邪魔されることなく、心地よく過ごせると思います。

11:00

［ デスクワーク ］

仕事スタート

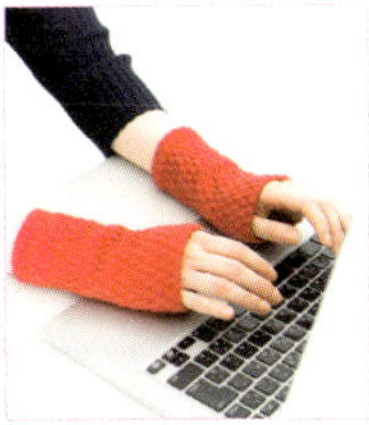

手首が冷えやすい人は、手首ウォーマーを。巡りよく肌もきれいに保つためにハンドクリームも。

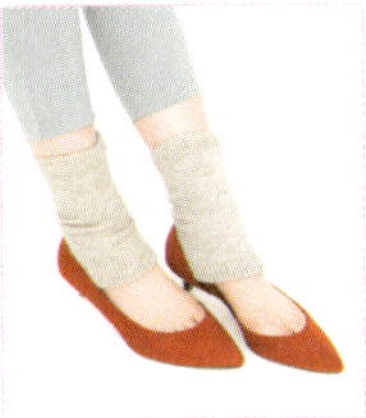

足元にはレッグウォーマーを。足首を温めるだけで足先も冷え予防に。

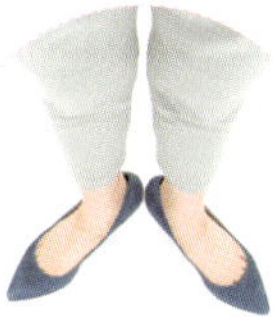

広げられる範囲で！

12:30

［ ランチ ］

彩り豊かなおかず・メニューを選ぶ

お昼は、丼ものなど単食で食べ終わってしまうものより、おかずの品が多いメニューにしましょう。栄養素が増えるほか、さまざまな食材があったほうが目に入る情報も多く、満腹中枢が刺激され、食べすぎを防いでくれます。

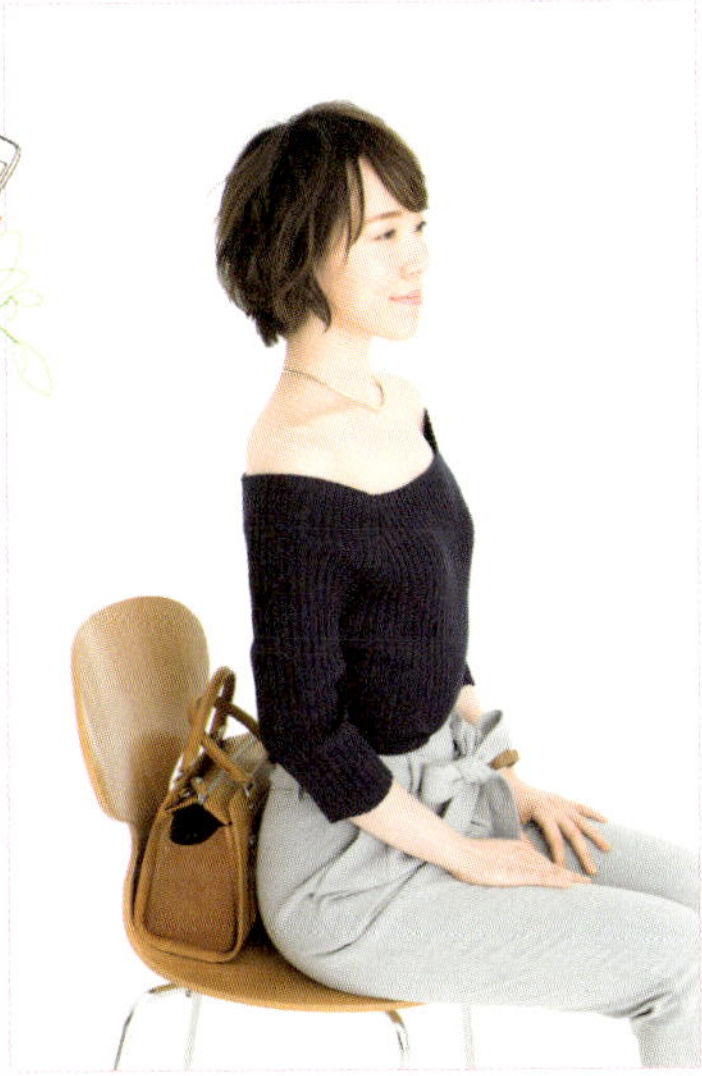

バッグをうしろに置く

ランチで席についたら、バッグをイスの背もたれと体の間に。腰にクッションができ、姿勢が自然とよくなります。

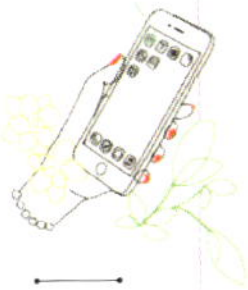

13:30

首のストレッチ

同じ姿勢が続くと首まわりの筋肉がかたくなります。少しずつ角度を変えながら伸ばしてみると、ほぐれやすくなりますよ。

01

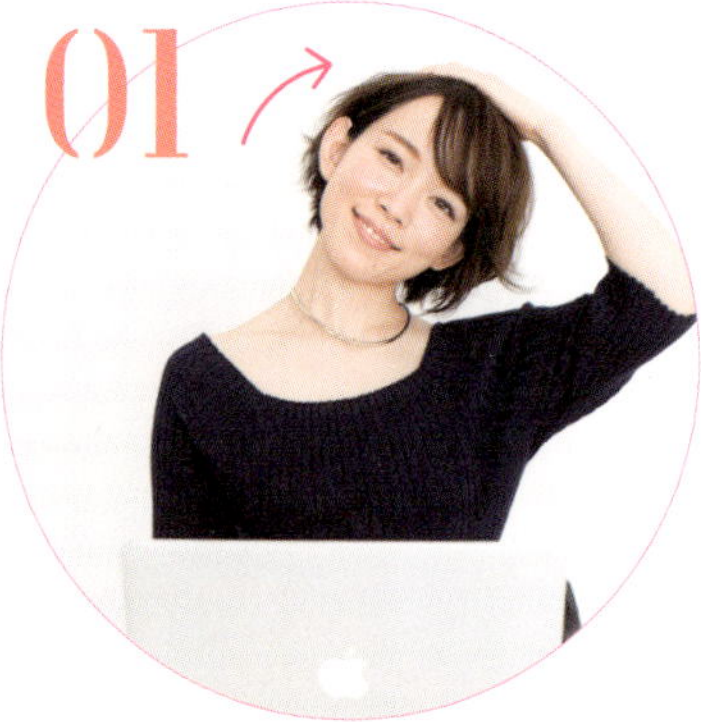

まずは真横に

02

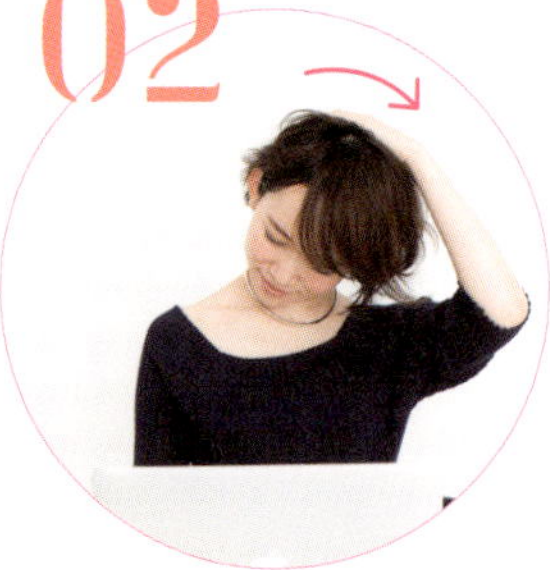

ななめ前にも
ぐーっと倒して…

03

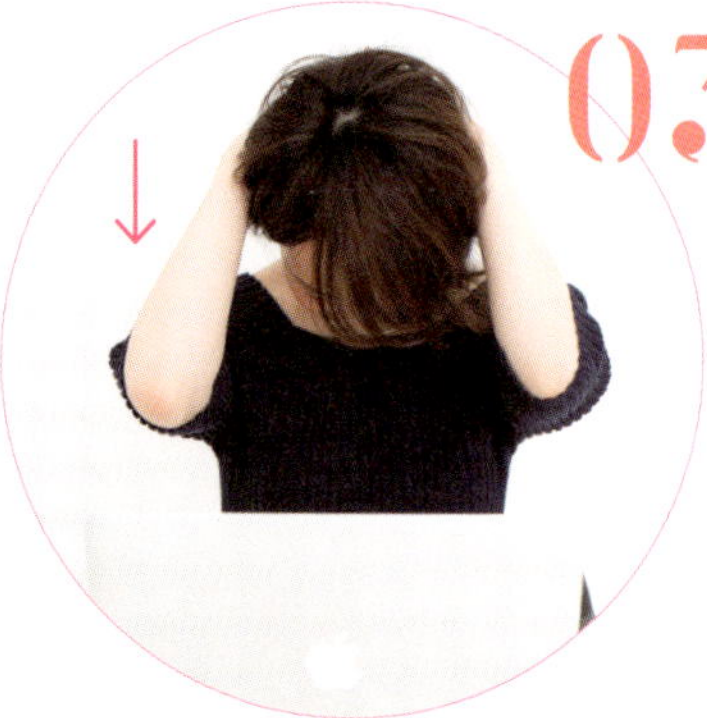

前に倒して
伸ばしたり…

04

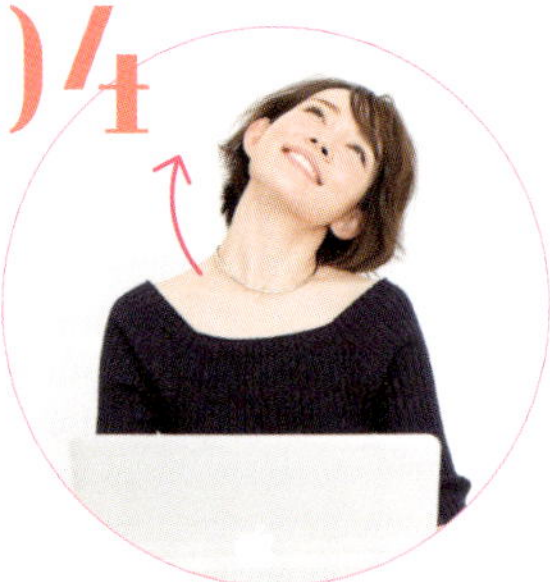

ななめうしろに
倒して伸ばす

05

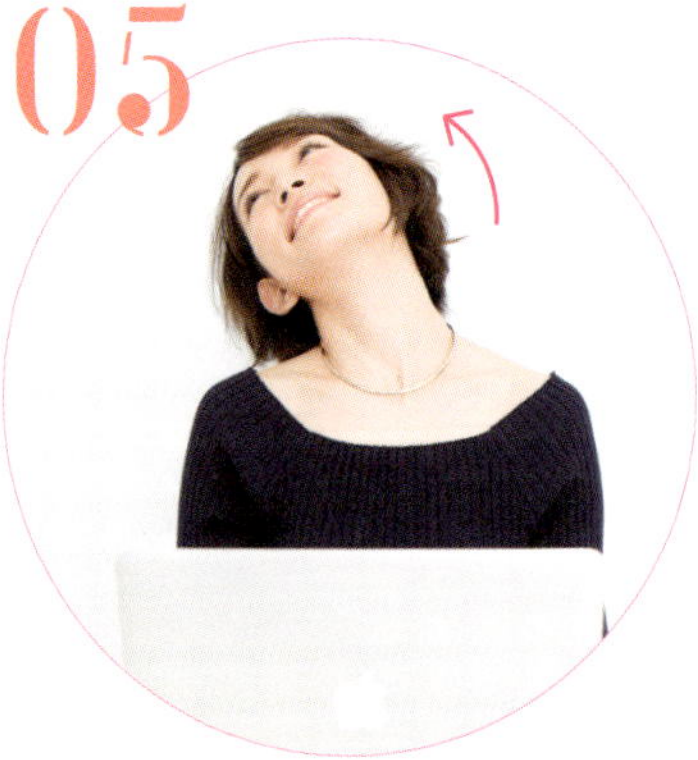

反対側のななめ方向にも倒して伸ばす！

CHECK!

水には炭を入れてミネラル分をプラス

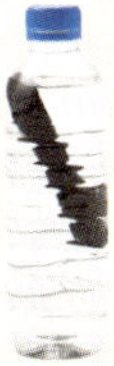

良質な水やお茶を毎日買うのが難しい場合は、「水＋α」の工夫を。スティック状の活性炭をボトルに入れれば、水の質アップ。そのほか、良質な塩を足したりもしますよ。

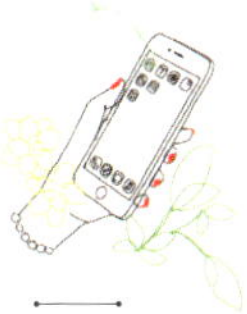

15:00

［ おやつ ］

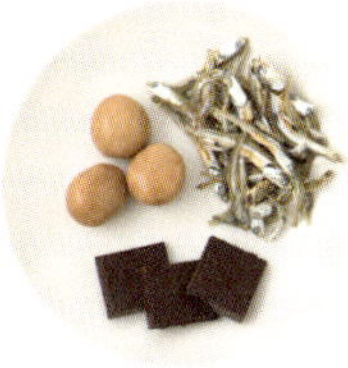

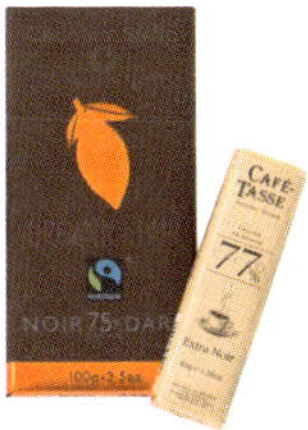

体に優しいおやつで空腹撃退！

小腹が空いたら我慢せず、質のいいものを買って少し食べるようにしています。買いだめは必要以上食べてしまうのでナシ！　高カカオのチョコ、いりこ、うずらの卵、乾燥甘えび、フルーツなど、体に負担が少ないものに変えていってみて。

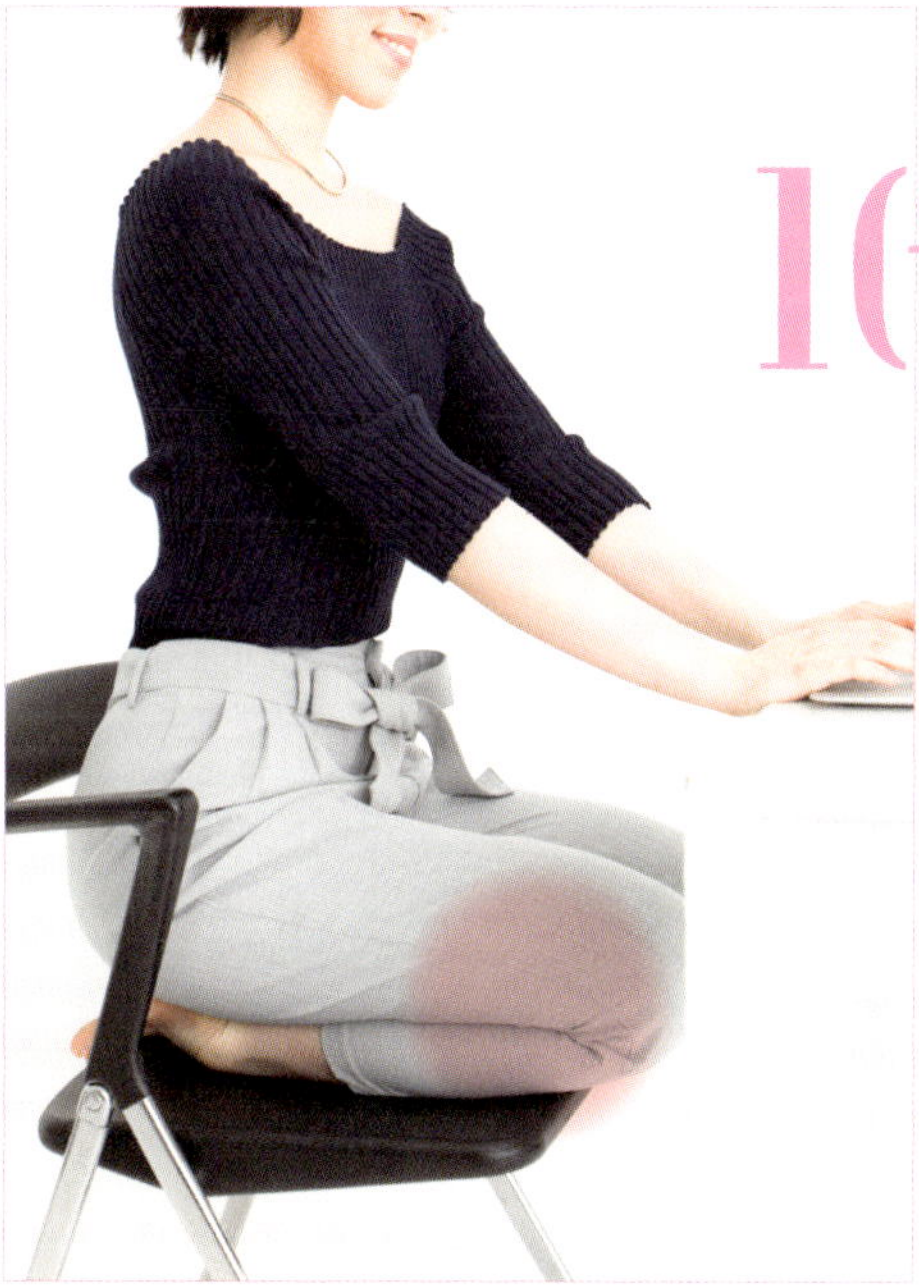

16:00

イスの上に正座

足のむくみや冷えが気になりだす夕方におすすめしたいのが正座。30秒〜1分正座をして元の姿勢に戻すと、足の血管が圧迫され、同時に勢いよく血液が巡り、温まります。

足首ストレッチ

足首は冷えやすく、むくみもたまりやすいのでこまめにストレッチ。

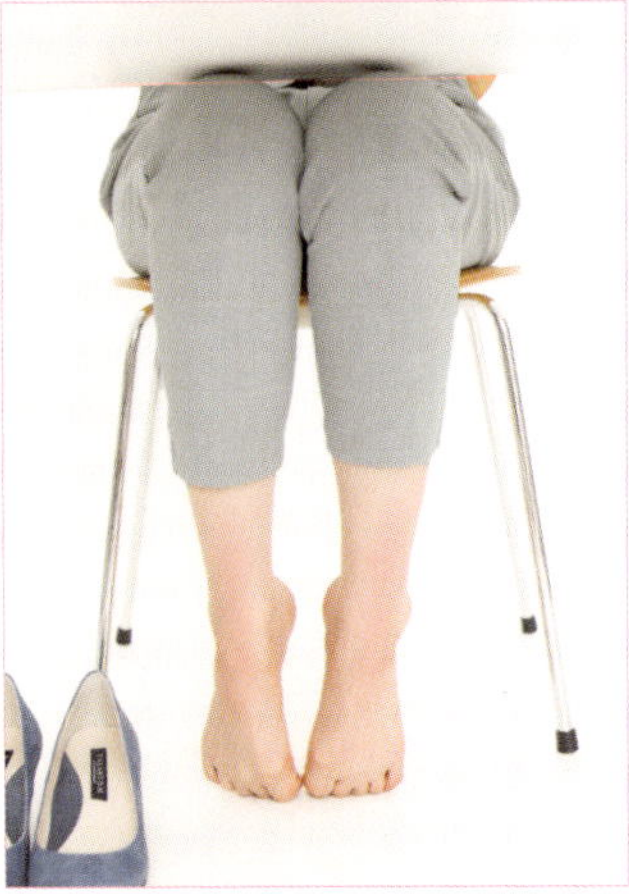

①靴を脱いで、足指の付け根から内側に折り曲げ、かかとを前に押し出すようにぐーっと押す。

②かかとを床につけ、足先を上に向けて反らす。30回くらい繰り返して。

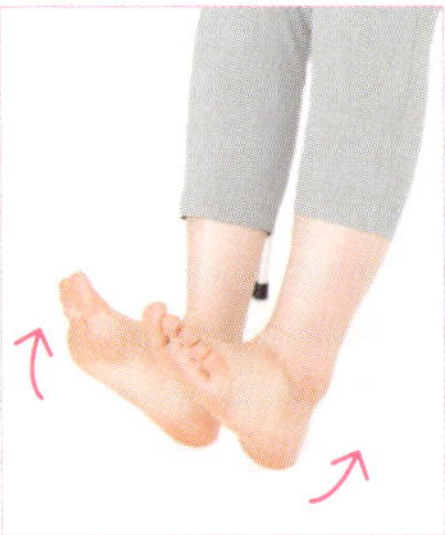

17:00

お尻の筋肉伸ばし

座りっぱなしのお尻も意外とこるもの。足首をひざの上にのせて上半身を少し前に倒す。お尻の筋肉が心地よく伸びるのを感じて。

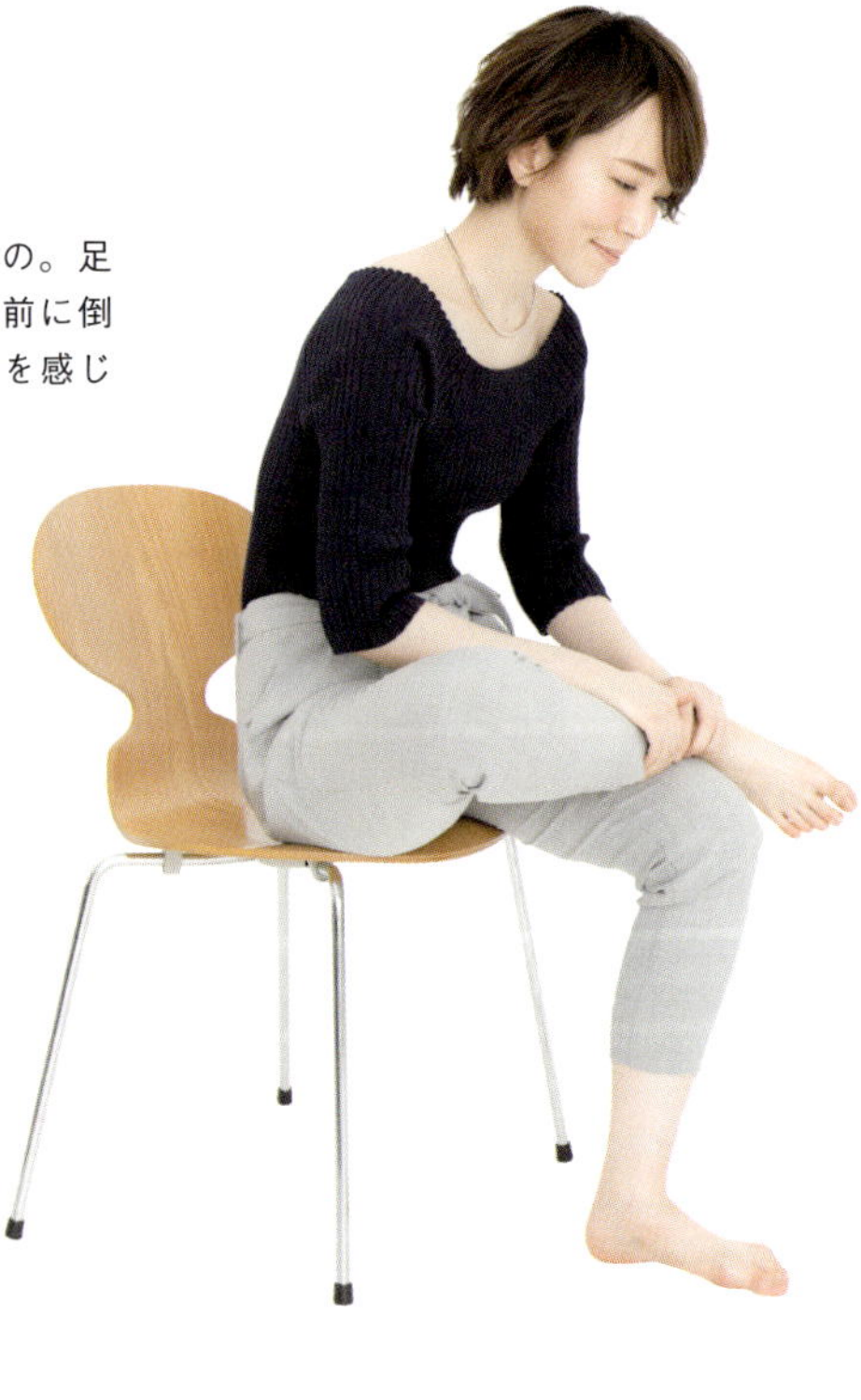

CHECK!

“ぽかトレタイム”を決めてみる

「トイレから帰ってきたらやる」「ランチ後の仕事前にストレッチする」など、自分のぽかトレタイムを決めておくと、無理のない習慣にしやすくなります！

マスクはシルク製

マスクをつける季節にぜひ試してほしいアイテムです。肌触りがいいのはもちろん、洗えば繰り返し使えるので経済的。保温・保湿効果も高いから肌ケアにも◎。冷えからくるむくみにも効果的。口を開けて寝るクセのある方にもオススメ。

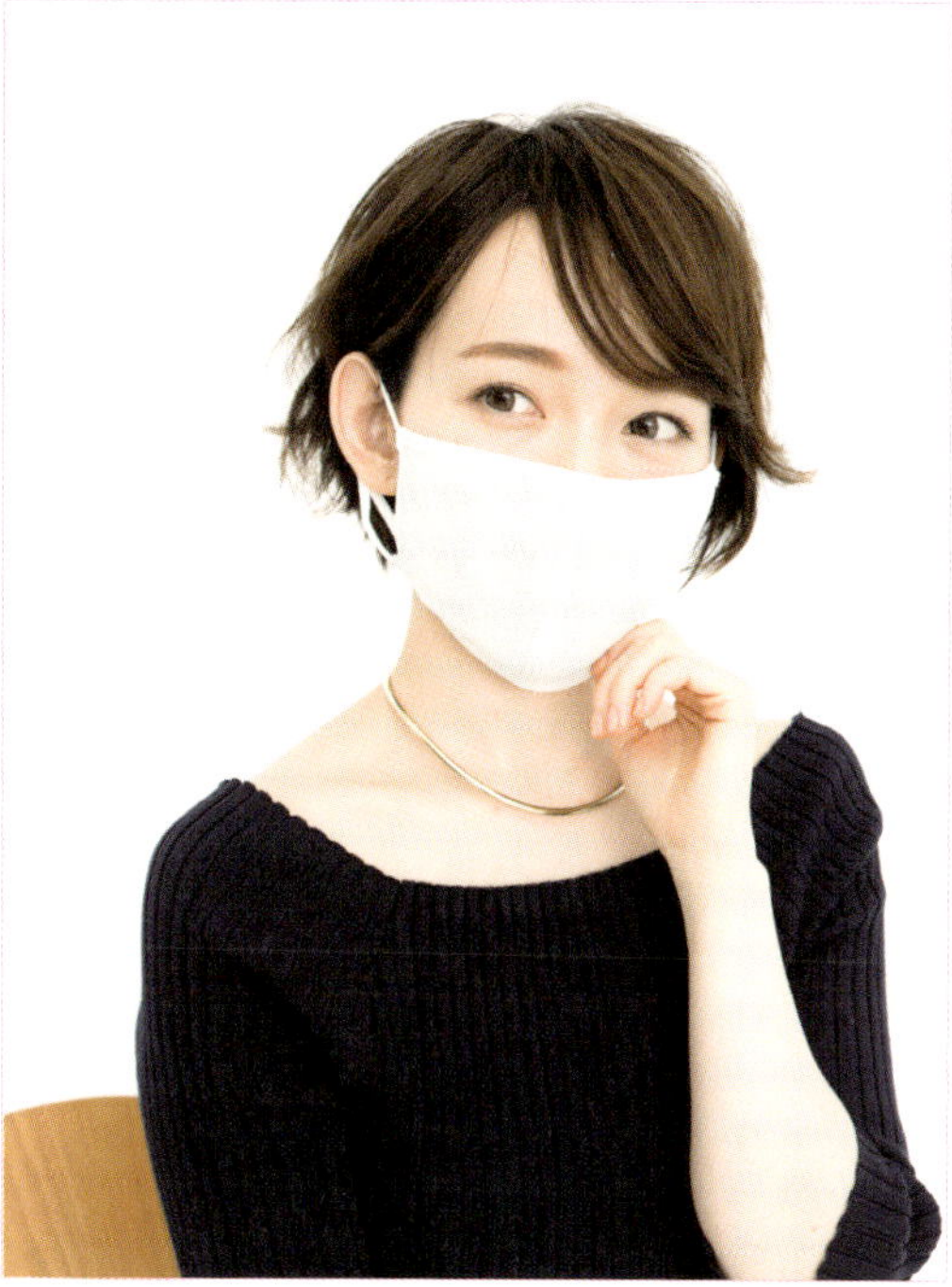

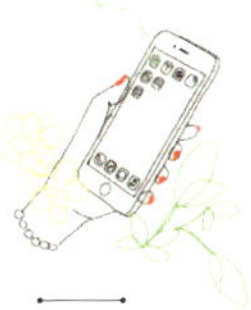

足先冷えなら５本指靴下

私は以前冷えているのに足指に汗をかき、それがさらに冷たくしてしもやけになっていました。５本指靴下なら、指のすき間にかく汗も吸収して、冷えの原因をしっかり防ぎます。

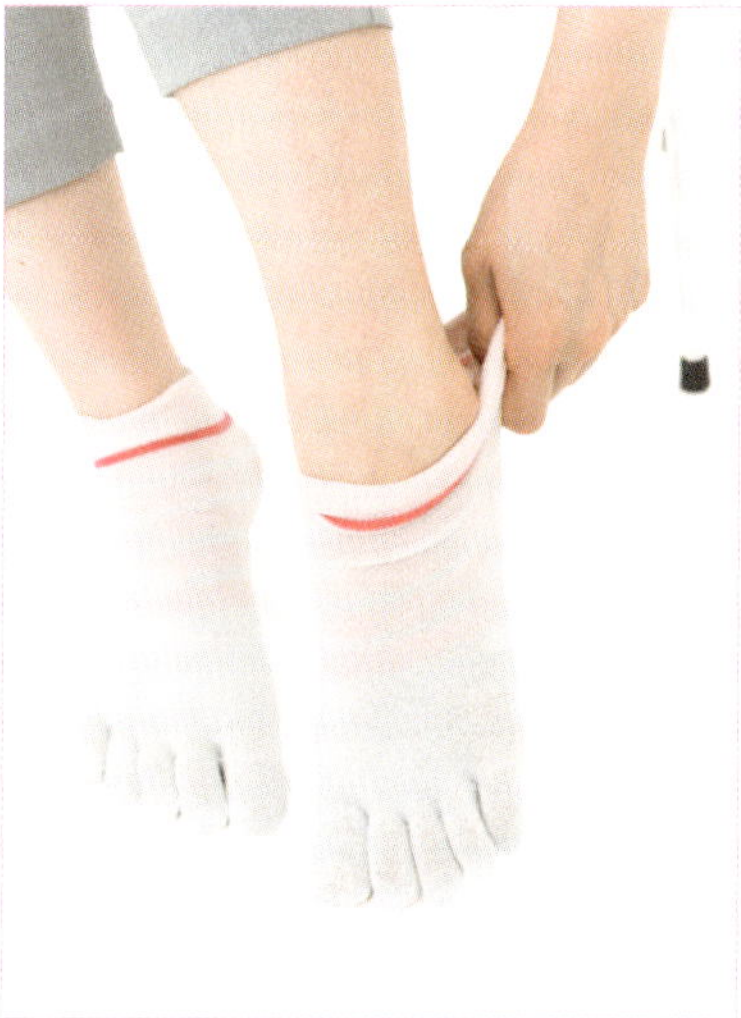

蒸れやすい、
においが気になる
という人にも◎

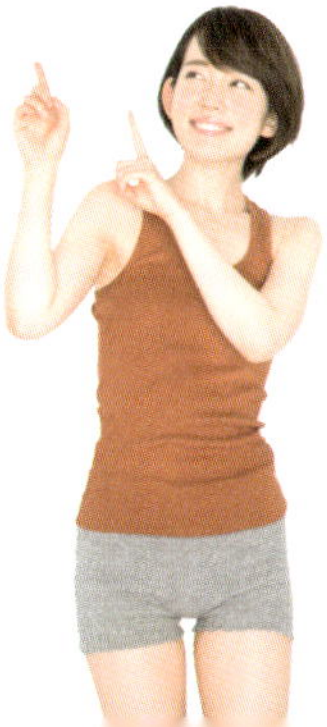

冷えない体を作る時間

夜のぽかトレ

質の高い休息が巡りのよい体を作る

忙しい一日を終えて疲れた体は血行が滞り、酸素や水分の巡りもわるくなって、呼吸が浅くなっていたり、むくんでいたりします。

体は眠っているときに細胞を修復し、回復しています。質の高い睡眠をとることで、巡りのよい体にリセットしていきます。

わたしは、仕事を終えて帰宅

19:30

［ 夕食 ］

夕食はベッドに入る3時間前までに

夕食を食べるのが遅いと、胃の消化活動が活発なままなので、なかなかスムーズに眠りにつけません。就寝3時間前には食べ終えるのがベスト。お肉など消化に時間がかかるものは、よくかむこと。温めてくれたり、消化を助ける発酵食品などを一緒にとってみて。

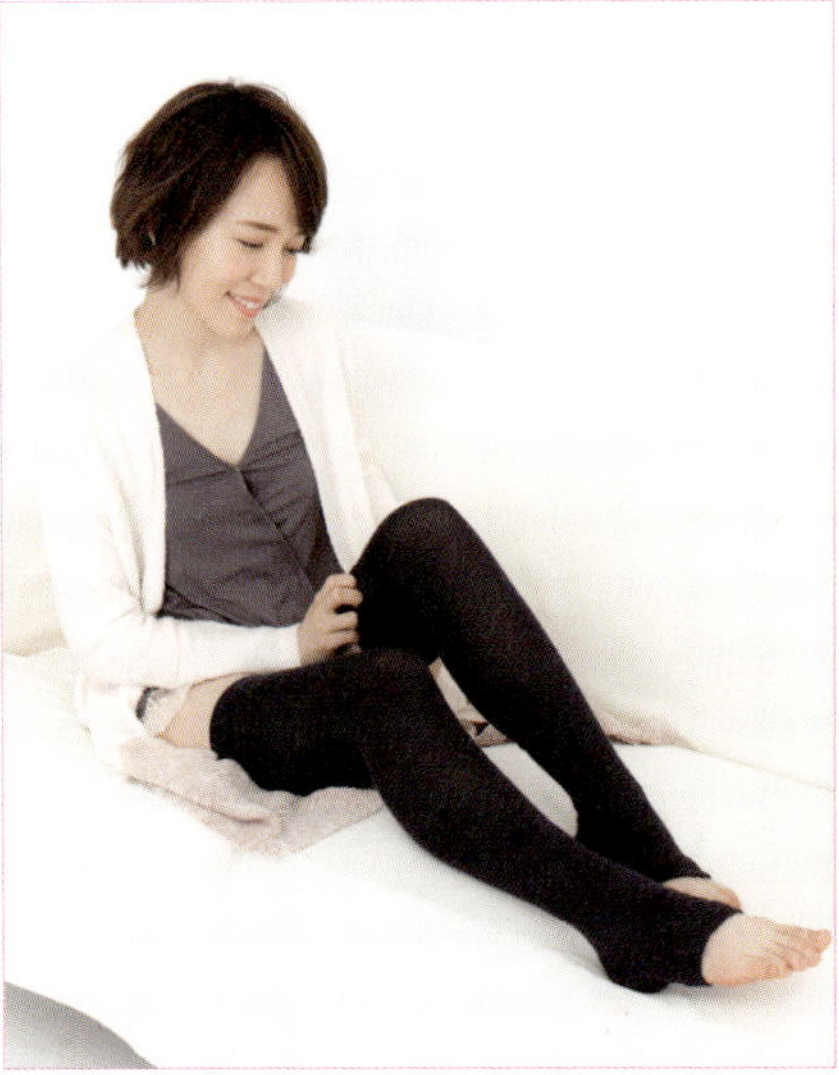

はくだけで下半身を巡らせる

家では、「めぐりソックス」を着用します。下にたまりやすいむくみを段階の違う圧で巡らせ、体温をキャッチしてくれる素材なので、下半身ケアの強い味方です。

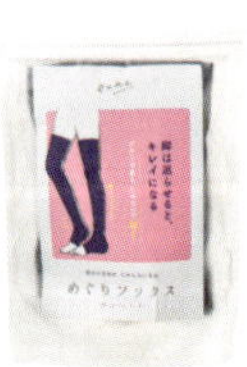

めぐりソックス
(eume)

したら、快眠のための準備をスタート。夕食も入浴も、快眠につながるコツがあるんです。
小さな習慣が、ぐっすり眠れて、スッキリ目覚める睡眠リズムを作ってくれます。どんな美容法よりもまず、しっかり寝て、細胞を修復する時間を大切に。

20:00

お風呂も就寝3時間前までに

お風呂でしっかり温まった体は、冷めていくときに眠くなるようにできています。なるべく早めにお風呂に入り、眠くなったときにベッドに入るのがスムーズな入眠のコツです。

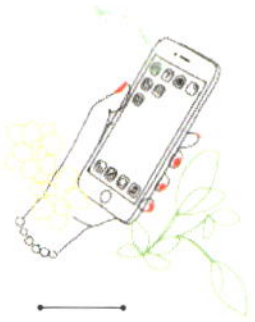

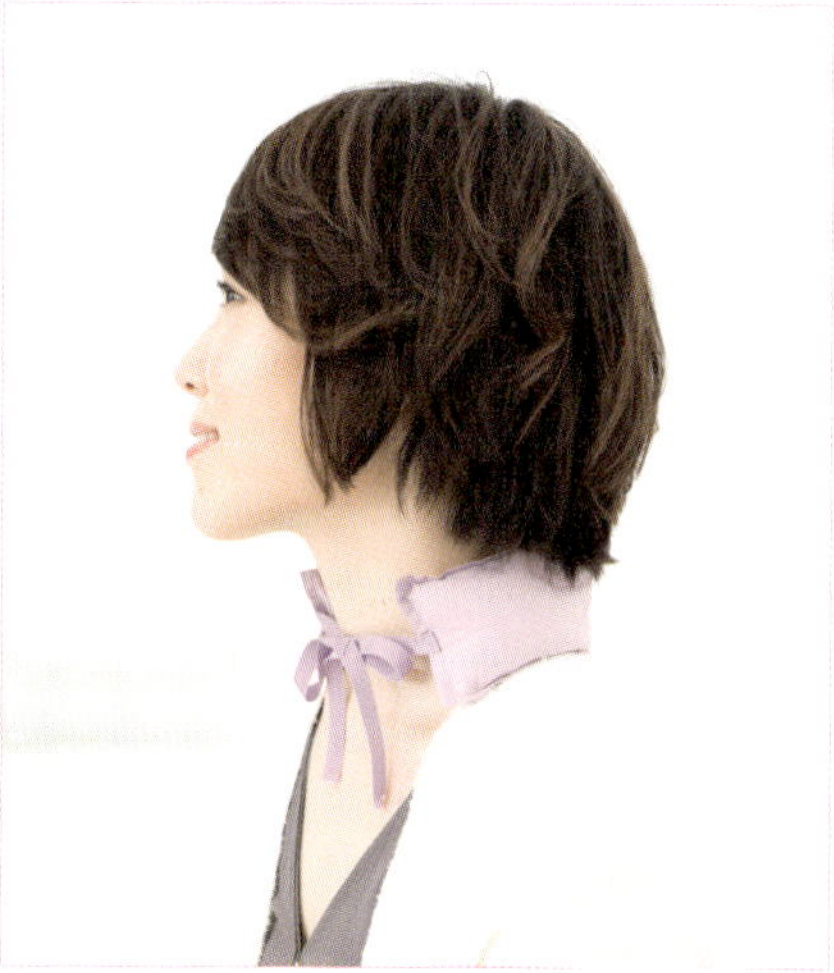

玄米カイロを首にあてる

ベッドに入る前に、体をさらにリラックスさせましょう。首に玄米カイロをあてると、首と肩まわりがじんわり温まって気持ちもリラックスします。目が疲れやすい方は目のまわりにも！

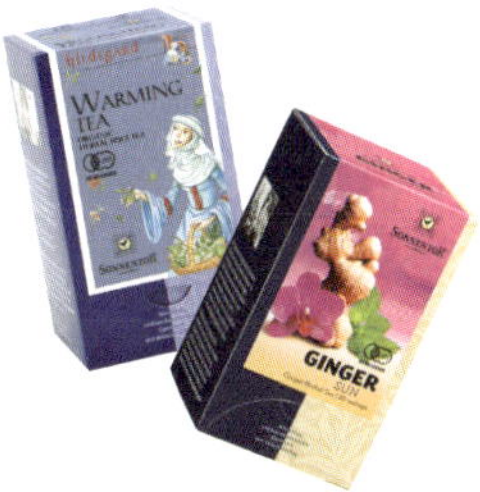

23:00～

［就寝］

寝るときは部屋を真っ暗に

体はかすかな光にも敏感に反応し、深い眠りを妨げてしまいます。部屋は真っ暗にして、朝になったらしっかり光を浴びる。そのリズムを体に記憶させて、睡眠リズムを整えましょう。

ハーブティーでリラックス

温まるノンカフェインのハーブティーは夜に（夕方以降はカフェインレス！）。

ゾネントア あたたまるお茶・ジンジャーティー
（おもちゃ箱）

POKA POKA LIFESTYLE

番外編

ぽかトレ式入浴法

シーンに合わせて温める知恵を知っておく

体を直接しっかり温めてくれるお風呂。入浴前・入浴中・入浴後にひと工夫してあげると、より芯からぽかぽか温まります。

入浴前には血行を促進させる準備体操を。入浴は、日によって「全身浴」と「半身浴」を使

湯船に浸かるといいことずくめ！

湯船で温めれば、血行が拡張されて、体じゅうの老廃物の排泄が活発に。安眠効果や代謝が上がるメリットも！

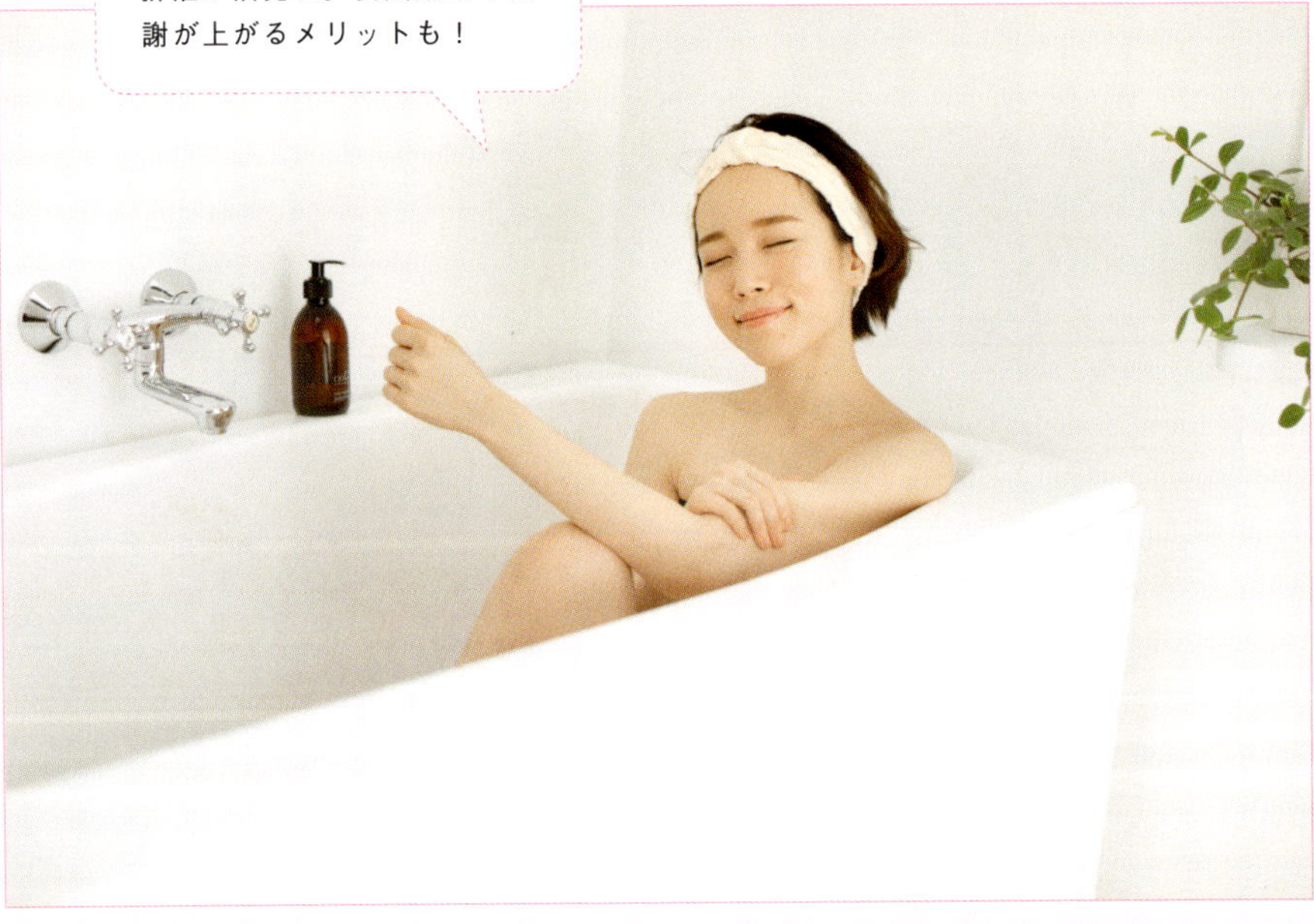

い分けています。しっかり温めたいときは、肩までお湯をはった少し熱めのお風呂に。リラックスしてのんびりしたいときは少し ぬるめの半身浴が効果的。

忙しくてなかなか湯船に浸かれないという日も多いので、少ない時間でも温まりデトックスできるよう、入浴剤やクレイ、ソルト、ハーブ、アロマなど自分が好きなものを用意して、バスタイムの時間をカスタムしてあげてください。短時間でも湯船に浸かれば全身が温まり、疲れも取れやすく睡眠の質もぐっと上がりますよ。

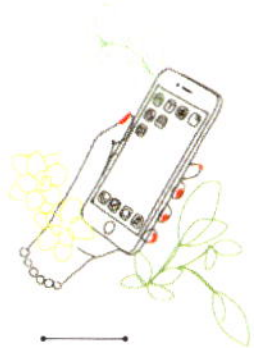

《 入浴前の準備運動 》

入浴前に行うことで体の心拍数が上がり、より早く体が温まるようになります。忙しくて長湯できないときにも！

01

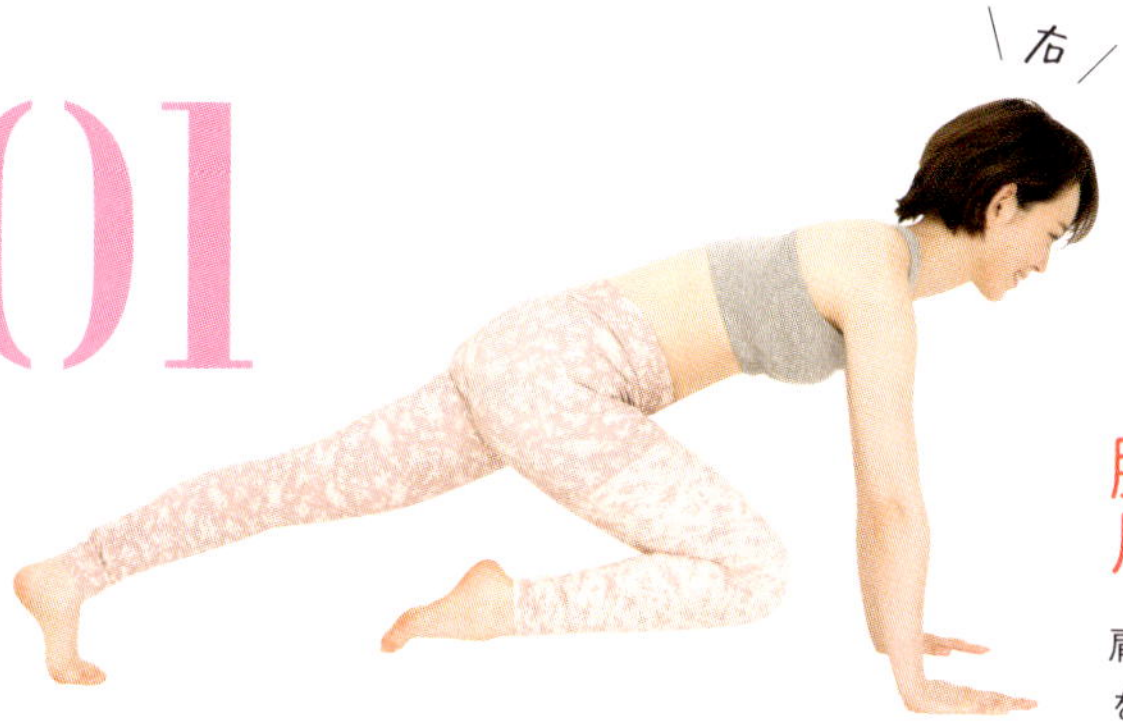

腕を立てて片ひざを前に

肩の下に手をつき、体をまっすぐにしてひざを交互に前に出す。

02

リズムよく交互に行う

続いて、左足を前に出す。これを10～30回繰り返すと、ぽかぽかになる。

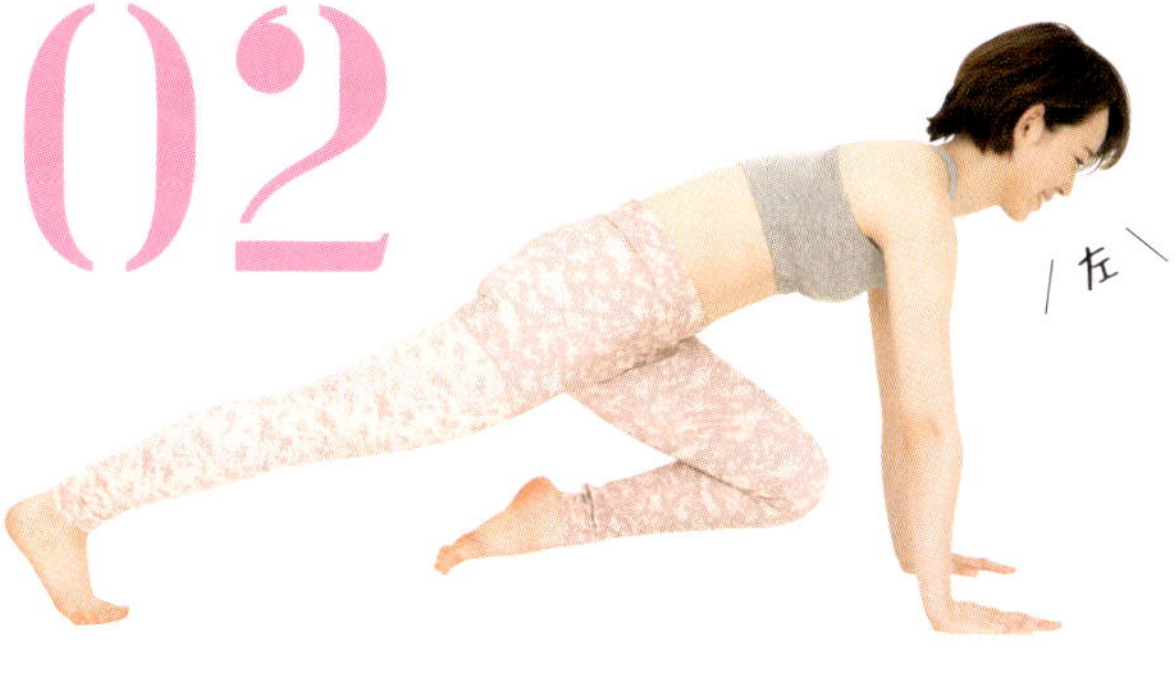

《 入浴中のぽかぽかマッサージ 》

入浴中のマッサージはコリもほぐれやすく、効果が高くなります。気になる部分をギュッとつかんでもみましょう。

**入浴前には
水分補給！**

入浴中は汗をかくので、お風呂に入る前か入りながら水を飲むのを忘れずに。老廃物の排出もスムーズになります。

01

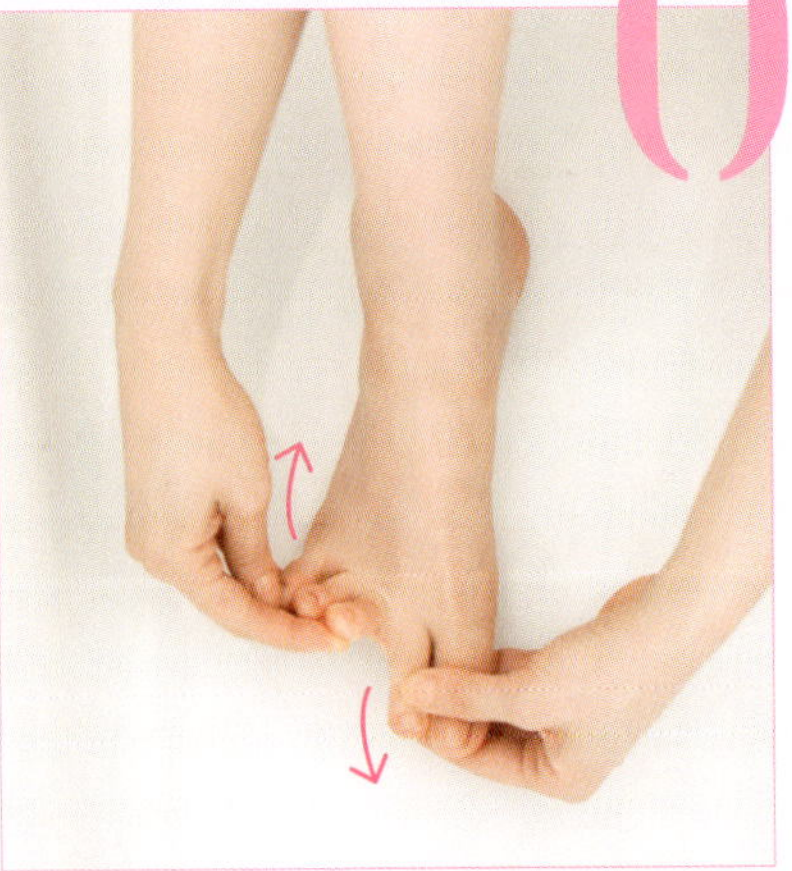

足指をぐるぐる

指を一本ずつ、上下に引っ張って伸ばしてストレッチ。末端まで熱が早く届く。

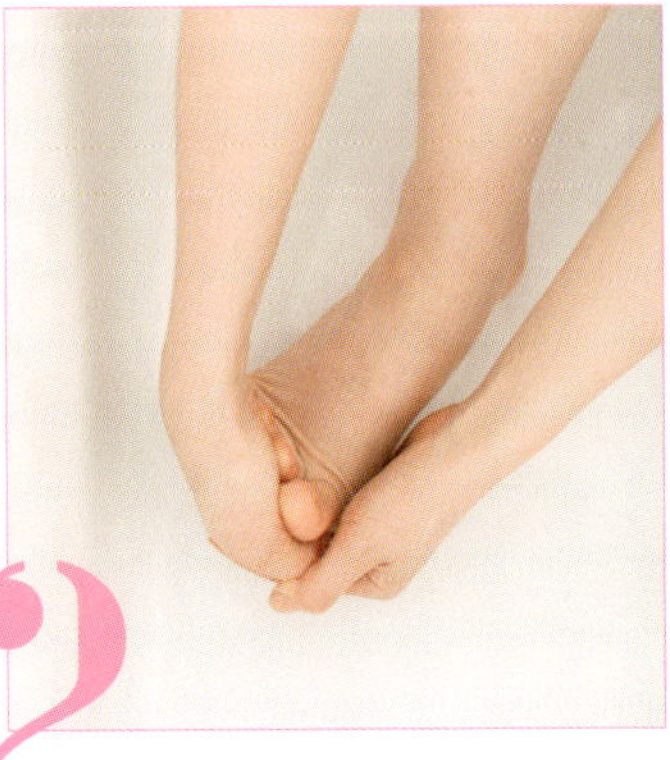

02

足指の関節を伸ばす

足指の付け根からぐっと手前に倒して伸ばす。

03

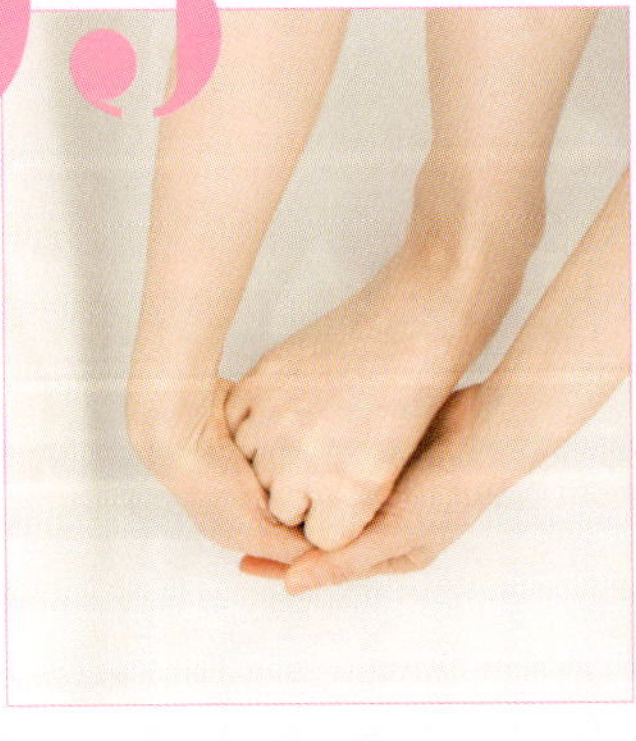

反対側に伸ばす

反対側にギュッと折り曲げるようにして伸ばす。

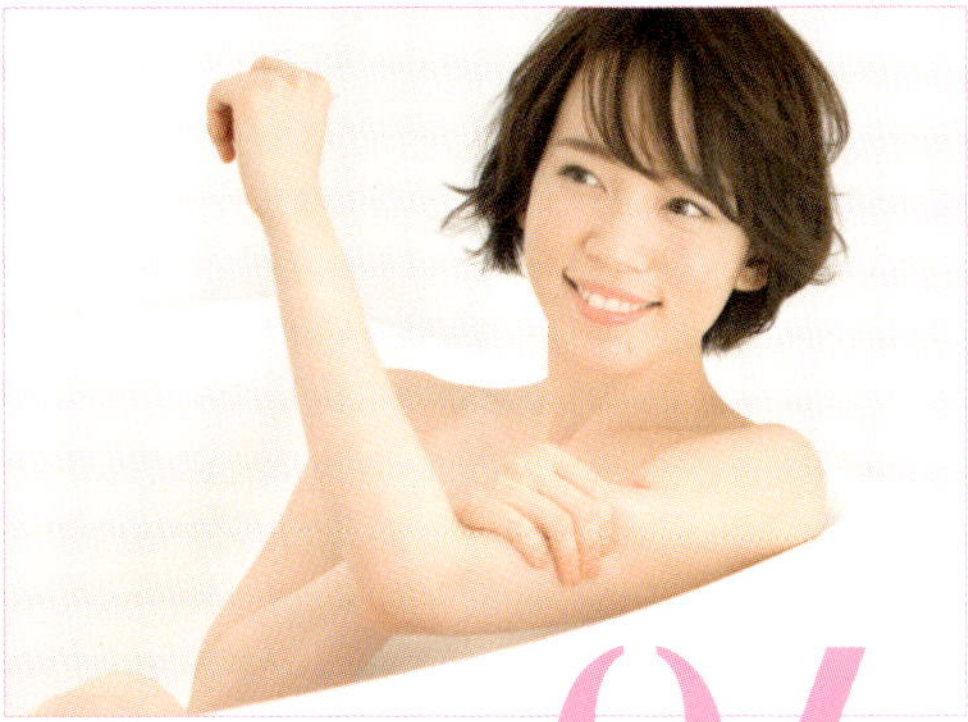

04

手のひら全体でしっかりつかむ

二の腕や太ももなど、気になる部分をギュッとつかみもみする。

05

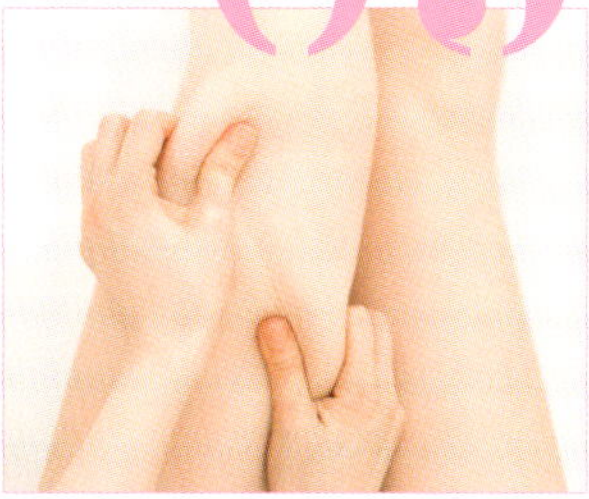

つまんでほぐす

位置を変えながら細かくつまんで、冷えた脂肪をよくほぐして温める。

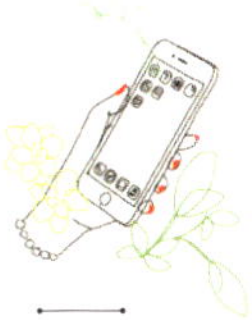

時間がないときは“温冷シャワー”を

湯船に浸かる時間がないときは、冷水と温水を交互に当てて。血液循環が活発になり、早く温まります。足湯やひじ湯をしたり、湯たんぽや玄米カイロもおすすめ。

CHECK!

お風呂上がりは冷やさないように

体の芯まで温まった後は、ついつい薄着でいたり、冷たい水やアイスなどが欲しくなりがち。ですが、お風呂上がりも冷えないようにパジャマをすぐに着て、髪をドライヤーで乾かすことがぽかぽかを逃さない秘訣。

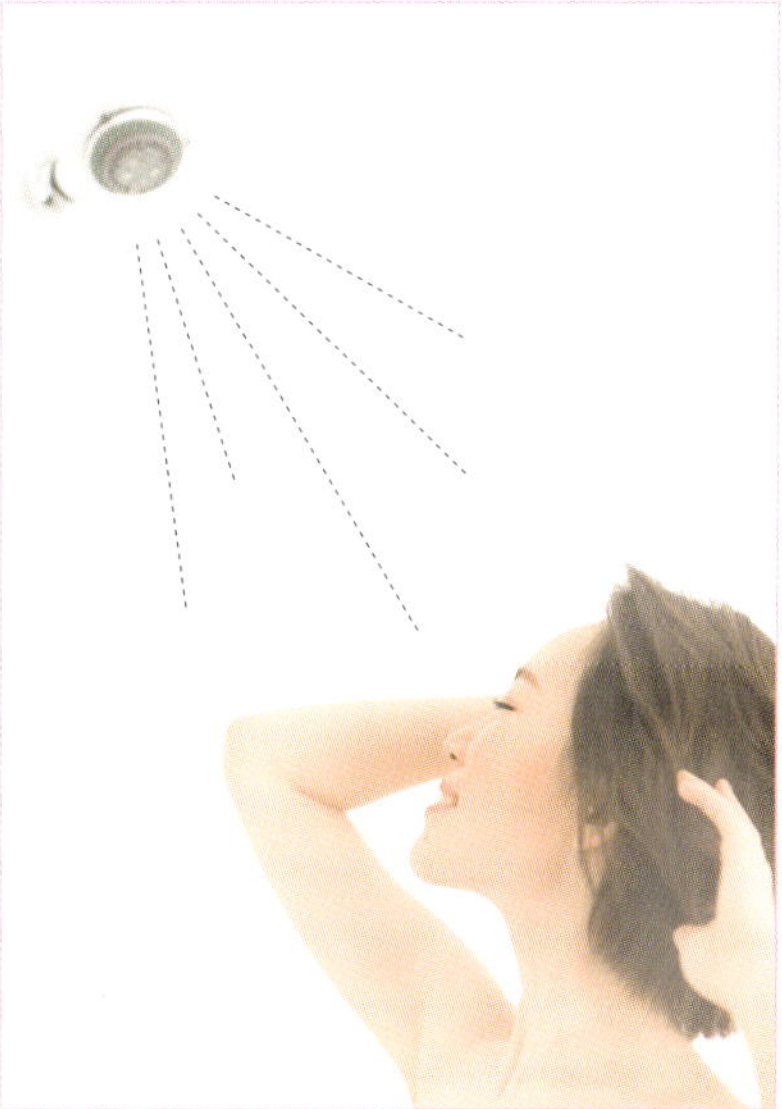

COLUMN

3

冷えの強い味方！
マッサージや料理に使う
塩にこだわる

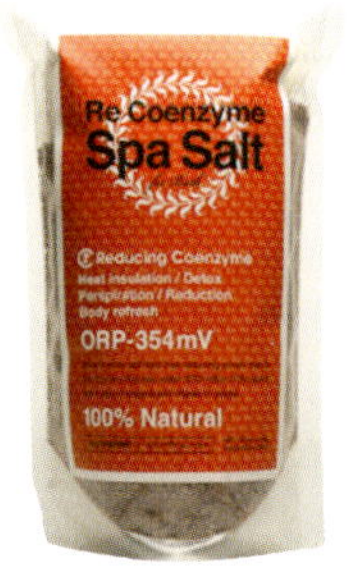

余分な活性酸素を
リセットして
細胞を元気に

13種類の純度の高いミネラルと還元パワー効果が、体をリセット！　バスソルトでイチオシ。一瞬で、自宅のお湯が温泉水のように。疲れも取れやすく、温まり具合もよい大好きな塩。食用もあり。

リ・コエンザイム　スパソルト（リリアン）

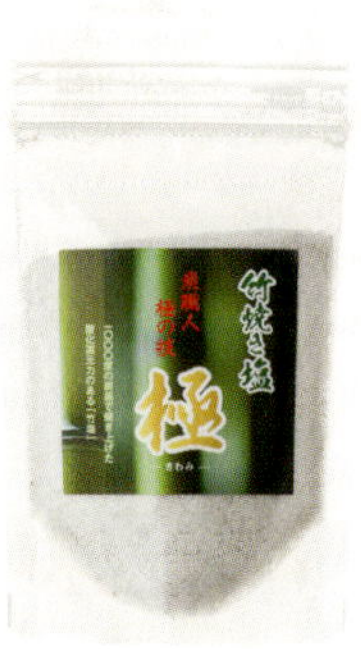

料理にも
お風呂にも
使う万能塩

水に溶かして釘を入れても錆びないほどの還元力！　飲み水に少量入れて、ミネラル補給に。湯船に入れると、水道水を中和し、体を芯から温めてくれます。足の裏や指の間につけてマッサージするのも◎。

竹焼き塩「極」（グローリー・インターナショナル）

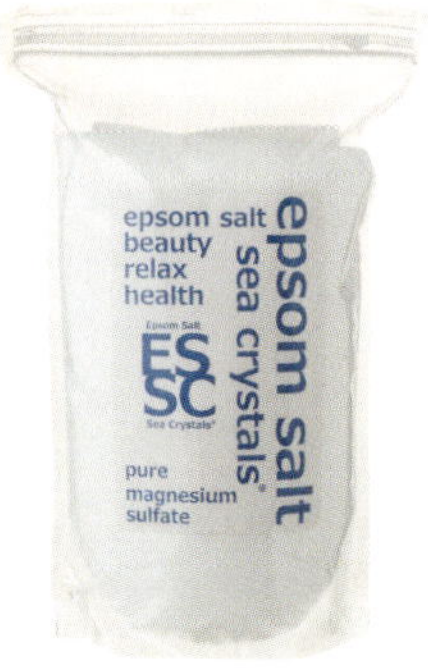

発汗作用に優れた
塩分を含まない
バスソルト

「バスソルト」といっても塩分を一切含まず、ミネラルをたっぷり含んだ硫酸マグネシウム。お風呂に入れると発汗作用がアップ。粒子の角が丸いのでオイルに足して、マッサージソルトとしてもオススメ。

エプソムソルト（ヒロセ）

目的別に塩を使い分け

ミネラルをたっぷり含んだ塩は、インナー&アウターケアにオススメな優秀アイテム。塩って体にいいの!?と思う方がいるかもしれませんが、精製されていない自然塩は体を温め、余分な水分や老廃物をデトックスしてくれます。

　マッサージ時は、オイルに塩をひとつまみ入れて行うと、発汗効果と水分排出もうながされます。旅行などでも小分けにして持ち歩くと、環境が変化しても心強いです。

　また、飲み水に入れたり、好みの味の塩を料理にかけて、内側からも外側からも塩を取り入れてみて。

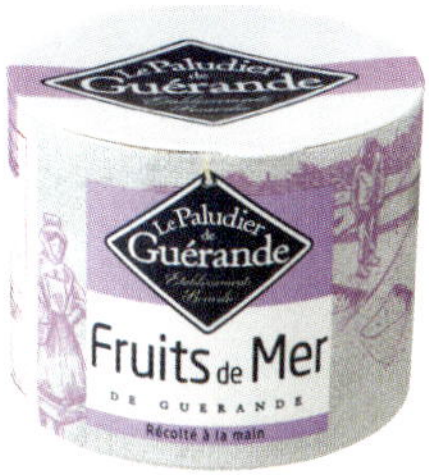

精製されずに自然の状態に近い料理の基本塩

「フルール・ド・セル（塩の花）」とも呼ばれ、塩田の水面に浮かぶ小さな結晶を手作業で収穫した希少塩。サラダをはじめ、食材のおいしさをグッと引き出してくれておいしいです！

ゲランドの塩 海の果実（アクアメール）

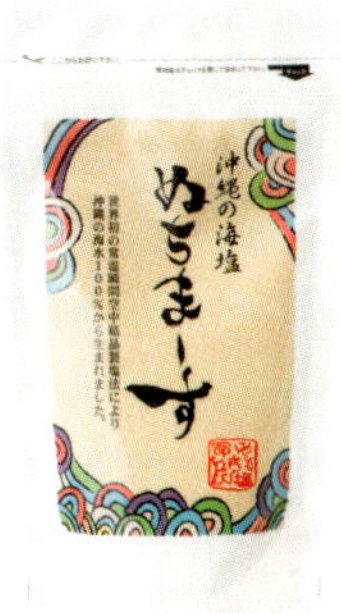

料理はもちろん肌なじみがよくスクラブとしても

沖縄生まれの塩で、マグネシウムがとくに多く、粒子が細かいのでマッサージにも。オイルに混ぜて使うとむくみなどの水分をより排出してくれます。ミネラルが肌への栄養補給にも。料理にもおすすめです。

ぬちまーす（ぬちまーす）

POKA TRAINING

ぽかトレ 4 DIET

内側から体を温める
食材＆レシピ

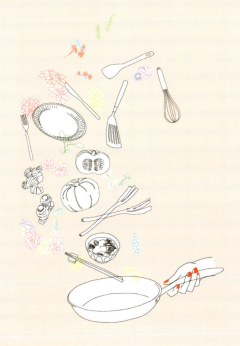

食べないことが、ダイエットではありません。毎日体に必要な栄養素をきちんととらないと、せっかく減量できても、美容や健康がともなわずに本末転倒に。デトックスしやすい体作りには、やはり食事から。温める近道として、食材選びとオススメのみそ汁レシピを紹介します！

[目的と効果]

1

内側から健康的に温まる

外側から刺激をして熱を生み出すマッサージで状態をケアし、「食べる」ことで内側からもしっかり温められる体にしていきます。冷えている体に必要なもの、ひかえたいものを知ることから始めましょう。

2

ぽかトレは「みそ」に着目！

毎日必ず食べるからこそおろそかになってしまいがちな食事は、あれこれとルールがあるほど実践が難しいもの。ぽかトレで提案するのは、日本が誇る発酵食品「みそ」に頼ること！　1日1杯のみそ汁が美人を作ると言われるほど、美容健康や老化防止には欠かせない食材です。

3

水分のとり方を見直す

食事とともに、水分を正しくとることができれば、正しい循環となって、老廃物が出やすい体に。注意したいのは、体に負担をかけないこと。水分のとり方次第で、冷えはもちろん、セルライトをため込みやすくなったり、むくみや便秘などの不調を引き起こす原因になることも。

知っておきたい、水分補給のこと

冷えない体質を手に入れる水分のとり方

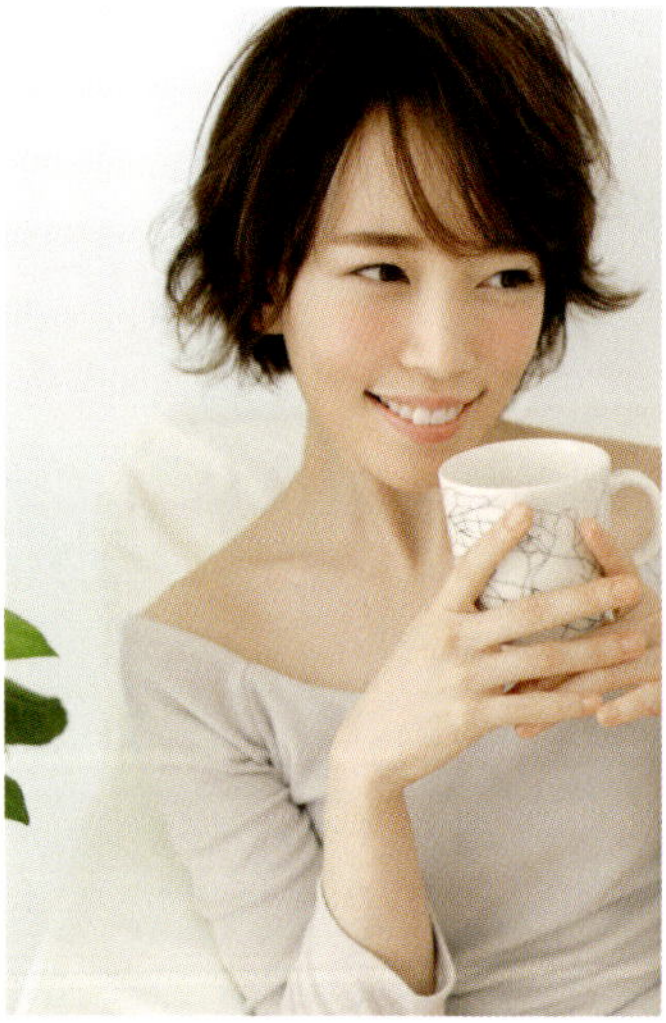

体の70％は水です。水分が足りないと、血の巡りがわるくなり、全身に熱が十分に運ばれなくなってしまいます。かといって、必要以上に水分をとるとむくみの原因に……。ただ摂取するだけでなく、きちんと排出することも大切。ここでは、水分にまつわる疑問にお答えします。

《 水分の種類 》

Q1

何をどう飲めばいい?

A1

水の選び方

買うときは原材料に「ナチュラルミネラルウォーター」表記があるものを。塩を入れてデトックスしたり、レモン汁を入れて飲み、体を中性に保つ心がけも。

梅醤番茶で疲労も回復

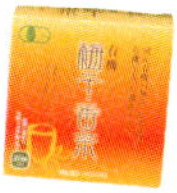

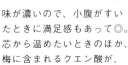

味が濃いので、小腹がすいたときに満足感もあって◎。芯から温めたいときのほか、梅に含まれるクエン酸が、疲れにくい体作りにも。

梅醤番茶スティック（無双本舗）

休むときはハーブティーも

食後や夜寝る前などひと息つきたいときは、コーヒーではなく、カフェインの入っていないハーブティーがおすすめ。体調や気分に合わせて、スパイスやハーブを選んみてもいいかも。

《 時間 》

Q4

水分補給のベストなタイミングは?

A4

少しずつ飲むのが基本。朝起きて1杯の白湯、数時間で500mlペットボトル1本など、ざっくりルールを決めるのもおすすめ。入浴時は汗をかくので、水分補給はマスト!

《 量 》

Q3

1日2ℓと言われているけど……

A3

焦って大量の水を一気に飲むと、体内での吸収が追い付かず、むくみや頭痛など不調のもとに。食事にも水分が含まれているので、のどが乾いたらこまめに飲めるように。

《 温度 》

Q2

冷たいものを選ぶのはダメ?

A2

基本は、常温かHOTを選んで。お店などで氷を入れたいときは、普通より少なめに調整してもらう一言を。それだけでも、冷えすぎない工夫に。

体は、毎日食べるものでできる！

温める食材と冷やす食材を選ぶルール

MAKE COLD

冷やす

とくに、体を冷やしやすいものの代表例です。
とりすぎていないかチェック！

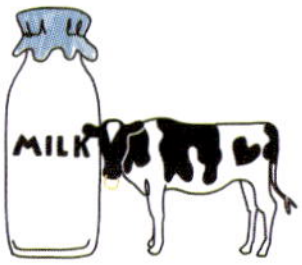

乳製品

とくに牛乳は陰性で体を冷やすと考えられています。発酵させたヨーグルトやチーズになると温に。

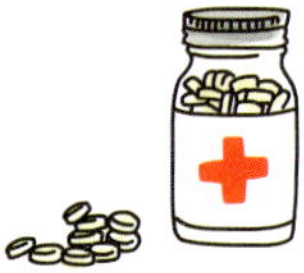

薬

薬などの化学物質は冷えるものだと知っておくことが大切。頼ることが多い方は頻度や量の見直しを。

白砂糖

体を冷やす代表。市販菓子や飲み物、アイスなどにも使われています。自宅の甘味料を変えるのも◎。

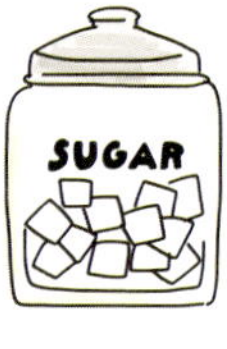

化学調味料

忙しいときには便利な一方、冷えてしまうので、あまり多く入っていないシンプルなものを選んで。

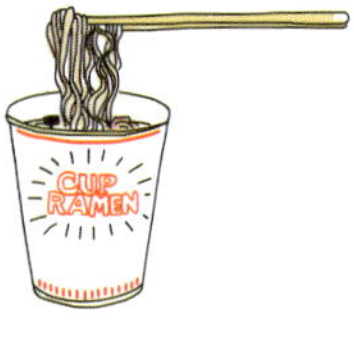

食材には、体を温める作用と冷やす作用があります。体の内側に冷えを感じるなら、温める食材が不足し、冷やす食材が過剰なサインかも。温める食材は、内臓を温めて血流を促進させます。一方、冷やす食材は体内の炎症を抑える効果があり、バランスが重要。温める食材の共通点を知り、取り入れてみてください。

温める食材の共通点

1. 地中で育ったもの
2. 黒い・暖色のもの
3. 寒い地方で育ったもの
4. 発酵させたもの
5. 水分が少なく、かたいもの
6. 乾物、干したもの

MAKE HOT

温める

食材そのものが持つ力で、体を温めてくれる心強い味方。
常備しやすいのも魅力です。

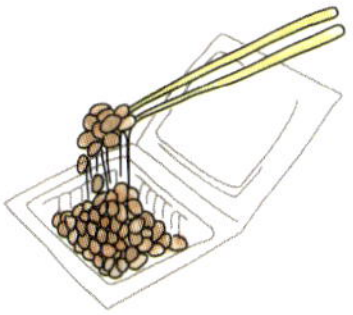

納豆

材料である大豆は冷やす食材ですが、発酵によって酵素が生まれ、体を温める。タレはしょうゆ麹を。

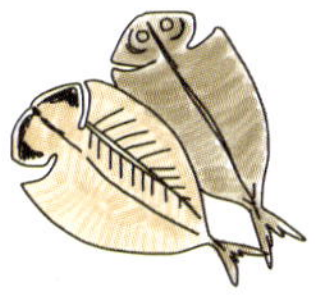

干物

乾燥したものは冷えを緩和させます。干した野菜や干しえび、小魚もおやつに。

梅干し

天然塩を加えた梅干しがよく、温効果アップ！ 疲労回復にもオススメ。

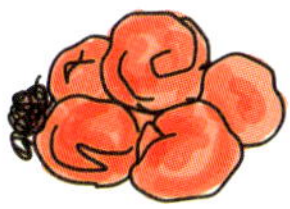

黒糖

精製していない自然なものなので、料理や普段の糖分として。生ハチミツも黒っぽいものが◎

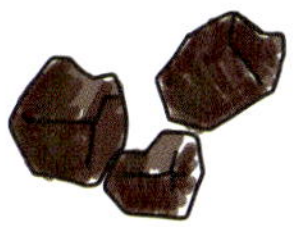

日本人には、これがいちばん

最強の発酵食「みそ」で食生活を見直す

数年前から注目しているのが、みその力。発酵食なので、「免疫力の要」といわれる腸を整えてくれる効果があり、巡りのよい体に不可欠です。さらに基礎代謝の上昇、抗酸化作用など、美容と健康に最強の〝ぽかぽか食材〟。

みそを選ぶときのポイントは、濃い色ほど発酵が進んでいるため、体を温めやすいということ。塩分の量や質も意識できるとさらにいいと思います。

我が家では、3種以上のみそを常備し、料理によっても味の変化を楽しんでいます。112ページ～のみそ汁は定番ですが、調味料使いとしても、旨みとコクのある味つけに。日本が誇る万能調味料を活用してみて。

《 みその種類 》

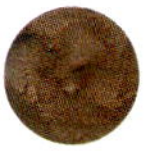

八丁みそ（豆）

大豆に種麹、塩を加えて長期熟成で作られる。もっとも色が濃く、貝や魚などとの相性がよい。たんぱく質も豊富。

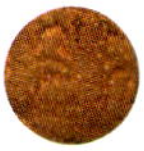

米みそ（赤）

米麹で作られる。甘口、辛口と味に幅があるが、熟成期間に合わせて色が濃くなる。さまざまな食材によく合う！

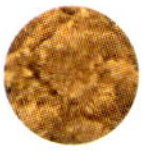

麦みそ

麦麹を原料として作られる。甘みもあるもののあっさりしている。野菜によく合う。九州地方を中心に生産されている。

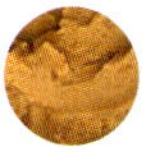

米みそ（白）

白みそは、米麹で作られるみその中でも、熟成期間が短く、上品で甘みが強い。西日本でよく使われている。

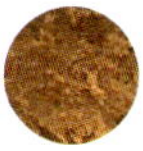

合わせみそ

好みに合わせて2種類以上のみそを合わせたみそのこと。季節や具材に合せて使ってみると楽しいですよ。

アンチエイジングに
最適な食材です。
美人を作る秘密！

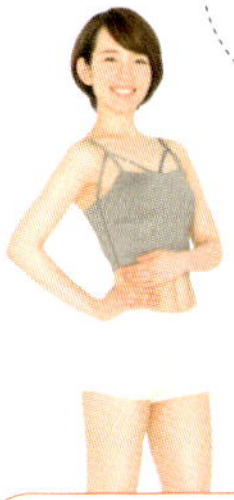

温める以外にもすごい！みその効能

「みそは医者いらず」と言われ、含まれるたんぱく質やアミノ酸、発酵成分によって、さまざまな効果を期待できます。

- がんや生活習慣病の予防
- 高血圧、コレステロール値の抑制
- 疲労回復、リラックス効果
- 消化促進、整腸作用
- 老化防止

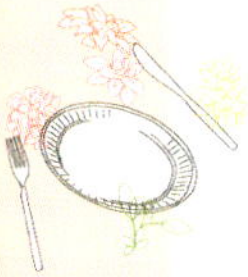

POKA POKA FOOD

その日の体調に合わせて食べる

毎日ぽかぽか みそ汁レシピ

体を温めるメニューを毎日考えるのは大変。そんなときは、気軽にみそ汁に頼ってみて。具材をたっぷり入れれば一品でも栄養満点。朝食や夕食にはもちろん、スープジャーで持ち運んで、小腹がへったときにお湯に溶かして飲むことも。私は根菜や納豆など温め食材を加え、ぽかぽかパワーをとことん高めた「食べるみそ汁」にしています。

《 みそ汁の具の選び方 》

体を温める

体の冷えを防いでくれる食材です。熱を作る栄養素が豊富で、代謝アップ。免疫力も向上します。

▶長ねぎ、にら、かぼちゃ、ごぼう、しょうが、にんにく、唐辛子、キムチ

エネルギーアップ

元気がない、スタミナをつけたいときに体力アップの作用があります。夏バテ予防や解消したいときにも。

▶牛肉、鶏肉、鮭、じゃがいも、さつまいも、里芋、きのこ、ほうれん草、卵

消化を助ける

分解酵素を含んでいたり、胃粘膜を保護したり、消化がよい食材があります。胃腸の調子がわるいときなどに。

▶長芋、大根、白菜、キャベツ、春菊、干ししいたけ、にんじん、パセリ

美肌効果あり

腸内の働きを高め、体内にたまった毒素、余分な水分を排出してくれます。また活性酸素を除去して、酸化に強くします。

▶にんじん、れんこん、アスパラ、セロリ、まいたけ、わかめ、ブロッコリー

recipe
01

燃焼力 UP

たんぱく質やビタミンB群を合わせて、
燃やす力を蓄える！

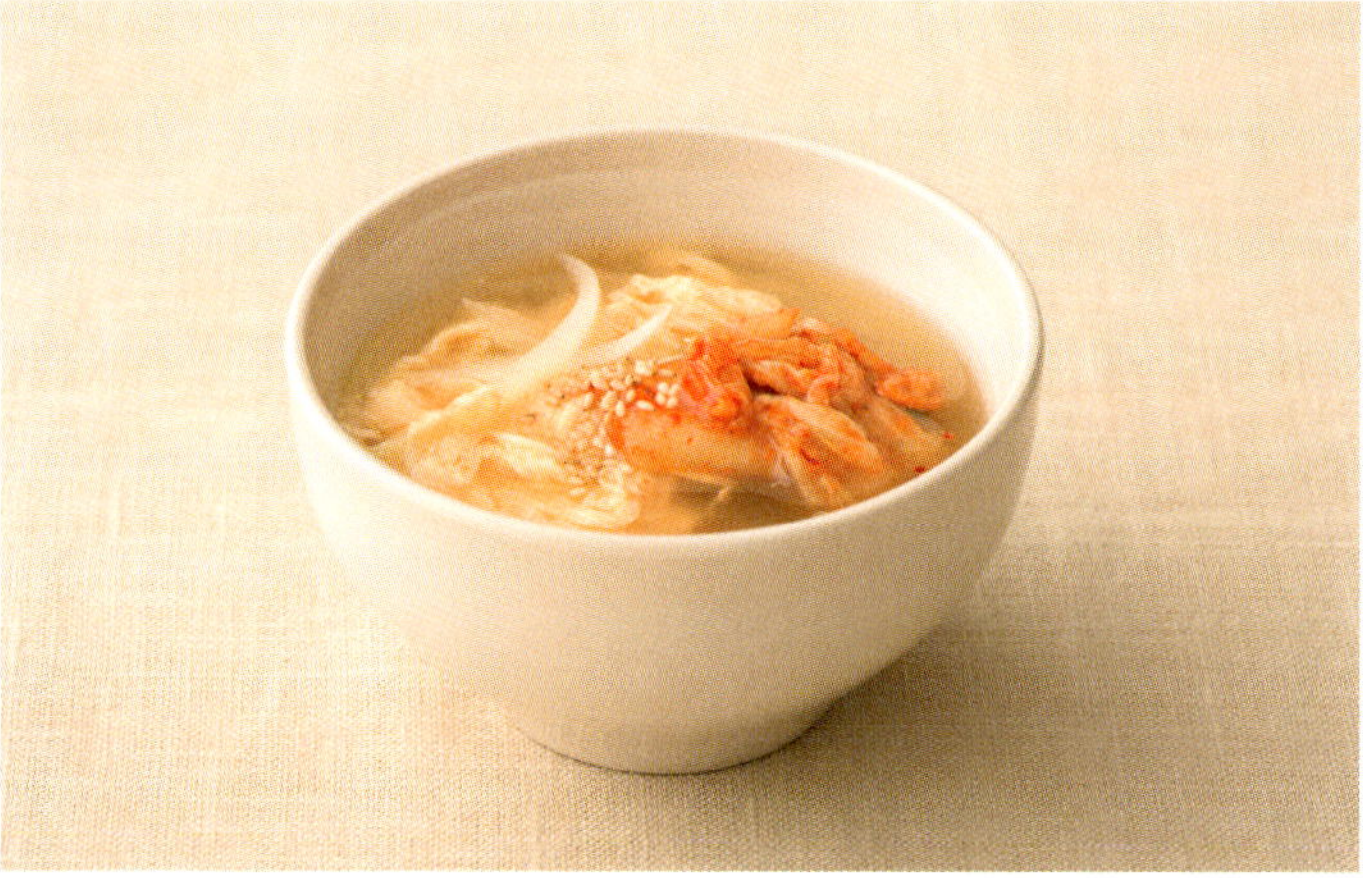

代謝を上げてエネルギーを燃やす！
玉ねぎ ＋ 卵 ＋ キムチ

材料（1人分）
玉ねぎ……1/4個
卵……1個
キムチ……適量
水……200ml
合わせみそ……小さじ2

作り方
1 玉ねぎは薄切りにする。卵は割りほぐす。
2 鍋に油（分量外）を熱して玉ねぎを炒め、しんなりしたら水を入れる。
3 煮立ったらみそを溶き、1の卵を流し入れて火を止める。
4 器に盛り、キムチを添えて白ごま（分量外）をふる。

POINT

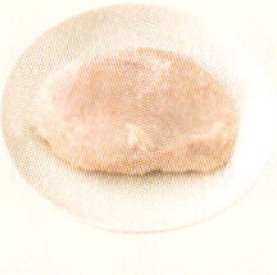

鶏むねで食べごたえUP！
たんぱく質が豊富な鶏むね肉を入れると、食べごたえが出て満足度アップ。また、キムチ以外に、トマトと合わせてもおいしい！

recipe
02

便秘

納豆などの水溶性食材と、切り干し・里芋など不水溶性食材を
1：2の割合で入れると◎

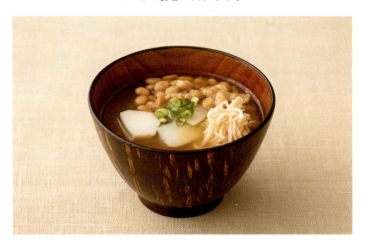

腸内運動を活発にさせる
切り干し大根 ＋ 里芋 ＋ 納豆

材料（1人分）
切り干し大根……10g
里芋……1個
納豆……1/2パック
水……150ml
赤みそ……小さじ2

作り方
1 里芋は皮をむいて1cmの輪切りにする。切り干し大根はさっと洗う。
2 鍋に1の里芋を入れて火にかけ、やわらかくなったら、切り干し大根を加える。
3 みそを溶き、火を止める。
4 器に盛り、混ぜた納豆をのせて青ねぎ（分量外）を添える。

POINT

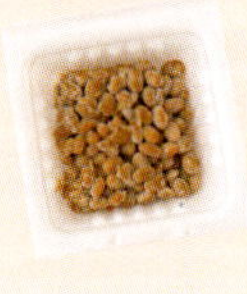

やっぱりすごい納豆の力
含まれるナットウキナーゼは、血栓予防をし、血液をサラサラに。また食物繊維も豊富。ただし加熱に弱いので、食べる直前に入れて！

recipe
03

むくみ

むくみ解消には、カリウム豊富な食材がいい！
塩分排出をうながし、利尿作用も。

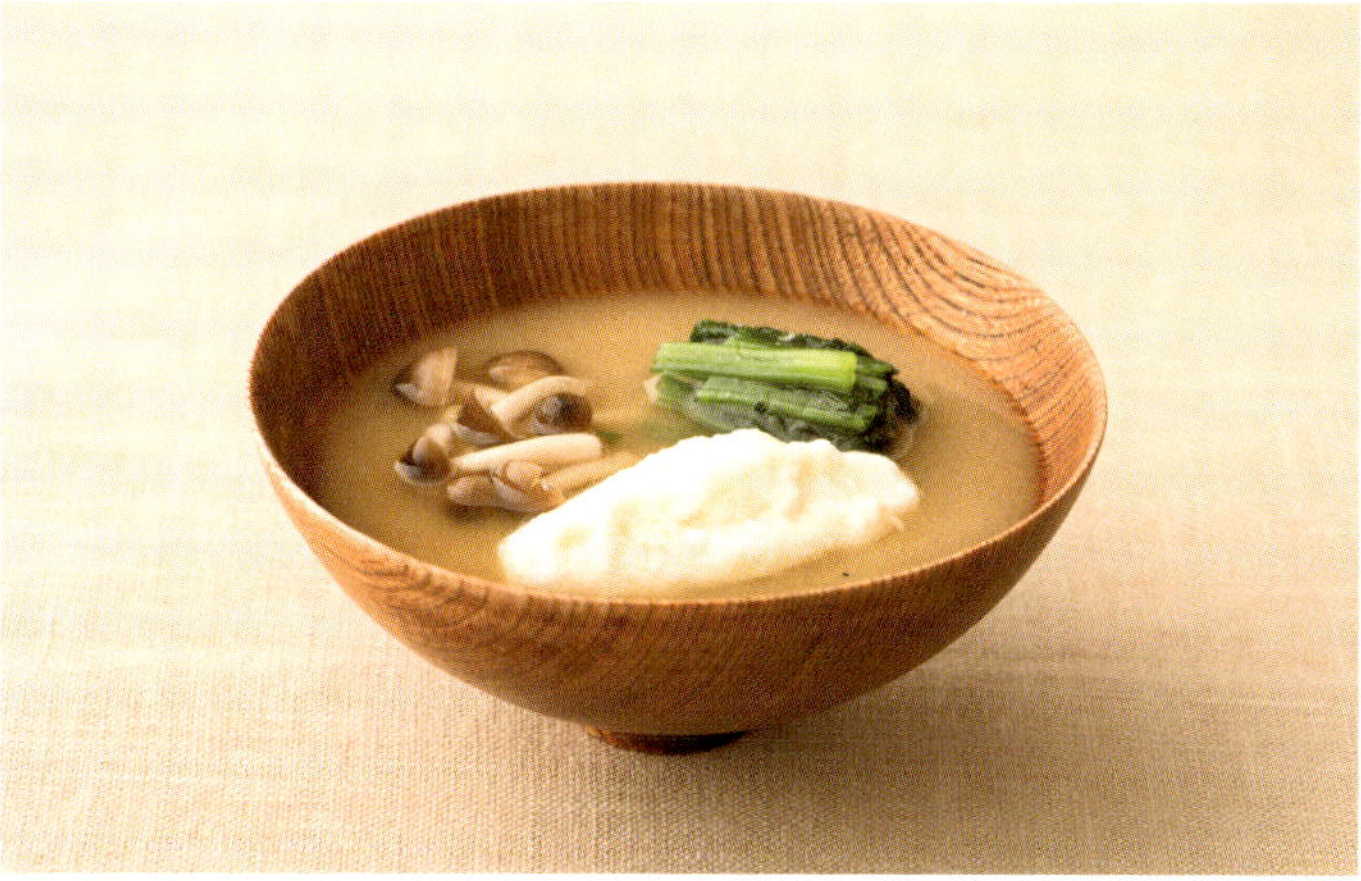

食べるだけで、水分や老廃物を出す！
きのこ ＋ ほうれん草 ＋ 大和芋すりおろし

材料（1人分）
しめじ……1/4パック
ほうれん草……1株
大和芋すりおろし
……適量
だし……150ml
合わせみそ……小さじ2

作り方
1 ほうれん草は下ゆでし、5cm幅に切る。しめじは小房に分ける。
2 鍋にだしを入れて火にかけ、しめじを加えて煮る。
3 火が通ったらほうれん草を加えてさっと煮、みそを溶いて火を止める。
4 器に盛り、大和芋をのせる。

POINT

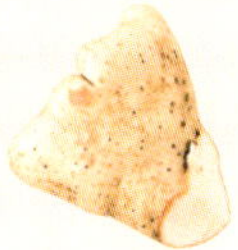

優秀すぎる大和芋を活用
大和芋はカリウム以外にも消化酵素が豊富で、高血圧予防にも。熱で栄養素が壊されるので、食べる直前に入れること。

recipe

04

生理前

とくにビタミンB6の食材がおすすめ。

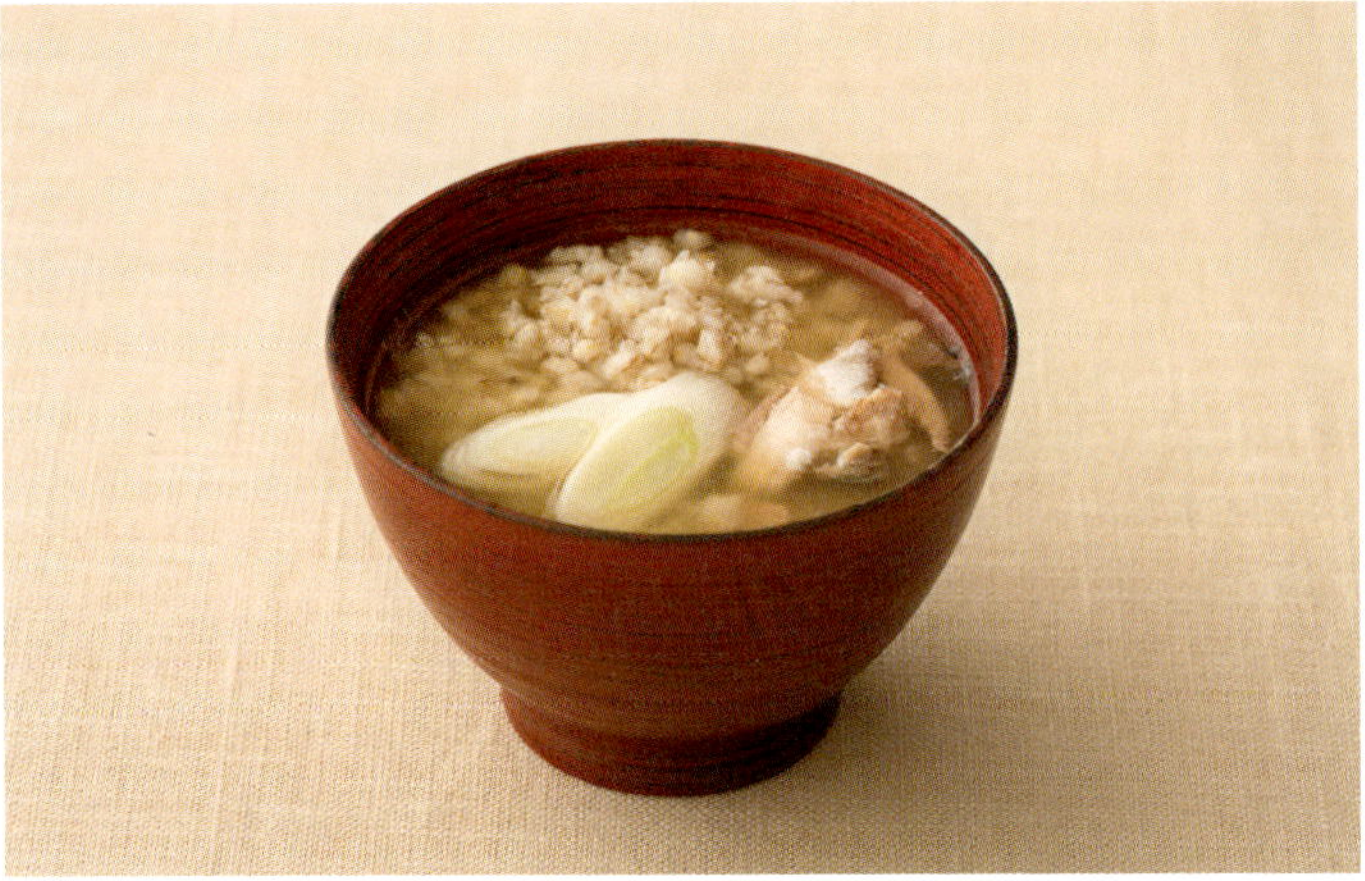

心と体の不調を緩和させてくれる

さば缶 ＋ 長ねぎ ＋ もち麦

材料（1人分）

さば缶……1/4缶
長ねぎ……4cm
もち麦……大さじ1
だし……150ml
麦みそ……小さじ2

作り方

1 もち麦は下ゆでして戻しておく。長ねぎはななめに切る。
2 鍋にだしを入れて火にかけ、長ねぎを加えて煮る。
3 火が通ったらさば缶、もち麦を加えてさっと煮、みそを溶いて火を止める。
4 器に盛る。

POINT

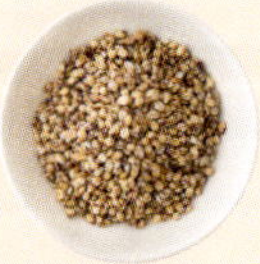

食欲アップをヘルシーに解決

生理前になると、食欲が旺盛になります。そんなときは、プチプチとした食べごたえのある「もち麦」を。洋風スープなどにもおすすめ！

recipe
05

疲労回復

疲労がたまると、活性酸素が発生……
抗酸化作用の強い食材の組み合わせで解消を！

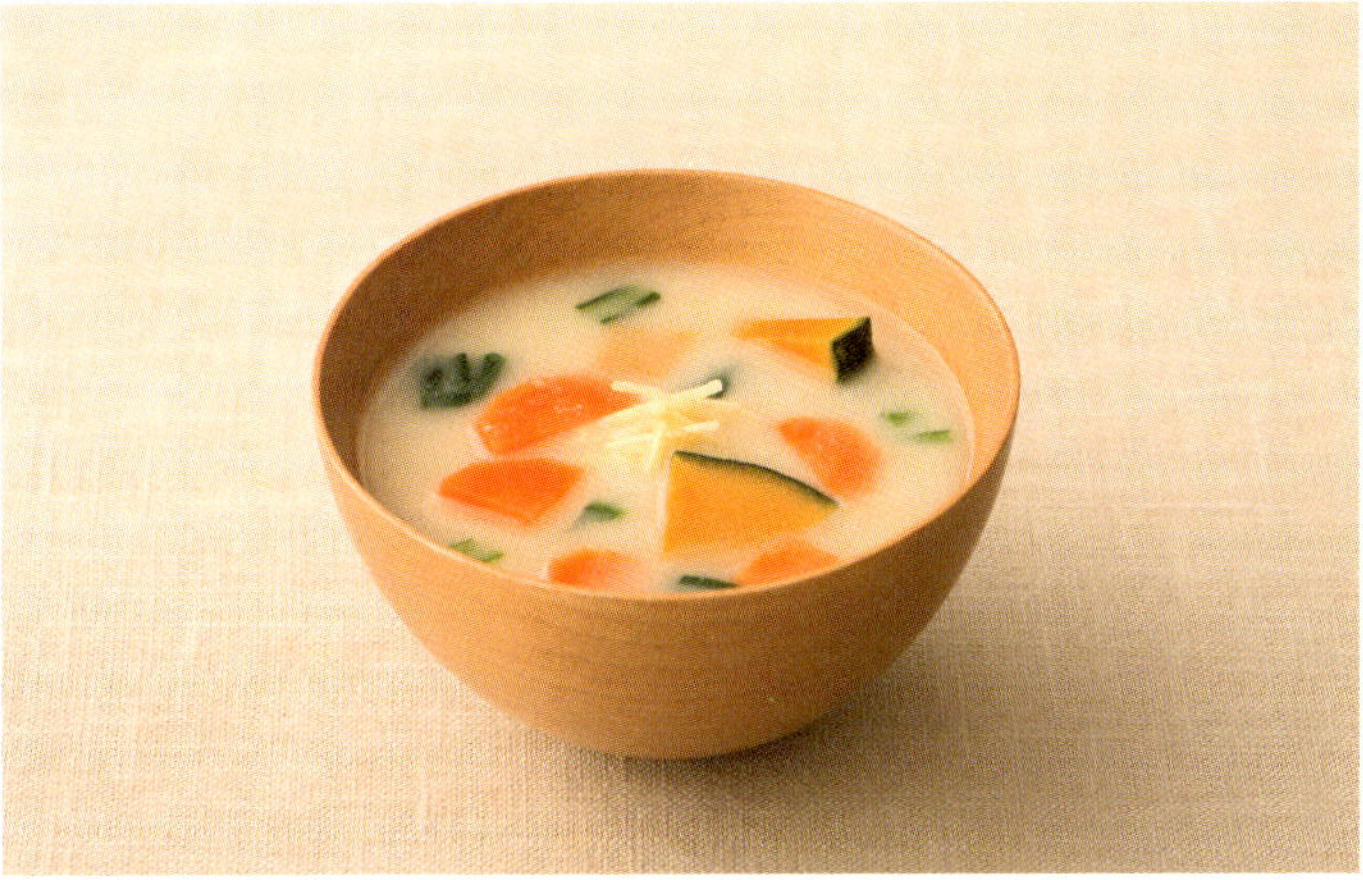

疲れたな…と思ったときに！
にんじん・かぼちゃ ＋ 小松菜 ＋ しょうが

材料（1人分）
にんじん……4cm
かぼちゃ……40g
小松菜……1株
しょうが（せん切り）
……適量
だし……150ml
白みそ……小さじ2

作り方
1 にんじん、かぼちゃは一口大に切る。小松菜は下ゆでし、3cm幅に切る。
2 鍋にだしを入れて火にかけ、にんじん、かぼちゃを加えて煮る。
3 火が通ったら小松菜、しょうがを加えてさっと煮、みそを溶いて火を止める。
4 器に盛る。

POINT

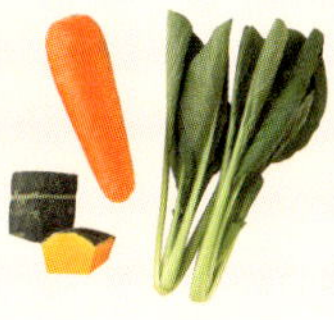

βカロテンの多い野菜を選ぶ
緑黄色野菜の色を作る色素＝βカロテンは、体内でビタミンAに変換されます。免疫力を高め、皮膚や粘膜修復の力も期待できます。

recipe
06

飲みすぎ

消化をたすけ、胃腸に負担をかけない食材に、
貝類のオルニチン、ナイアシンで肝機能アップ！

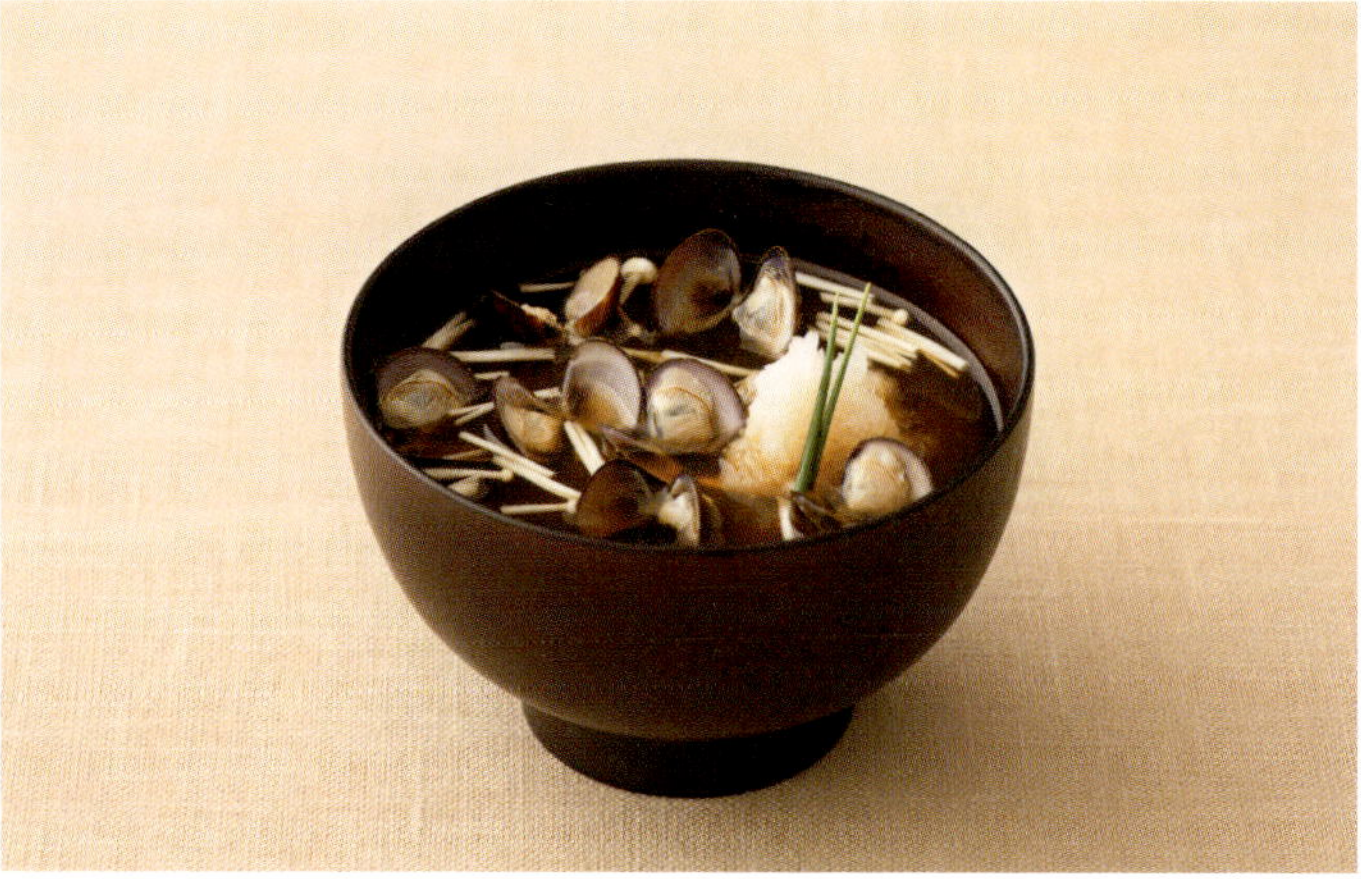

アルコール分解を促進！
しじみ ＋ えのき ＋ 大根おろし

材料（1人分）

しじみ……50g
えのき……適量
大根おろし……適量
水……150ml
八丁みそ……小さじ2

作り方

1 しじみは砂抜きし、殻をこすり洗いする。えのきは3cm幅に切る。
2 鍋に水、しじみを入れて5分ほど火にかけ、煮ながらアクを取る。
3 えのきを加えてさっと煮、みそを溶き、火を止める。
4 器に盛り、大根おろしをのせる。

POINT

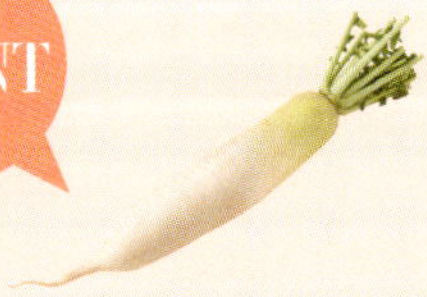

大根は生で食べると効果的

煮物にもおいしい大根は、消化促進、二日酔い解消の効果を高めるには生で食べて。辛み成分を生かすことが大事なのです。

recipe
07

食べすぎ

温める力がある食材は、食べすぎたあとにもおすすめ。
海藻は脂肪の吸収を防ぎ、体外排出に効果あり

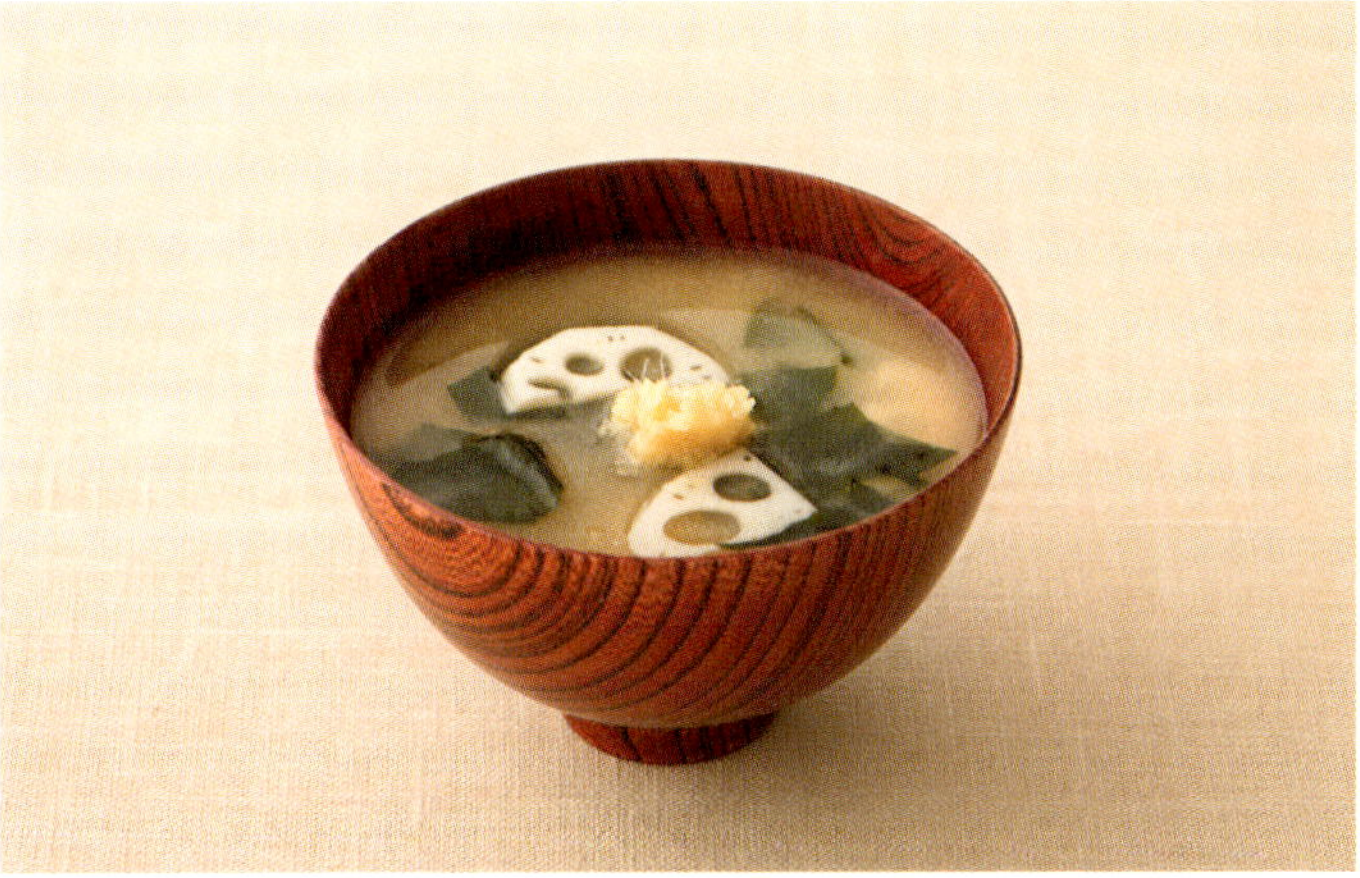

後悔しないために食べる
わかめ ＋ れんこん ＋ しょうが

材料（1人分）
わかめ……適量
れんこん……40g
しょうがすりおろし
……適量
だし……150ml
合わせみそ……小さじ2

作り方
1 わかめは戻しておく。れんこんは薄切りにする。
2 鍋にだしを入れて火にかけ、れんこんを加えて煮る。
3 火が通ったらわかめ、しょうがを加えてさっと煮、みそを溶いて火を止める。
4 器に盛る。

POINT

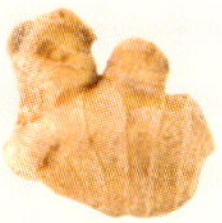

何にでもしょうがを入れちゃう!
漢方薬にも多く含まれる食材で、ピリリとしたさわやかな辛みが人気です。みそ汁のほか、そばやうどん、紅茶にも。生理痛にも効果あり。

COLUMN 4

体調がすぐれないときの簡単セルフケア

生理痛のとき

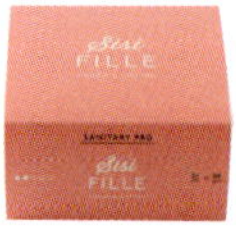

サニタリーアイテムを変えてみる

デリケートゾーンは化学物質の吸収率が高いので、オーガニックのものを。タンポンを使う人もいると思いますが、化学繊維のものはできるだけ入れないほうが安心。

玄米カイロで温める

湿気を含んだ熱なので、乾燥から守りながら体を温めます。子宮まわりや仙骨などを温めてみて。

泥風呂に入る

泥には体を温める効果が高く、体の痛みをやわらげるほか、消臭パワーもあります。かゆみにも効きます。

ヘルシーな心身を保って未病を防ぐ

仕事を休むほどじゃないけれど、風邪気味で体がだるい。生理痛がつらい……。そんなとき、薬に頼ってばかりだと、冷えやすい体になり不調を繰り返すことになりかねません。

以前、私も体調を崩すたびに薬に頼って原因には目を向けていませんでした。サロンに勤めながら薬が体を冷やしてしまうことにつながると知り、薬に頼るのを減らしたり、漢方を探すようにしていました。

PMSのとき

アロマを使う

眠る前にアロマを焚き、気分を落ち着かせます。ゼラニウムやラベンダーなどが私のお気に入りです。

お風呂で半身浴

下半身をしっかり温め、骨盤まわりをリラックス。お気に入りの入浴剤を入れてマッサージも取り入れて。

風邪気味のとき

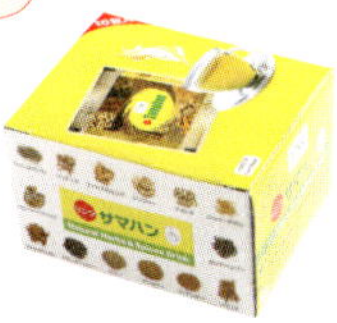

サマハンを飲んで温める

スリランカの、アーユルヴェーダに基づいたスパイスハーブティー。のどの痛みや疲労回復にも効果絶大！

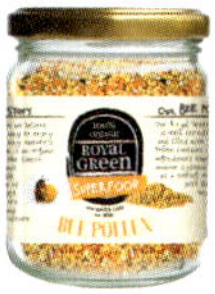

天然のサプリメント

加熱処理をしていない生ハチミツは、免疫力アップ。ミツバチが集めた花粉「ビーポーレン」は栄養満点！

食欲がないとき

胃腸をいたわる食事に

胃腸に負担をかけないお粥やみそ汁、スープが◎。揚げ物や添加物がたっぷり入った食事はなるべく避けて。

睡眠の質を上げる！

睡眠は、自分で治す力を最大限に引き出します。お風呂にしっかり入り、朝の日光浴タイムを大切にして。

　妊娠をきっかけに毎日の食事を改め、冷えるクセを減らして温めることを続けた結果、産後は別人のように生理痛や腰痛がなくなり、肌荒れやPMS(月経前症候群)の症状も徐々に緩和されていきました。

「なんとなく体調がすぐれない…」というときは、何でかな?と立ち止まったり、ちょっとペースをゆるめたほうがいいかもしれません。根本的に体を変えることができるのは、自分の毎日の習慣です。

　ちょっと体調がすぐれないときのセルフケア法もご紹介するので参考にしてみてください。

Epilogue

いつでも体は、なりたいように変われる！

今日、いまから変えていける

数ある本の中から手にとって、読んでいただきありがとうございます。

私が今よりも太っていて、たくさんの悩みや不調を抱えていた頃から、どんどん不調が改善されながらヤセることができたのは、日常でできることを積み重ねて、どんどん〝巡りいい体〟になっていったからだと思っています。それは血液やリンパの流れ、毎日の食事の消化、吸収、排出まで、全部が巡っている体ということ。

ひとつの方法やヤセ方だけでなく、みんなつ

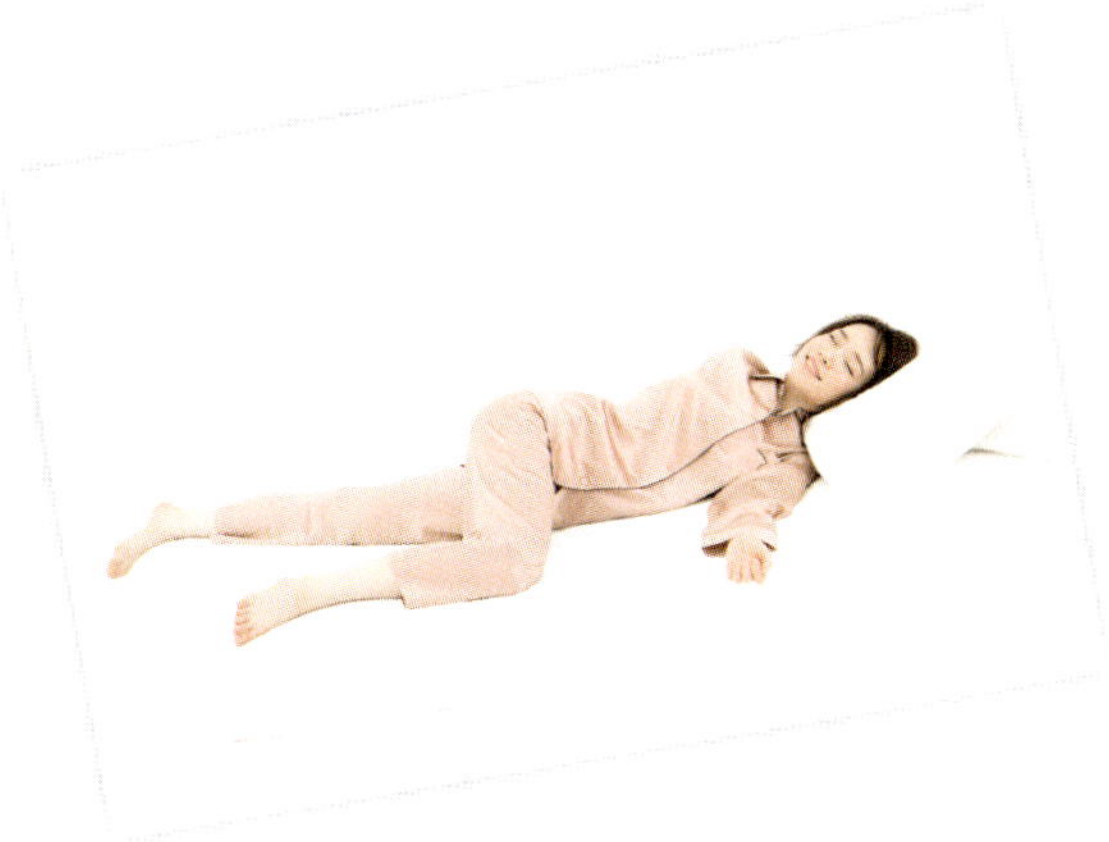

ながっている。さまざまなアプローチで巡らせて、ぽかぽかすることが、自分の体全体を変えていけるということをお伝えしたい！というのがこの本を書くきっかけでした。

もし今、あなたがいろいろな不調や体の悩みを抱えているのであれば、それはもしかしたら〝冷えてるよ〟という体からのサインかもしれません。

私たちの体はとっても正直で、不規則な生活での食事やストレスなどが原因で巡りがわるくなると、何かしらのサインを送ってくれています。

体のラインや体重はもちろん、便秘、生理やPMS、肌の状態、そしてメンタルにも、巡りの影響が出ているかもしれません。

そんなときは立ち止まって、体の声に耳を傾けてあげてください。きっとそれは、自分の何かを見つめ直したり、変えるためのチャンスになってくれるはずです。

何を食べて、何を飲んで、何を話して、どう過ごすか。そんな毎日の小さな選択の積み重ねが、自分自身を〝なりたい自分〟に近づけてくれるのだと思います。

その小さな選択は、今日いまからでも、変えていけるものばかり！

なんでもやりすぎはよくないなぁ、と感じることも多いので、自分に負荷をかけすぎず、心地よく自分のペースで続けられるかを大切にしてほしいです。まずは今からできること、ひとつからでも取り入れていただけたら嬉しいです。

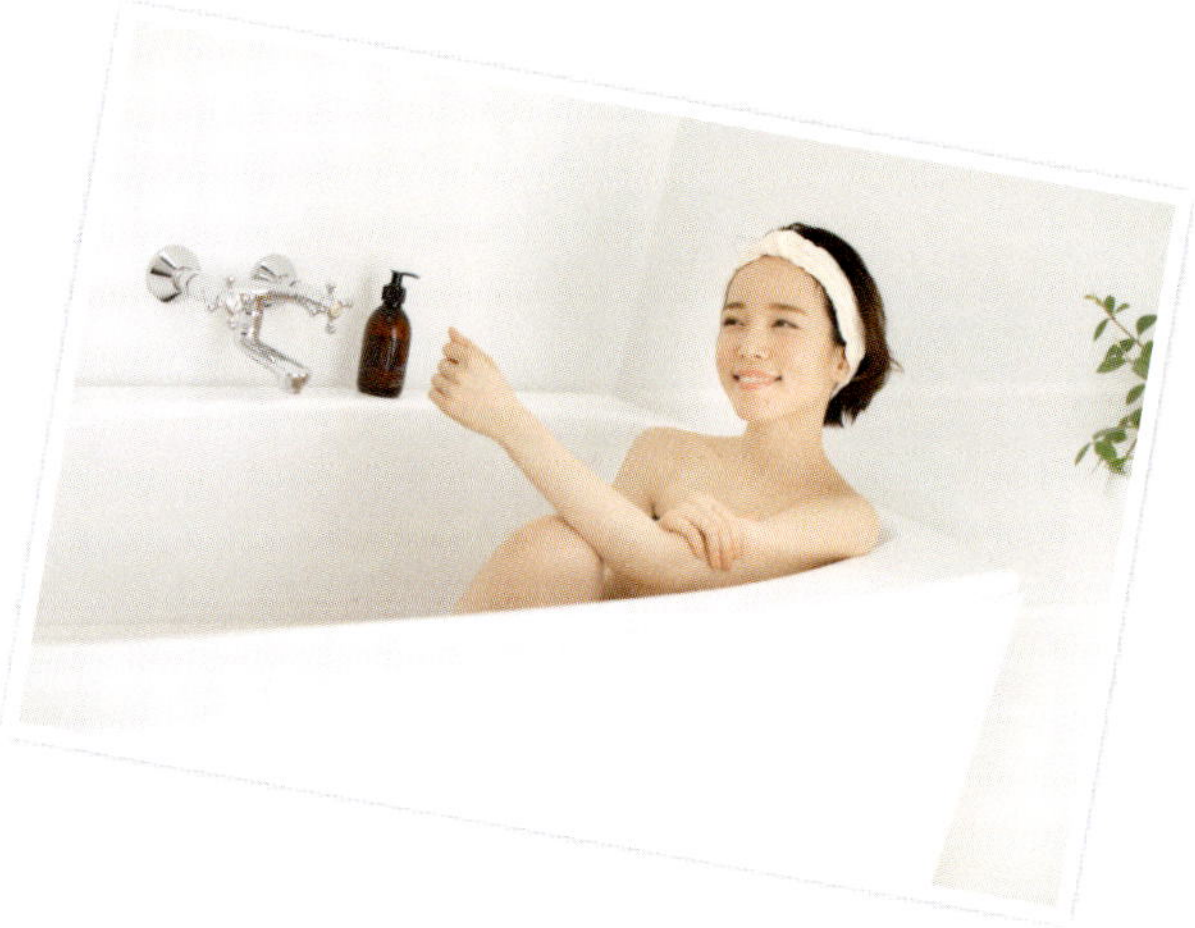

この本にある、小さな工夫たちがあなたの5年後、10年後の心と体の健康的な美しさに、少しでもお役立てるような、ぽかぽかした本になりますように。

そして今回、この想いを一緒にカタチにしてくださった関係者の皆さま、いつも私の発信に耳を傾けてくださっている皆さま、信頼できる家族、友人、仲間たち、この本を手にとってくださったあなたに、心より感謝を込めて。

ダイエット美容家
本島彩帆里

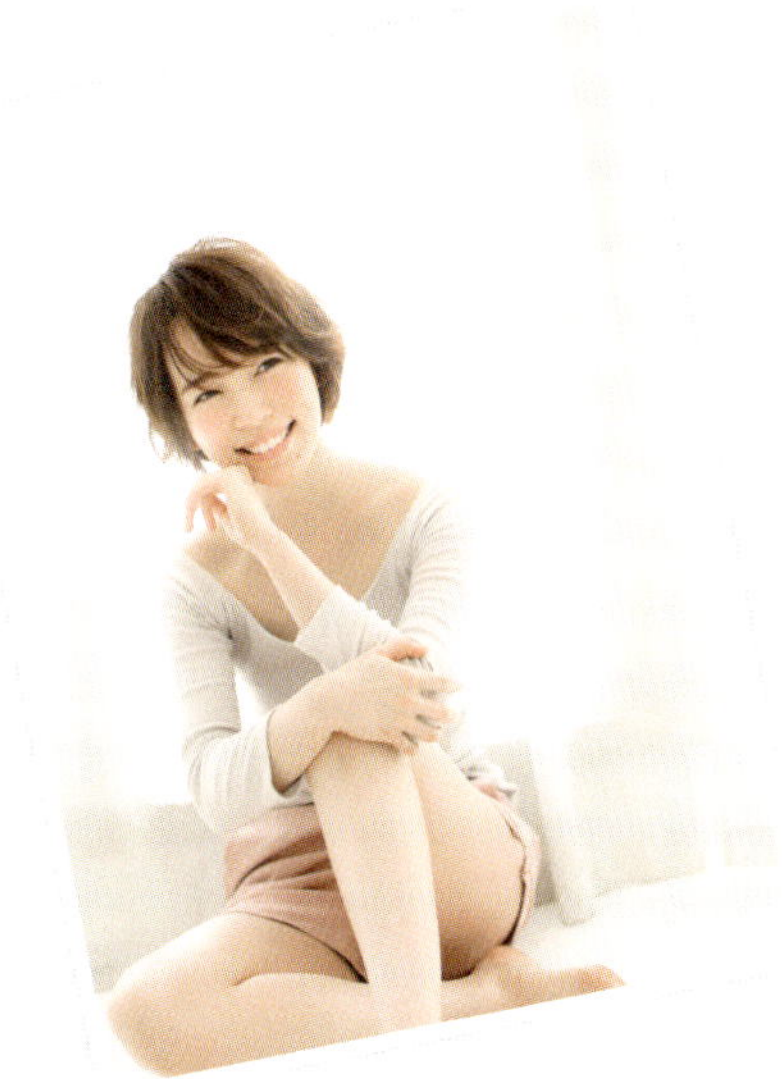

SHOP LIST

Cloth

AMPHI／株式会社ワコール お客様センター ☎ 0120-307-056

エミ ヨガ／エミ ニュウマン新宿店 ☎ 03-6380-1018

睡眠科学／株式会社ワコール / お客様センター ☎ 0120-307-056

シシフィーユ／パノコトレーディング ☎ 03-5298-6634

ゼクシミックス／ XEXYMIX ☎ 03-6908-6724

ダイアナ／ダイアナ 銀座本店 ☎ 03-3573-4005

タラントン by ダイアナ／ダイアナ 銀座本店 ☎ 03-3573-4005

チュチュアンナ／ ☎ 0120-576-755

マミアン／マミアン本店 カスタマーサポート ☎ 078-691-9066

ランズエンド／日本ランズエンド株式会社 ☎ 0120-554-774

Food

梅醤番茶／無双本舗 ☎ 0743-92-0226

エプソムソルト／ヒロセ ☎ 0120-816-026

ゾネントア あたためるお茶・ジンジャーティー／おもちゃ箱 ☎ 03-3759-3479

ゲランドの塩 海の果実／アクアメール ☎ 046-877-5051

サマハン／アスパック企業株式会社 ☎ 03-6278-8490

竹焼き塩「極」／グローリー・インターナショナル ☎ 0120-195-878

ぬちまーす／ぬちまーす ☎ 0120-70-1275

Royal Green 有機ビーポーレン／ブリリアントアース株式会社 ☎ 089-945-5056

リ・コエンザイム スパソルト／リリアン ☎ 03-6450-1328

撮影協力

アワビーズ

UTUWA

TITLES

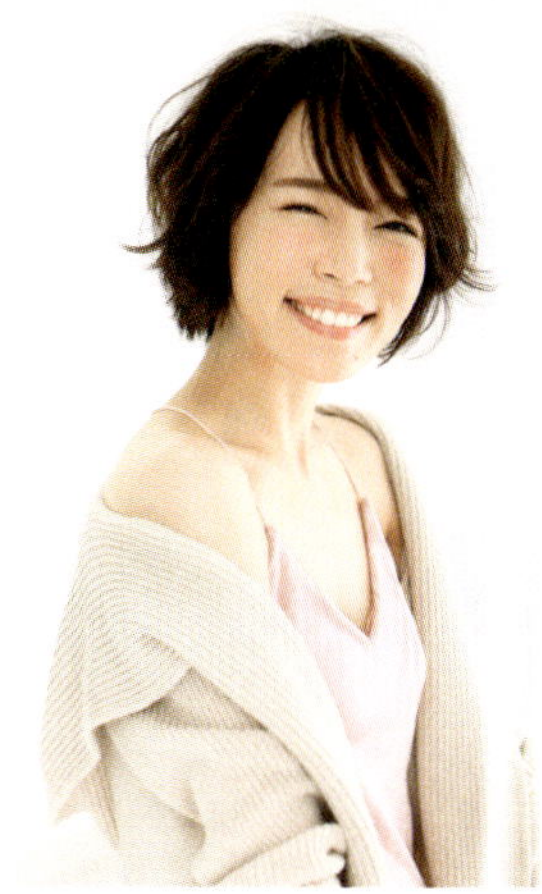

PROFILE

本島彩帆里

SAORI MOTOJIMA

ダイエット美容家。産後－20kgし、産前よりヤセることに成功。元エステサロン店長。現在は、インスタグラムや雑誌・書籍を中心に、5年後、10年後も美しくいるためのダイエット情報を発信中。「めぐりソックス（eume）」、美容家電＆アクセサリーレンタルでなりたい自分になる「nareco」、サオリマルシェをプロデュース。著書に『あなたらしくヤセる 太るクセをやめてみた』（主婦の友社）、『もんでヤセない身体はない 燃焼系「美圧」マッサージ』（KADOKAWA）、『やせる＃ほめぐせ』（ワニブックス）がある。インスタグラムのフォロワー数は27万人を超える(2017年11月現在)。

Instagram　@saooooori89
eume　https://www.rakuten.ne.jp/gold/eume/
nareco　https://nareco.jp
サオリマルシェ　http://saori-marche.jp/

STAFF

写真
白木努（PEACE MONKEY）
表紙、P5、19、73、84～101、106、123～127
中島慶子（マガジンハウス）
P23～72、75～81、113～119

スタイリング
田島玲子

ヘアメイク
遊佐こころ（PEACE MONKEY）

アートディレクション
加藤京子（sidekick）

デザイン
我妻美幸（sidekick）

イラスト
南夏希

構成・編集協力
齋藤春菜（デコ）

［監修／姿勢＆骨盤リセット］

高野《たかの》 博行《ひろゆき》

施術家、整体術師・カイロプラクター。整体術＆カイロプラクティック専門学校を卒業後、整体術師、講師として従事。中国上海中医薬大学にて、中国伝統医療を学ぶ。大手リラクゼーションサロン勤務で、250名中No.1のセラピストに。現在、東京・恵比寿「高野インナーマッスル整体術 まほろば」を主宰し、施術とセミナーを行っている。施術数は3万人を超える。

ぽかトレ

ぽかぽかすれば、体は勝手にヤセたがる！

2017年11月16日　第1刷発行

著　者　本島彩帆里
発行者　石﨑 孟
発行所　株式会社マガジンハウス
〒104-8003　東京都中央区銀座3-13-10
書籍編集部　☎03-3545-7030
受注センター　☎049-275-1811

印刷・製本　株式会社千代田プリントメディア

ISBN978-4-8387-2969-2 C2077